U0266713

超声标准切面图解

Atlas of Human Body Ultrasound Scanning

（最新修订版）

主　编　张　梅

副主编　李建初　贺　声　汪龙霞
　　　　严英榴　崔立刚

科学出版社

北京

内 容 简 介

全书共15章，从眼部、新心生儿颅脑、涎腺、甲状腺、乳腺、心脏、外周血管、腹部脏器、腹部血管、泌尿系统和男性生殖系统、腹膜后间隙及肾上腺、女性生殖系统和正常妊娠、皮肤软组织及肌肉骨骼及神经系统方面，细致阐述了超声医师必须掌握的超声标准切面知识，除提供了每个切面的声像图和示意图，还将每个切面的探查方法、断面结构、测量方法和正常值参考及临床价值等做了精要描述，图文并茂，易于掌握，是超声医师必备参考书。修订版对第1版全文做了校正，增加了第15章内容，即肌肉骨骼及神经系统超声切面内容，做到更加贴近读者需求。

图书在版编目 (CIP) 数据

超声标准切面图解 / 张梅主编 . — 修订本 . — 北京 : 科学出版社，2018.10

　ISBN 978-7-03-059022-0

　Ⅰ . ①超… Ⅱ . ①张… Ⅲ . ①人体解剖学－断面解剖学－超声波切割－图解 Ⅳ . ① R322-64

中国版本图书馆 CIP 数据核字（2018）第 224466 号

责任编辑：高玉婷　郭　威 / 责任校对：赵桂芬
责任印制：霍　兵 / 封面设计：龙　岩

科学出版社出版
北京东黄城根北街 16 号
邮政编码：100717
http://www.sciencep.com

三河市春园印刷有限公司印刷
科学出版社发行　各地新华书店经销
＊
2018 年 10 月第一版修订版　开本：880×1230　1/32
2025 年 4 月第九次印刷　印张：16 5/8
字数：544 000
定价：88.00 元
（如有印装质量问题，我社负责调换）

编著者名单

主　编　张　梅
副主编　李建初　　北京协和医院　　　　主任医师　教授
　　　　贺　声　　海军总医院　　　　　主任医师　教授
　　　　汪龙霞　　解放军总医院　　　　主任医师　教授
　　　　严英榴　　复旦大学医学院　　　主任医师　教授
　　　　崔立刚　　北京大学第三医院　主任医师　教授
编　者　(以姓氏笔画为序)
　　　　牛海燕　　陆军总医院
　　　　史秀云　　解放军307医院
　　　　刘　俭　　解放军304医院
　　　　齐振红　　北京协和医院
　　　　严英榴　　复旦大学医学院
　　　　苏　博　　首都医科大学北京安贞医院
　　　　李宪坤　　解放军总医院
　　　　杨文利　　首都医科大学北京同仁医院
　　　　汪龙霞　　解放军总医院
　　　　张　梅　　陆军总医院
　　　　张曼辉　　陆军总医院
　　　　周毓青　　复旦大学医学院
　　　　贺　声　　海军总医院
　　　　勇　强　　首都医科大学北京安贞医院
　　　　徐钟慧　　北京协和医院
　　　　崔立刚　　北京大学第三医院
　　　　谭　莉　　北京协和医院

主编简介

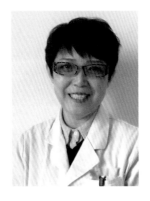

张 梅
主任医师、教授

陆军总医院（原北京军区总医院）超声科副主任、分院特诊科主任，第三军医大学硕士生导师，第二军医大学兼职教授。

1983 年毕业于第四军医大学，获学士学位，在解放军总医院（301 医院）内科工作。1985 年在北京军区总医院超声科从事超声诊断工作，1990 年获第四军医大学超声诊断硕士学位，师从我国著名超声诊断专家钱蕴秋教授。

曾任北京军区医学科委会超声专业委员主任委员，中华医学会北京分会超声专业委员会委员、腹部学组副组长，全军医学科委会超声医学专业委员会常委，中国医学影像技术研究会超声分会理事。获军队科技进步二等奖 1 项、三等奖 2 项，主编专著 3 部、参编 6 部。

主编英文版专著，即《超声标准切面图解》（修订版）的英文版 *Atlas of Human Body Ultrasound Scanning* 已于 2018 年由海外知名的科技出版集团 Springer 出版集团在美国出版，并向全球发行。Springer 出版集团是 RWCC 国际书业研究院发布的"全球出版 50 强"中排名前十的国际出版集团，以出版科技类图书为主。*Atlas of Human Body Ultrasound Scanning* 一书的销量位于 Springer 出版集团医学出版物销量和电子书下载量的前列，广受海外读者的认可。

序

随着超声技术的迅速发展，超声诊断的应用几乎遍及全身各个部位、各系统脏器，涉及临床医学各个学科。超声诊断医师队伍不断壮大，特别是各院校影像学专业的设立，超声诊断硕士生及博士生骤增，各级医师均须不断更新专业知识，提高超声诊断水平，另外，基层医院超声技术的普及也需要更多的指导材料。本图谱涵盖了各个系统及脏器，特别是有详细的图解、扫查方法、英文缩写、正常值及每个切面的临床意义，内容全面、丰富，实用，具有特色，可使低年资医师较快掌握超声诊断的基本技术，如切面的扫查方法及运用技巧；高年资医师则可丰富专业知识。本图谱的编者均为北京、上海各大医院超声诊断专业的精英，多数为本专业的博士、硕士及硕士生导师，作风严谨、专业知识扎实，积累了数十年超声诊断临床经验。相信本图谱能给广大读者带来有意义的收益。

目前，国际著名的 Springer 出版公司已与作者签订了出版合约，出版本书的英文版——*Atlas of Human Body Ultrasound Scanning*，*Methods and Applications*，预计 2018 年内在海内外同时发行。

我相信，《超声标准切面图解》修订版的出版和英文版的出版，一定会为临床超声医学的普及和提高发挥积极的作用。

第四军医大学西京医院超声科

钱蕴秋

前　言

现代声学、电子学、计算机图像处理等技术的迅速发展，给超声仪器的飞速发展和升级换代带来了可能，并使其具有了更加广阔的应用前景。目前，超声医学在临床各领域的应用相当广泛，其实时、廉价、方便、快捷且诊断准确的优势，已使它成为其他影像技术无法比拟和取代的一个医学影像学诊断的重要分支。许多医学院校开设了医学影像系，设置了超声诊断专业，许多医学院校应届毕业生还把超声专业作为在医院工作的首选专业。超声医师及工程技术人员已达数万人，各基层医院都配有自己的超声医师。全国超声诊断专业的硕士生、博士生队伍已从 20 年前的几十人发展到几千人乃至上万人。许多临床医师也迫切需要学习超声诊断的基本知识，以提高自己的诊断水平。基于此，我们组织国内一流医院的众多专家，编写了本书，旨在提供一个基础的、实用的、标准的超声检查切面基础知识，为超声医师的临床应用打下扎实而良好的基础。

本书由国内一流医院的众多专家编写，尽量采用国际通行标准，结合我国超声诊疗工作的实际情况，力求做到简明扼要、观点明确、内容丰富；内容汇集了众多专家多年的经验，具有很强的指导性。书中采用高清晰、高质量的超声切面图片及解剖简图，尽可能地涵盖各脏器的标准切面，还对标准切面的探查方法、断面结构、测量方法做了清晰描述，提供了较全面的正常测量值，并对每个切面图的临床应用价值做了简要的提示，使读者能快速掌握超声各标准切面及此切面的用途。每章还提供了解剖结构英汉词汇对照表，便于读者查找、标注与记忆。

由于超声医学应用领域愈来愈广，尽管由国内知名专家参与编写了本书，但仍无法涵盖所有。书中若有不足之处，真诚

Atlas of Human Body Ultrasound Scanning

地希望各位专家、学者、读者给予批评指正。

　　本书第1版面市后，深受广大读者的喜爱，期间读者提出了一些宝贵的意见。参考这些意见，我们又用了2年多的时间对第1版做了一些修改，并请崔立刚教授新编了骨骼肌肉及神经系统一章，使本书内容更加丰富和贴近临床，能更全面、准确地把超声诊断的基础知识、操作方法和操作技巧介绍给读者。

　　感谢读者的抬爱，感谢各位有着丰富超声诊断经验的副主编及编委的大力支持，他们在10年后的今天，大部分已经成为国内顶级知名专家。感谢牛君女士绘制的精美示意图，这些示意图成为本书的一大亮点；感谢简文豪教授的大力支持，感谢我的恩师钱蕴秋教授的大力支持。感谢飞利浦超声代理商澳美怡公司的支持；感谢陆军总医院（原北京军区总医院）分院特诊科同事荣辉、许雅琴及郝岩医师的大力支持。感谢我家人的大力支持。

陆军总医院超声科

张　梅

目　录

第1章

眼　部

- · AC　　anterior chamber　　　　　　　前房
- · CB　　ciliary body　　　　　　　　　睫状体
- · -　　　cornea　　　　　　　　　　　　角膜
- · -　　　iris　　　　　　　　　　　　　虹膜
- · LG　　lacrimal gland　　　　　　　　泪腺
- · -　　　lens　　　　　　　　　　　　　晶状体
- · -　　　muscle　　　　　　　　　　　　肌肉
- · OA　　ophtralmic artery　　　　　　眼动脉
- · ON　　optic nerve　　　　　　　　　视神经
- · PC　　posterior chamber　　　　　　眼后房
- · PCA　posterior ciliary artery　　　　睫状后动脉
- · PCAs　posterior ciliary artery short　睫状后短动脉
- · -　　　sclera　　　　　　　　　　　　巩膜
- · SOV　superior ophtralmic vein　　　眼上静脉
- · VB　　vitreous body　　　　　　　　玻璃体

一、解剖概要

眼分为眼球、视路和眼附属器三部分，为视觉器官。眼球近于球形，其前后径为 24mm，垂直径为 23mm，水平径为 23.5mm，位于眼眶内。眼球分眼球壁和眼内容物两部分。眼球壁包括三层膜：外层为纤维膜，中层为色素膜，内层为视网膜。眼内容物包括房水、晶状体和玻璃体（图 1-1）。

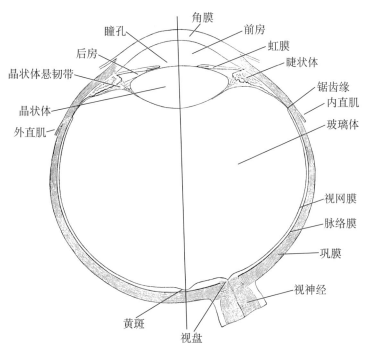

图1-1　眼球水平切面

二、眼前段和眼角声像图

眼前段和眼角及周边结构声像图见图 1-2 和图 1-3。

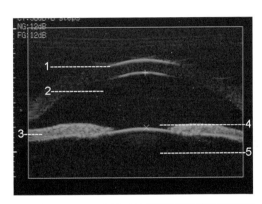

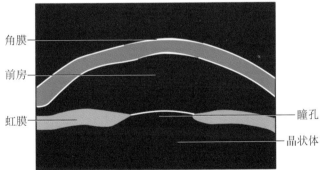

图1-2　眼前段中央区的UBM图像

注：1.角膜；2.前房；3.虹膜；4.瞳孔；5.晶状体

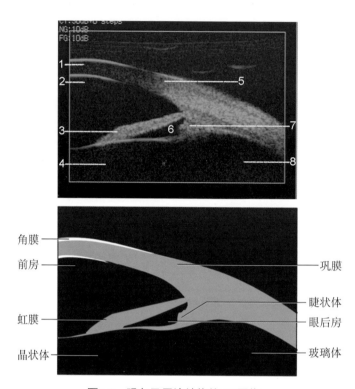

图1-3　眼角及周边结构的UBM图像

注：1.角膜；2.前房；3.虹膜；4.晶状体；5.巩膜；6.眼后房；7.睫状体；8.玻璃体

【扫查方法】　患者为仰卧位，双眼表面麻醉后将眼杯置于结膜囊内，注入对角膜无刺激性的液体介质，将探头放在介质内对眼前段进行水浴检测。

【断面结构】　受仪器显示范围的限制，一般眼前段中轴位切面可以显示角膜、前房、晶状体前囊、部分虹膜和瞳孔。在探头与角巩膜缘相垂直获得的切面上可以观察到角巩膜缘、部分巩膜、前房、虹膜、晶状体囊、房角、后房、晶状体悬韧带、睫状体和周边玻璃体等结构。

【测量方法及正常值】　轴位切面上可以获得眼前段的主要参数。

测量完全根据Pavlin所设计的方法进行。首先自巩膜突向上500μm确定一点，通过虹膜向睫状体作一垂直线，此两点间距离称小梁睫状体距离（TCPD）。此处的虹膜厚度为虹膜厚度1（ID1），此垂线自虹膜内表面至睫状体距离为虹膜睫状体距离（ICPD）。距离虹膜根部向瞳孔方向2mm处测得虹膜厚度 2 （ID2），近瞳孔缘处测得虹膜厚度 3 （ID3）。自虹膜内表面至睫状突与悬韧带的接点作垂线，此距离为虹膜悬韧带距离（IZD）。虹膜内表面与晶状体前表面的夹角为 θ_2，此点至瞳孔缘的距离为虹膜晶状体接触距离，巩膜外侧面与虹膜长轴的夹角为 θ_3，与睫状突的夹角为 θ_4。角膜与虹膜的夹角可用 θ_1 表示（图 1-4）。

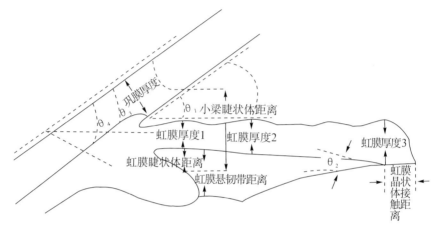

图1-4 眼前段测量方法

眼前段结构的正常值见表 1-1。

表 1-1 正常人眼前段结构的主要参数

测量部位	$\chi \pm s$	测量部位	$\chi \pm s$
虹膜厚度 1 （μm）	390.88 ± 88.27	虹膜厚度 2 （μm）	481.17 ± 57.70
虹膜厚度 3 （μm）	800.42 ± 84.92	小梁睫状体距离（μm）	1210.43 ± 233.00
小梁虹膜夹角（°）	33.43 ± 8.58	虹膜睫状体距离（μm）	62.41 ± 134.25
虹膜晶状体夹角（°）	17.22 ± 5.24	虹膜悬韧带距离（μm）	939.95 ± 406.20
巩膜外侧面虹膜长轴夹角（°）	37.44 ± 5.28	虹膜晶状体接触距离（μm）	978.13 ± 207.16
巩膜外侧面睫状突夹角（°）	71.63 ± 13.87		

【临床价值】　应用超声生物显微镜（换能器频率 50MHz）可以清晰地显示眼前段的形态结构，得到类似低倍光学显微镜的图像，尤其对房角结构、后房、睫状体、周边玻璃体疾病的显示更具独到之处。对于房角相关性疾病（青光眼）、眼外伤所致的低眼压综合征、周边玻璃体疾病（炎症、异物）等均有很好的诊断价值。

【附注】　超声生物显微镜的应用尚未十分普遍，介绍其的目的是让大家了解对眼前段的显示有更清晰的诊断方法。

三、眼球轴位切面

眼球轴位切面见图 1-5。

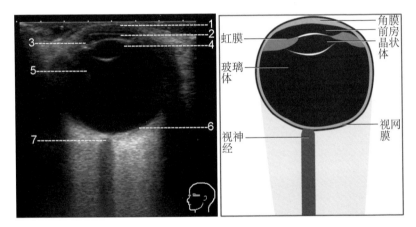

图1-5　眼球轴位切面

注：1.角膜；2.前房；3.虹膜；4.晶状体；5.玻璃体；6.视网膜；7.视神经

【扫查方法】　应用高频线阵探头，将探头水平放置，嘱病人平卧位，眼球向上直视，可以获得自角膜顶点向后通过视神经的眼球轴位切面。如果眼球的周边部显示欠清晰，可以让病人的眼球左右转动，则可将周边部也较清晰地显示。

【断面结构】　角膜、前房、虹膜、晶状体、玻璃体、眼球壁、视神经、眼外肌等结构。

【测量方法及正常值】　一般只测量眼球的轴长，选择角膜顶点到视盘旁 3mm 左右的眼球壁之间的距离为测量的参照点。正常值一般为 23.5 ～ 24.5mm。至于前房深度、晶状体厚度、玻璃体腔长度等眼球的生物学参数，一般不建议用二维超声测量。

Atlas of Human Body Ultrasound Scanning

【临床价值】 超声检查是一个很好的诊断眼部疾病的方法，尤其对那些屈光间质不清、无法用常规的检查方法窥见眼底的病人，用于诊断屈光间质浑浊、眼外伤、眼肿瘤等疾病。

四、正常泪腺声像图

正常泪腺的声像图见图 1-6。

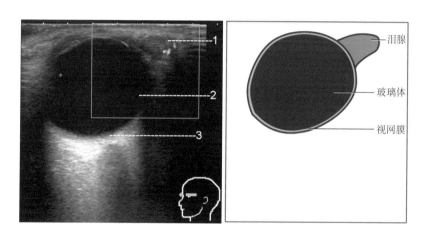

图1-6 正常泪腺的声像图

注：1.泪腺；2.玻璃体；3.视网膜

【扫查方法】 将探头水平放置，探头方向指向眼球的颞上方即可显示睑部泪腺结构。眶部泪腺受眶骨遮挡，一般显示欠完整、清晰。

【断面结构】 二维超声睑部泪腺表现为眼球颞上类三角形中低回声，与轴位组织间界线清晰，内为均匀的中强点状回声。

【测量方法及正常值】 清晰显示泪腺结构后即可测量泪腺的最大径线值。解剖学眶部泪腺大小为 10mm×20mm，睑部泪腺的大小为其 1/3～1/2。超声测量的结构受其对泪腺显示能力的限制，一般较解剖学小。

【临床价值】 应用超声诊断泪腺疾病有很高的临床价值。尤其对睑部泪腺疾病的诊断有自己的特点。如果病变较大或累及眶部泪腺，可采用经球法观察眶部泪腺的情况。综合睑部和眶部泪腺的检查结果，可以对泪腺疾病有较全面的理解。

五、正常眼外肌声像图

正常眼外肌的声像图见图1-7。

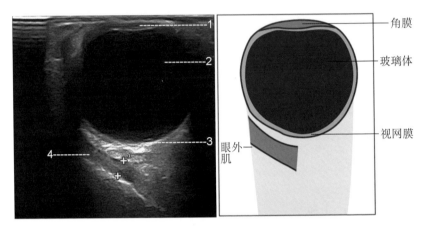

图1-7　正常眼外肌的声像图

注：1.角膜；2.玻璃体；3.视网膜；4.眼外肌

【扫查方法】　采用纵扫描。纵扫描是将探头置于被检查肌肉的对侧，探头标指向角膜中央和被检查的肌肉。垂直于角膜缘前后来回扫描，因此呈现肌肉的长轴切面图像。

1. 内直肌的扫查方法　眼球原位，探头置于眼球颞侧赤道部。

2. 外直肌的扫查方法　探头置于眼球鼻侧，如鼻梁部对检查有妨碍，眼球可向外侧转动10°进行检查。

3. 下直肌的扫查方法　探头置于眼球上方，眼球向下转动10°，以方便检查。

4. 上直肌和提上睑肌复合体的扫查方法　探头置于眼球下方，可显示为两个低回声结构，但不易分辨。

【断面结构】　表现为起自眼球周边向球后延续的带状低回声即眼外肌，因与周围的眶内组织之间存在肌肉的腱膜而有一明确的界线。

【测量方法及正常值】　采用纵扫描方式显示眼外肌，选择肌腹的后1/3处进行测量（表1-2）。

表 1-2　正常眼外肌厚度

肌肉	正常范围（mm）
上直肌 / 提上睑肌复合体	3.9 ~ 6.8
外直肌	2.2 ~ 3.8
下直肌	1.6 ~ 3.6
内直肌	2.3 ~ 4.7
全部肌肉	11.9 ~ 16.9

【临床价值】　应用超声检查测量眼外肌厚度的临床参考意义有待商榷。笔者不推荐此方法，因其可重复性及测量的准确性都不十分理想。但对于波及眼外肌的病变，如炎症、占位等，可考虑此方法。如果仅希望通过测量眼外肌的厚度诊断相关疾病，如甲状腺相关眼眶病等，建议行 MRI 检查，结果将更直接、更可靠。

六、眼部血管彩色多普勒及脉冲多普勒频谱声像图

眼部血管彩色多普勒及脉冲多普勒频谱声像图见图 1-8。

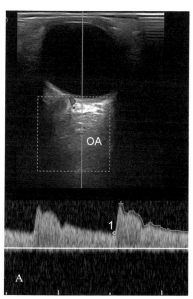
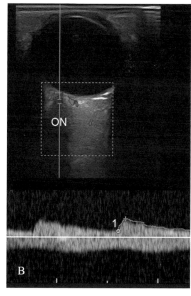

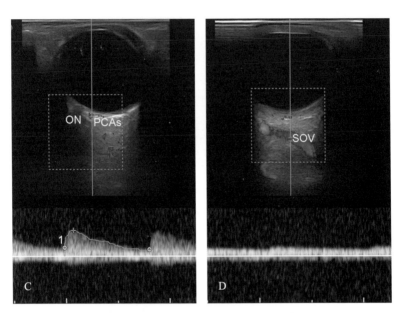

图1-8　眼部血管彩色多普勒及脉冲多普勒频谱声像图

注：A.眼动脉（OA）；B.视网膜中央动脉和静脉；C.睫状后短动脉（PCAs）；D.眼上静脉（SOV）；ON.视神经

【扫查方法】　做眼球的水平切面，清晰显示视神经并对眶内血管进行定位。将多普勒取样框置于眼球后 15 ～ 25mm 处，在视神经的两侧寻找类似英文字母"S"的粗大血管，即眼动脉。视神经中央的血流信号即视网膜中央动脉和视网膜中央静脉，取样点在眼球壁后 2 ～ 5mm 处。围绕视神经旁的血流信号为睫状后短动脉，取样点在眼球壁后 5 ～ 8mm 处。

【断面结构】　眶内可见丰富的血流信号。一般而言，球后 15 ～ 20mm 视神经鼻侧可见血流信号，一般为眼动脉（OA）；视神经（ON）内红蓝相间的血流信号为视网膜中央动脉和视网膜中央静脉；视神经旁的簇状血流信号为睫状后短动脉（PCAs）。不是每位患者都能显示眼上静脉（SOV），一般在内直肌和视神经之间可以被观察到。

【测量方法及正常值】　对于眼球的动脉血管一般按照外周血管常用的测量方法进行测量，其正常参数见表 1-3，包括收缩期峰值血流速度（peak systolic velocity，PSV）、舒张末期血流速度（end diastolic velocity，EDV）、时间平均最大血流速度（time average peak velocity，T_{max}）等，仪器通过公式可以计算出搏动指数（pulsatility index，PI）和阻力指数（resistive index，RI）及收缩期峰值血流速度和舒张末期血流速度之比（S/D: PSV/EDV）。

表 1-3　北京同仁眼科中心正常人眼部血管血流参数值（单位：cm/s）

	PSV	EDV	T_{max}	PI	RI	S/D
眼动脉（OA）	31.47±9.63	7.11±2.34	12.44±3.64	2.02±0.71	0.77±0.06	4.60±1.08
视网膜中央动脉（CRA）	10.82±2.97	3.28±1.11	5.50±2.06	1.48±0.49	0.71±0.08	3.93±1.28
睫状后短动脉（PCAs）	11.61±3.41	3.34±1.25	5.83±1.91	1.49±0.43	0.70±0.09	4.29±1.82

【临床价值】　应用彩色多普勒超声显示眼眶内的血管是十分清晰的，根据解剖定位可以准确地识别相应的血管。应用此方法对诊断眼相关疾病，如血管阻塞、炎症、缺血性病变、眼眶的血管畸形等，均有很好的参考价值。

（杨文利）

新生儿颅脑

·	BS	brain stem	脑干
·	CB	cerebellum	小脑
·	CC	corpus callosum	胼胝体
·	CG	cingulate gyrus	扣带回
·	CN	caudate nucleus	尾状核
·	CP	choroid plex	脉络丛
·	CSP	cavum of septum pellucidum	透明隔腔
·	CS	cingulate sclcus	扣带沟
·	CT	cerebellar tentorium	小脑幕
·	FH	frontal horn	侧脑室额角（前角）
·	FL	frontal lobe	额叶
·	IC	internal capsule	内囊
·	IHF	interhemispheric fissure	半球间裂
·	LV	lateral ventricle	侧脑室
·	OH	occipital horn	侧脑室枕角（后角）
·	OL	occipital lobe	枕叶
·	T	thalamus	丘脑
·	TL	temporal lobe	颞叶
·	V	cerebellar vermis	小脑蚓部
·	V3	third ventricle	第三脑室
·	V4	fourth ventricle	第四脑室

一、前囟区中线旁矢状纵切面

前囟区中线旁矢状纵切面见图 2-1。

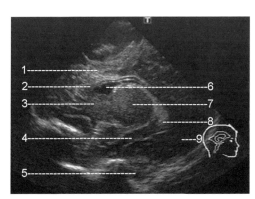

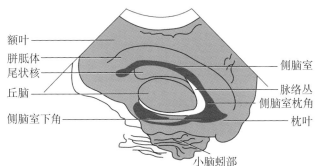

图2-1　前囟区中线旁矢状纵切面图

注：1.额叶（FL）；2.胼胝体（CC）；3.尾状核（CN）；4.侧脑室下角；5.小脑蚓部（V）；6.侧脑室（LV）；7.丘脑（T）；8.脉络丛（CP）；9.枕叶（OL）

【扫查方法】　患者平卧位，探头矢状位纵向置于前囟正中线旁 0.5 ～ 1.0cm 处，声束指向下后方。

【断面结构】　显示大脑半球、侧脑室、丘脑、尾状核及小脑的矢状断面。能显示侧脑室的前角、体部、枕角及下角，体部称为房部，前角称为额角，枕角称为后角，下角称为颞角。观察额叶和枕叶的脑组织实质回声。

【测量方法及正常值】　测量侧脑室矢状径即上下径，分别在侧脑室的前角和体部测量，正常新生儿的上下径＜ 4mm。一般测枕角（即后角）的前后径，方法：

从丘脑后缘到枕角尖的距离。正常新生儿的前后径为 8.7 ～ 24.7mm（Davies）。
【临床价值】　诊断颅内额叶及枕叶的占位性病变、脑出血、脑室出血、脑积水、脉络丛囊肿、侧脑室完全消失（裂缝样侧脑室）、脑水肿等。脑室出血时脑室的后部首先扩张。

二、前囟区正中线矢状纵切面

前囟区正中线矢状纵切面见图 2-2。

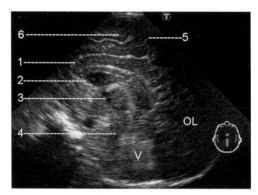

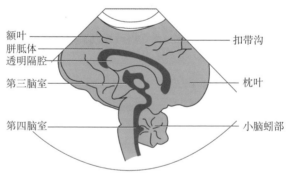

图2-2　前囟区正中线矢状纵切面

注：1.胼胝体（CC）；2.透明隔腔（CSP）；3.第三脑室（V3）；4.第四脑室（V4）；5.扣带沟（CS）；6.额叶（FL）

【扫查方法】　患者平卧位，探头矢状位纵向置于前囟正中线处，声束指向下后方。
【断面结构】　显示大脑半球、透明隔腔、胼胝体、第三脑室、第四脑室及小

第 2 章 新生儿颅脑 15

脑的矢状断面。能显示胼胝体外侧的扣带沟。观察额叶和枕叶的脑组织回声。

【测量方法及正常值】 测量透明隔腔的矢状径，分别在侧脑室的角部、体部及枕角处测量。

三、前囟区经丘脑冠状横切面

前囟区经丘脑冠状横切面见图2-3。

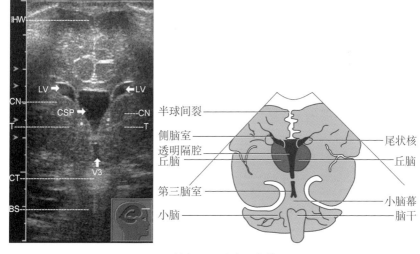

图2-3 前囟区经丘脑冠状横切面

IHW. 半球间裂 ；LV. 侧脑室 ；CSP. 透明隔腔 ；T. 丘脑 ；CT. 小脑幕 ；BS. 脑干

【扫查方法】 患者平卧位，探头冠状位横向置于前囟，声束指向下方，显示丘脑平面。

【断面结构】 显示两侧大脑半球、透明隔腔、侧脑室、第三脑室及小脑的冠状断面 ；显示侧脑室的体部及尾状核的体部 ；显示半球间裂和小脑幕。可观察两侧颞叶的脑组织。前角应为三角形。脑室壁很薄。

【测量方法及正常值】 测量透明隔腔宽度、侧脑室的前角宽度、第三脑室宽度。国外资料显示侧脑室前角为 0 ~ 2.9mm，一般应 ≤ 3mm。一般认为，4 ~ 6mm 为轻度扩张，7 ~ 10mm 为中度扩张，> 10mm 为重度扩张。大脑半球间裂的宽度为大脑半球间裂的水平最大宽度，正常值0.8 ~ 8.2mm。第三脑室宽度 < 1.1mm。透明隔腔宽度 < 6mm。

【临床价值】 诊断颅内颞叶及小脑的占位性病变、脑出血、早产儿透明隔腔的增宽、脑积水等。

四、前囟区经侧脑室体部冠状横切面

前囟区经侧脑室体部冠状横切面见图 2-4。

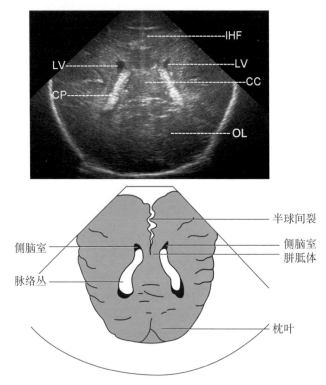

图2-4　前囟区经侧脑室体部冠状横切面

【扫查方法】　患者平卧位，探头冠状位横向置于前囟，声束指向下方，显示侧脑室及脉络丛平面。

【断面结构】　显示两侧大脑半球、侧脑室前角及脉络丛的冠状切面。显示侧脑室的体部及颞角；显示半球间裂。可观察两侧颞叶、顶叶及枕叶的脑组织。

【测量方法及正常值】　测量侧脑室前角宽度：新生儿正常值 0 ~ 2.9mm，一般应 ≤ 3mm。一般认为 4 ~ 6mm 为轻度积水，7 ~ 10mm 为中度积水，> 10mm 为重度积水。枕角（后角）的宽度一般应 < 10mm。

【临床价值】　诊断颅内的占位性病变、脑出血、脑积水、脉络丛囊肿等。

五、颞区经侧脑室斜切面

颞区经侧脑室斜切面见图 2-5。

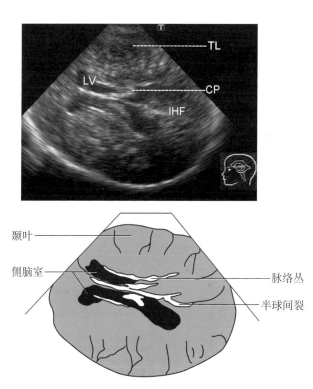

图2-5　颞区经侧脑室斜切面

【扫查方法】　患者侧卧位，探头平行于颅底水平置于颞窗，声束指向后上方，显示侧脑室平面。

【断面结构】　显示两侧大脑半球、侧脑室及脉络丛的斜切面，侧脑室的体部和后角，以及半球间裂和脉络丛。可观察两侧颞叶、额叶的脑组织。

【测量方法及正常值】　测量侧脑室的体部及两侧大脑半球的横径。国内正常标准：侧脑室体部宽径为：新生儿＜ 4mm。侧脑室比率（侧脑室外径至中线距离与脑中线至颅骨板之间的距离之比）应＜ 0.5。国外 Johnson 等发现，在早产儿和足月儿中，此切面获得的平均侧脑室体部宽度接近，足月儿为 1.1cm

(0.9 ～ 1.3cm)，早产儿为 1cm（0.5 ～ 1.3cm）。侧脑室宽度与大脑半球宽度之比也是接近的，足月儿为 28%，早产儿为 31%。显然，国外报道的正常值远高于国内测量值，应该以国内报道为准。

【临床价值】　诊断颅内的占位性病变、脑实质出血、脑水肿、脑积水等。值得注意的是侧脑室不对称是很常见的，40% ～ 70% 的患儿存在。

孕 35 ～ 45 周胎儿的侧脑室体积最小，早产儿可能普遍存在脑室不同程度的扩张。

六、颞区经丘脑斜切面

颞区经丘脑斜切面见图 2-6。

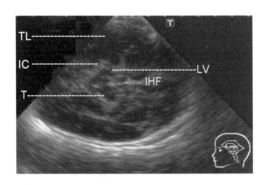

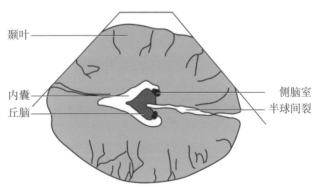

图2-6　颞区经丘脑斜切面

【扫查方法】　患者侧卧位，探头平行于颅底水平，置于颞窗，声束指向后方，显示丘脑平面。

【断面结构】 显示两侧大脑半球、丘脑、侧脑室及内囊的斜切面。显示侧脑室的前角，半球间裂和内囊的前后肢。可观察两侧颞叶、额叶脑组织。有时可显示第三脑室和部分小脑蚓部。可显示颅底动脉血管。

【测量方法及正常值】 测量侧脑室的前角、丘脑及头部中线外积液的横径。

1. 小脑横径 平均值 6cm，标准差 0.2。

2. 头部中线外积液

（1）颅骨皮质宽度（cranialcortical width，CCW）：颅骨内缘至邻近脑皮质表面的距离。

（2）窦皮质宽度（ninocortical width，SCW）：上矢状窦壁至皮质表面的距离。

（3）大脑半球间的宽度（interhemisphere width，IHW）：大脑半球间裂的水平最大宽度。

婴儿头部中线外积液统计见表 2-1。

表 2-1 婴儿头部中线外积液统计

作者	年龄	CCW（mm）	SCW（mm）	IHW（mm）
Amstrong	24 ~ 36 周早产儿	< 3.5		
Frankel	足月儿	< 3.3		
Libicherand Troger	< 1 岁	< 4	< 3	< 6
Fessell	巨颅症患儿	< 10	< 10	

3. 侧脑室

经颞区侧脑室测量：Johnson 等发现在早产儿和足月儿中此切面获得的平均侧脑室体部宽度接近，足月儿为 1.1cm（0.9 ~ 1.3cm），早产儿为 1cm（范围 0.5 ~ 1.3cm）。侧脑室宽度与大脑半球宽度之比也是接近的，足月儿 28%，早产儿 31%。

（牛海燕）

第 3 章

涎　腺

·	APG	auxiliary parotid gland	副腮腺
·	ECA	external carotid artery	颈外动脉
·	FA	facial artery	面动脉
·	LN	lymph node	淋巴结
·	PG	parotid gland	腮腺
·	SMG	submaxillary gland	下颌下腺

一、腮腺纵切面

腮腺纵切面见图 3-1。

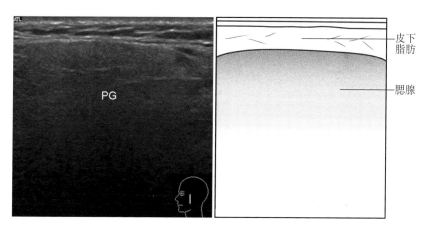

右侧标注：皮下脂肪、腮腺

图3-1 腮腺纵切面（二维声像图）

【扫查方法】 患者仰卧位，对腮腺区（颜面后侧、颧弓下方、外耳道的前下方、乳突之前、咀嚼肌表面，下颌支的后方至下颌角的后方）做纵切扫查，应同时检查颈部淋巴结的情况。

【断面结构】 腮腺前缘清晰，实质回声均匀，高于周围软组织的回声。实质多有衰减，腺体后缘和两侧边缘显示不清。纵切面上形态似倒置的金字塔形，通常不能分出腮腺的深浅叶，正常情况下腮腺导管难以显示。

【测量方法及正常值】 在此切面可测量腮腺长径，正常值为5cm。腮腺后缘常显示不清，难以测量其厚径。

【临床价值】 此切面可显示腮腺实质回声是否均匀，以除外腺体的弥漫性病变，如干燥综合征或其他急、慢性炎症引起的颌下腺实质改变。在此切面基础上纵切扫查，可除外腮腺占位性病变。

【附注】 腮腺淋巴结浅群位于腮腺表面，深群位于腮腺实质内，检查时应注意勿将淋巴结误认为腮腺的占位性病变。

二、腮腺纵切面彩色多普勒血流图

腮腺纵切面彩色多普勒血流图见图 3-2。

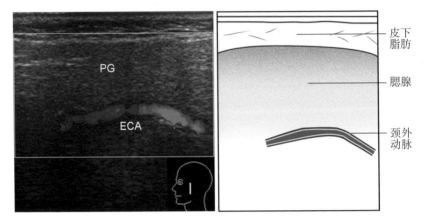

皮下脂肪

腮腺

颈外动脉

图3-2　腮腺纵切面彩色多普勒血流图

【扫查方法】　检查方法同上，检查时应注意尽量不加压，以免影响血流的显示。

【断面结构】　正常腮腺内无血流信号或仅见点状分布的少许血流信号，有时可显示穿行于腺体深部的颈外动脉。

【临床价值】　各种炎症时腮腺内血流信号可增多，并可见条状血流信号。

三、副腮腺横切面

副腮腺横切面见图 3-3。

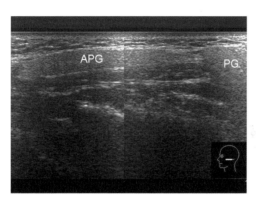

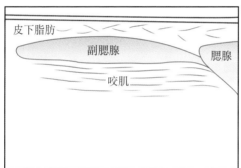

图3-3　副腮腺横切面（二维声像图）

【扫查方法】　副腮腺一般位于腮腺前缘与咬肌前缘之间，其检查方法同腮腺检查方法一致。

【断面结构】　正常副腮腺边界清晰，横切面上呈条状，腺体内部回声特征与腮腺一致，与腮腺由一较细的部分相连。副腮腺深侧为咬肌。

【临床价值】　超声可显示副腮腺与腮腺的联系，不致将其误认为占位性病变。

四、下颌下腺纵切面

下颌下腺纵切面见图 3-4。

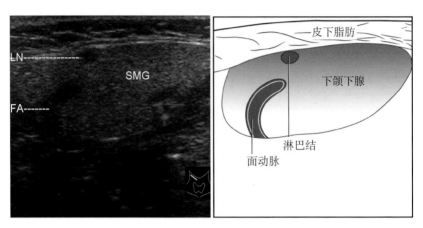

图3-4　下颌下腺纵切面

【扫查方法】　患者卧位，尽量伸展颈部，探头置于下颌下，方向与下颌骨走向一致。

【断面结构】　下颌下腺边界清晰，纵切面上略呈椭圆形，腺体内部回声特征与腮腺一致，高于周围软组织的回声，但后方无衰减，有时可显示走行于腺体中的面动脉。正常情况下颌下腺导管难以显示。

【测量方法及正常值】　在此切面测量下颌下腺长径及厚径。长径正常值为3cm，男性下颌下腺长径略大于女性；厚径正常值为 1.5cm，男女间无明显差异。

【临床价值】　此切面可显示下颌下腺实质回声是否均匀，以除外各种炎症等疾病引起的腺体的弥漫性病变。在此切面基础上纵切扫查，可除外下颌下腺占位性病变。

五、下颌下腺纵切面彩色多普勒血流图

下颌下腺纵切面彩色多普勒血流图见图 3-5。

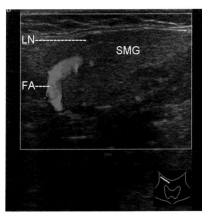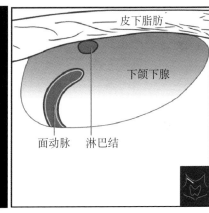

图3-5　下颌下腺纵切面彩色多普勒血流图

【扫查方法】　患者卧位，尽量伸展颈部，探头置于颌下，方向与下颌骨走向一致。检查中尽量不加压以免影响腺体内血流显示。

【断面结构】　正常下颌下腺实质内无血流信号或仅见散在分布的点状血流信号，面动脉穿行于腺体内。

【临床价值】　下颌下腺炎症时血流可增多。

（徐钟慧）

第 **4** 章

甲 状 腺

一、甲状腺最大横切面

甲状腺最大横切面见图 4-1。

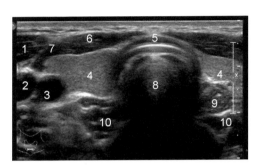

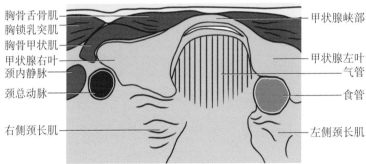

胸骨舌骨肌	甲状腺峡部
胸锁乳突肌	
胸骨甲状肌	
甲状腺右叶	甲状腺左叶
颈内静脉	气管
颈总动脉	食管
右侧颈长肌	左侧颈长肌

图4-1 甲状腺最大横切面

注：1.胸锁乳突肌；2.颈内静脉；3.颈总动脉；4.甲状腺左、右叶；5.甲状腺峡部；6.胸骨舌骨肌；7.胸骨甲状肌；8.气管；9.食管；10.左、右侧颈长肌

【扫查方法】 患者仰卧位，头略后仰。探头置于甲状软骨下方相当于第 5～7 颈椎水平，从上向下横切扫查。

【断面结构】 甲状腺及周围结构的横切面包括胸锁乳突肌、颈内静脉、颈总动脉、甲状腺左右叶、甲状腺峡部、胸骨舌骨肌、胸骨甲状肌、气管、食管、左右侧颈长肌。甲状腺实质呈中等回声，明显高于邻近的胸锁乳突肌回声，两侧叶背侧的正常甲状旁腺通常不显示。

【测量方法及正常值】 取最大横切面测量两侧叶的前后径和横径，测量峡部前后径。目前国内的正常参考值：横径 <2cm，前后径 <2cm。个别人横径可以达 2.1～2.5cm。峡部前后径应< 0.5cm。

【临床价值】　可以观察甲状腺大小、形态、边界、内部回声、有无结节，结节的个数、大小、边界内部回声、有无钙化、钙化类型、后壁回声。以同侧下颌下腺回声为参照，判断甲状腺实质回声；判断结节回声高低时，以周围正常腺体回声作参照物。若侧叶前后径＞2cm，则可诊断甲状腺肿大。

二、甲状腺纵切面

甲状腺纵切面见图4-2。

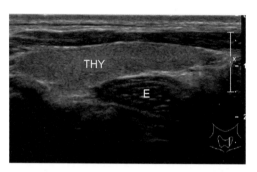

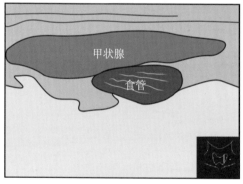

图4-2　甲状腺纵切面

【扫查方法】　患者取仰卧位，头略后仰。探头置于甲状软骨下方，在相当于第5～7颈椎水平，沿左右两侧叶纵切扫查。

【断面结构】　纵切时甲状腺呈锥体状，上极较圆钝，下极较尖小。喉返神经为条状低回声，右侧喉返神经位于甲状腺右叶与颈长肌之间，左侧位于甲状腺左叶与食管之间。

【测量方法及正常值】　取最大切面测量上下径。用同样方法测量峡部上下径。

甲状腺侧叶上下径正常值为 4 ～ 6cm，峡部上下径为 1.5 ～ 2.0cm。正常甲状腺大小有较大个体差异，高瘦者侧叶上下径可达 7 ～ 8cm，而矮胖者侧叶上下径可 < 5cm。

【临床价值】 观察甲状腺大小、形态、边界、内部回声、有无结节及结节的性质。

三、甲状腺锥状叶纵切面

甲状腺锥状叶纵切面见图 4-3。

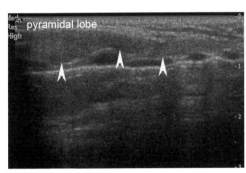

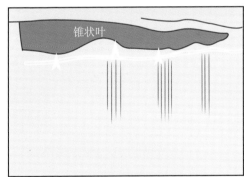

图4-3 甲状腺锥状叶纵切面

注：箭头所指的结构为锥状叶

【扫查方法】 患者取仰卧位，头略后仰。探头置于甲状软骨下方，在相当于第 5 ～ 7 颈椎水平。自峡部向上横切及纵切扫查。

【断面结构】 腺体回声与甲状腺组织相同。横切时位于甲状腺峡部上方，纵切时呈狭窄扁条状，与峡部由较细部分相连。

【临床价值】 该结构为甲状腺正常变异，一旦发现，不要误认为占位性病变。

四、甲状腺彩色多普勒血流图

甲状腺彩色多普勒血流图见图 4-4。

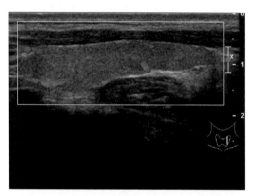

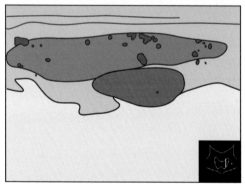

图4-4　甲状腺彩色多普勒血流图

【扫查方法】　患者取仰卧位，头略后仰。探头置于甲状软骨下方，进行彩色多普勒超声探测。嘱患者尽可能不吞咽并保持浅呼吸，必要时屏气。检查者保持探头稳定，勿挤压甲状腺，以探头接触皮肤为宜，避免血流信号丢失。观察腺体内血流信号时，壁滤波和彩色速度范围应调至较低水平。

【断面结构】　腺体内呈现稀疏分布的点状、条状血流信号。

【临床价值】　观察甲状腺内血流分布，诊断弥漫性毒性甲状腺肿、甲状腺功能亢进症、各种甲状腺炎引起的血流信号增多。

五、甲状腺上动脉彩色多普勒血流图

甲状腺上动脉彩色多普勒血流图见图 4-5。

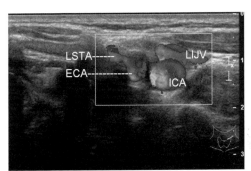

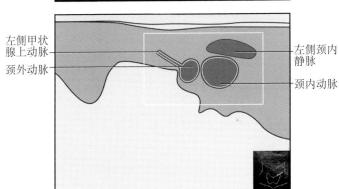

图4-5　甲状腺上动脉彩色多普勒血流图

【扫查方法】　患者取仰卧位，头略后仰。甲状腺上动脉位置表浅，走行较直，容易显示。先横切颈总动脉，探头向上移动，在颈外动脉起始部寻找其第 1 分支即为甲状腺上动脉，然后顺动脉走行向内下方追踪观察。

【断面结构】　颈内动脉、颈内静脉及颈外动脉的横切面，甲状腺上动脉纵切面。甲状腺上动脉为颈外动脉的第 1 分支，向内下方走行至甲状腺上极，然后分为前、后、内 3 支。

【测量方法及正常值】　在刚从颈外动脉发出的部位测甲状腺上动脉内径。平均内径为 2mm，收缩期峰值流速为 30 ～ 50cm/s。

【临床价值】　诊断弥漫性毒性甲状腺肿，监测甲状腺功能亢进症的治疗效果。

六、甲状腺下动脉彩色多普勒血流图

甲状腺下动脉彩色多普勒血流图见图4-6。

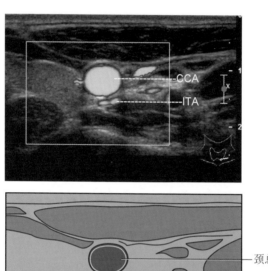

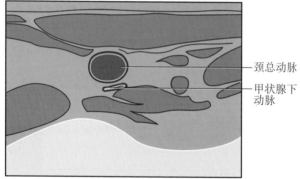

图4-6　甲状腺下动脉彩色多普勒血流图

【扫查方法】　患者取仰卧位，头略后仰。有两种方法显示甲状腺下动脉：①横切显示颈总动脉，先于其背侧找到一横行的动脉，即甲状腺下动脉，然后追踪观察其近段与远段。近段向外下方走行，与甲状颈干相连；远段向内下方走行，在甲状腺背侧分为上、下两支。②先于颈根部显示甲状颈干，其发出的甲状腺下动脉先向上走行，然后转向内侧从颈总动脉背侧穿过，进入甲状腺内。

【断面结构】　甲状腺下动脉起自锁骨下动脉的分支甲状颈干，向上走行。

【测量方法及正常值】　在颈总动脉后方测甲状腺下动脉内径，约2mm。

【临床价值】　鉴别肿瘤来源于甲状腺或甲状旁腺；诊断弥漫性毒性甲状腺肿；监测甲状腺功能亢进症的治疗效果。

七、甲状腺下动脉多普勒频谱

甲状腺下动脉多普勒血流频谱见图 4-7。

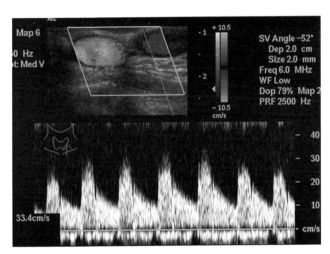

图4-7　甲状腺下动脉多普勒频谱

【扫查方法】　患者取仰卧位，头略后仰。显示甲状腺下动脉，于分支前获取多普勒频谱。

【断面结构】　频谱多普勒呈低阻型单向搏动性频谱，收缩期急速上升，舒张期缓慢下降为低幅血流。

【测量方法及正常值】　甲状腺下动脉收缩期峰值流速为 30 ～ 50cm/s，阻力指数（RI）< 0.7。

【临床价值】　诊断弥漫性毒性甲状腺肿，监测甲状腺功能亢进症的治疗效果。

（谭　莉）

第 5 章

乳　腺

· RB　　　right breast　　　右侧乳腺

一、育龄期妇女正常乳腺切面

（一）正常乳腺声像图（图 5-1）

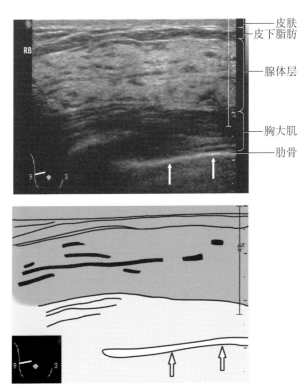

图5-1　育龄期妇女正常乳腺声像图

注：箭头所指是肋骨

【扫查方法】　患者仰卧位，检查乳房外侧时，可让患者向对侧侧卧位。连续纵切、横切或沿乳头放射状扫查，放射状扫查可较好地显示乳腺导管。

【断面结构】　由浅部至深部依次为皮肤、皮下脂肪、腺体层、胸大肌和肋骨。正常乳腺腺体回声不均匀，呈中强回声内夹有条状低回声，中强回声为腺叶及结缔组织，低回声为导管，层次结构清晰。

【测量方法及正常值】　一般测量乳腺外上象限浅筋膜和深筋膜之间腺体层厚度，因为此处腺体层最厚。腺体层厚度在不同生理阶段（青春期、性成熟期、妊娠期、哺乳期和老年萎缩期）差别较大，且个体差异也较大，无固定的数值范围。测导管宽度，正常导管宽 < 2mm。

【临床价值】 观察腺体回声是否均匀，内有无异常回声，层次是否清晰。

（二）正常乳腺彩色多普勒血流图（图 5-2）

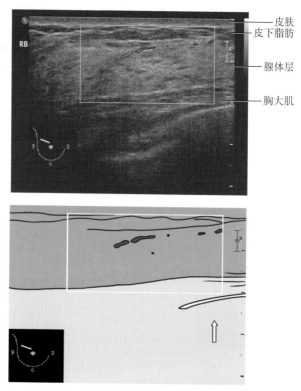

图5-2　育龄期妇女正常乳腺彩色多普勒血流图

【扫查方法】 在二维超声的基础上启动彩色多普勒超声，彩色增益调至最大灵敏度而不产生噪声为止，取样框不宜过大。观察肿瘤内部血流时，缩小取样框使彩色敏感性增大。

【断面结构】 由浅部至深部依次为皮肤、皮下脂肪、腺体层、胸大肌和肋骨，取样框内蓝色点状及短条状回声为血流信号。

【临床价值】 正常乳腺内可见少量点状或条状血流信号，条状血流信号管径粗细较均匀。扫查中观察乳腺内的血流情况，若发现异常，观察异常部位血流信号的分布、多少及其形态。

（三）正常乳腺多普勒频谱（图 5-3）

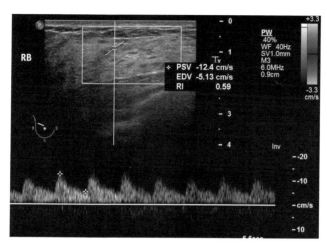

图5-3 育龄期妇女正常乳腺多普勒频谱

【扫查方法】 在二维和彩色多普勒超声扫查基础上，启动脉冲多普勒超声，根据血管的内径灵活调节取样容积的大小，设法使声束与血流信号夹角＜ 60°。

【断面结构】 图上方为乳腺结构，下方为多普勒频谱。

【测量方法及正常值】 未见正常乳腺流速值的报道。但曹久峰等报道，统计学分析以 12cm/s 为鉴别良、恶性的较理想临界流速值，其对直径 2cm 以下乳癌诊断的敏感性、特异性和准确性分别为 95.5%、100% 和 96.6%。

【临床价值】 正常乳腺为低速低阻型血流频谱。

二、妊娠中晚期正常乳腺切面

妊娠中晚期正常乳腺切面见图5-4。

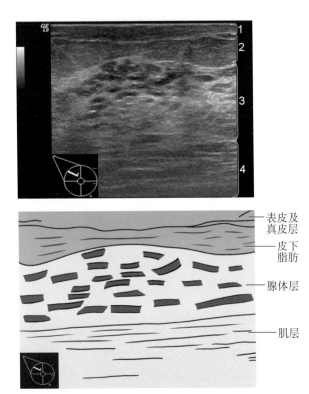

图5-4　妊娠中晚期正常乳腺切面

注：1.表皮及真皮层；2.皮下组织；3.腺体层；4.肌层

【扫查方法】　患者仰卧位，检查乳房外侧时，可让患者向对侧侧卧位。连续纵切、横切或沿乳头放射状扫查，放射状扫查可较好地显示乳腺导管。

【断面结构】　由浅部至深部依次为皮肤、皮下脂肪、腺体层、胸大肌。

【临床价值】　了解妊娠中晚期乳腺声像图特点。妊娠中期小叶已明显增大，腺泡数量及大小均有显著增长；腺腔有轻微扩张，含有少量分泌物。妊娠晚期乳腺有大量新生的乳管及腺泡形成，小叶间结缔组织大量减少，腺体层较正常增厚，周围脂肪变薄。导管呈低回声或无回声；乳腺间质呈不规则的斑片状，或粗细不一的条索样低回声或中强回声，腺叶与增粗的乳管交织呈大小不等的蜂窝状。

三、哺乳期妇女正常乳管切面

哺乳期妇女正常乳管切面见图 5-5。

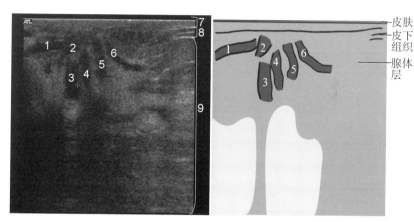

图5-5　哺乳期妇女正常乳管切面

注：1~6.为乳腺导管；7.皮肤；8.皮下组织；9.腺体层

【扫查方法】　在乳头旁横切或纵切。

【断面结构】　皮肤、皮下脂肪、腺体层及乳腺导管。

【临床价值】　观察有无乳汁潴留性囊肿或乳管不规则扩张。乳汁潴留性囊肿声像图表现为圆形或椭圆形无回声区，壁光滑纤细，内见弱或稍强点状或絮状回声（稀疏或密集），振动探头或改变体位其内回声呈缓慢流动，应与乳腺脓肿鉴别。乳管不规则扩张伴浓缩的乳汁团时，须与导管内乳头状瘤（或癌）鉴别。

四、哺乳期妇女正常乳腺切面

哺乳期妇女正常乳腺切面见图5-6。

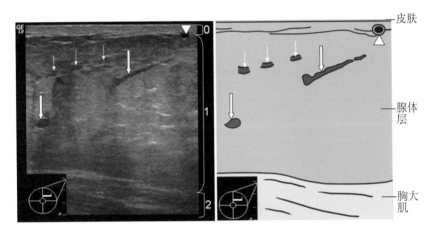

图5-6 哺乳期妇女正常乳腺切面

注：0.皮肤；1.腺体层；2.胸大肌；大箭头所示导管清晰，小箭头示导管欠清晰，三角形所示为血管

【扫查方法】 患者仰卧位，检查乳房外侧时，可让患者向对侧侧卧位。连续纵切、横切或沿乳头放射状扫查，放射状扫查可较好地显示乳腺导管。

【断面结构】 由浅部至深部依次为皮肤、腺体层、胸大肌。可见导管和血管。

【临床价值】 ①了解哺乳期乳腺声像图特点，哺乳期乳腺腺体增厚，脂肪减少，皮下脂肪和腺体后方脂肪明显变薄或消失，乳汁不断分泌、储存、充填乳管系统。超声检查哺乳期乳腺小叶结构呈密集点状或中粗高回声或低回声，由于乳汁的声密度高于水，乳汁中的脂肪滴呈点状强回声，整个乳腺呈云雾状改变。另外，因乳汁的回声高使外区乳管结构大部分显示欠清晰，而中心区乳管增粗较清晰。②观察乳腺内有无包块，若乳汁潴留性囊肿囊腔内水分逐渐被吸收，乳汁结成硬块，可形成类似实性的包块，此时需与纤维腺瘤和乳腺癌等鉴别。

五、哺乳期妇女正常乳腺彩色多普勒血流图

哺乳期妇女乳腺正常彩色多普勒血流图见图 5-7。

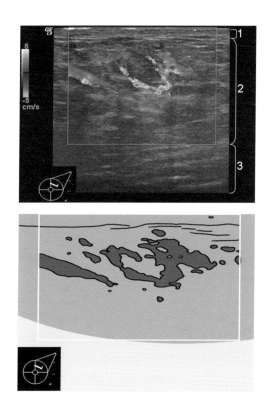

图5-7　哺乳期妇女正常乳腺彩色多普勒血流图

注：1.表皮及真皮；2.腺体层；3.肌层

【扫查方法】　在二维超声的基础上启动彩色多普勒超声，彩色增益调至最大灵敏度而不产生噪声为止，取样框不宜过大。观察肿瘤内部血流时，缩小取样框使彩色敏感性增大。

【断面结构】　由浅部至深部依次为皮肤、腺体层、胸大肌。

【临床价值】　哺乳期乳腺内血流信号丰富，流速高，阻力指数低，血管增多、增粗，易误认为乳腺异常。据文献报道，哺乳期乳汁越多，血管越粗，流速越快，阻力指数越低；乳汁分泌不足则相反。

六、哺乳期妇女正常乳腺多普勒频谱

哺乳期妇女正常乳腺多普勒频谱见图 5-8。

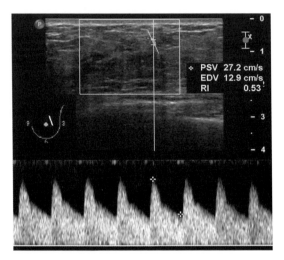

图5-8　哺乳期妇女正常乳腺多普勒频谱

【扫查方法】　在二维和彩色多普勒超声扫查基础上，启动脉冲多普勒超声，根据血管的内径灵活调节取样容积的大小，设法使声束与血流信号夹角＜ 60°。

【断面结构】　图上方为乳腺结构，下方为多普勒频谱。

【临床价值】　哺乳期乳腺内不仅血管增多、增粗，血流速度也增高，且阻力指数减低。

七、正常乳腺Cooper韧带切面

正常乳腺 Cooper 韧带切面见图 5-9。

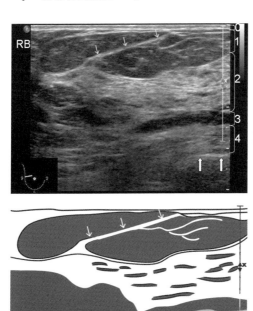

图5-9　正常乳腺Cooper韧带切面

注：0.皮肤；1.皮下组织；2.腺体层；3.腺体后方脂肪；4.胸大肌；细箭头所指为Cooper韧带，粗箭头所示为肋骨

【扫查方法】　患者仰卧位，检查乳房外侧时，可让患者取对侧侧卧位。连续纵切、横切或沿乳头放射状扫查，放射状扫查可较好地显示乳腺导管。

【断面结构】　由浅部至深部依次为皮肤、皮下脂肪、腺体层、腺体后方脂肪、胸大肌。可见 Cooper 韧带，粗箭头所示为肋骨。

【临床价值】　Cooper 韧带对乳腺的固定和支持起着重要作用。由于 Cooper 韧带两端固定，无伸展性，当被癌肿浸润时，不能随着癌肿的迅速增大而伸长，因此患乳腺癌时，乳腺皮肤表面可形成许多凹陷而呈现出特殊的"橘皮样"

改变。另外，Cooper 韧带可产生后方衰减，该衰减没有诊断意义，但必须与乳腺腺体浅层内病灶尤其是癌灶后方声衰减鉴别，Cooper 韧带产生的衰减起始于腺体前方的脂肪层内，由于脂肪与腺体界面位于其两侧而出现扇形缺口，而恶性病灶的声衰减出现在腺体层内病灶后方，有助于鉴别诊断。

八、老年妇女正常乳腺声像图

老年妇女正常乳腺的声像图见图 5-10。

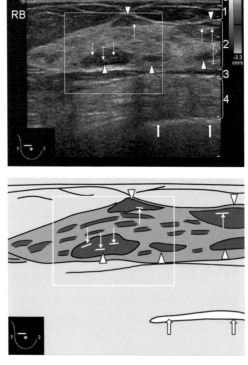

图5-10   老年妇女正常乳腺的声像图

注：0.皮肤；1.皮下脂肪；2.腺体层；3.腺体后方脂肪；4.胸大肌；三角形所示低回声为腺体层内脂肪；细箭头所示为脂肪内线状中强回声；粗箭头所示为肋骨

【扫查方法】   患者仰卧位，检查乳房外侧时，可让患者取对侧侧卧位。连续纵切、横切或沿乳头放射状扫查，放射状扫查可较好地显示乳腺导管。

【断面结构】 由浅部至深部依次为皮肤、皮下脂肪、腺体层、腺体后方脂肪、胸大肌。

【临床价值】 老年妇女乳腺腺体逐渐萎缩变薄，脂肪相对增多，且可伸入乳腺腺体层内。腺体层内的脂肪声像图表现为低回声，内见线状中强回声，CDFI 内部无血流信号，须与乳腺肿瘤鉴别。鉴别要点：①以腺体内低回声为支点旋转探头，多数情况下，腺体内脂肪低回声与腺体外的脂肪组织相连或呈条带状；②腺体层内的脂肪组织与乳腺腺体前方的脂肪组织相似，低回声内可见线状中强回声。

九、正常乳头切面

正常乳头的切面见图 5-11。

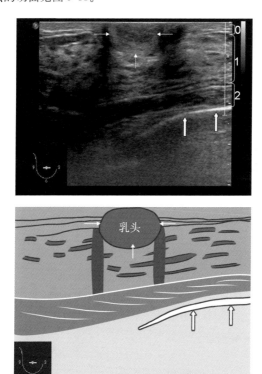

图5-11 正常乳头切面

注：0.皮肤；1.腺体层；2.胸大肌；细箭头所示为乳头，粗箭头所示为肋骨

Atlas of Human Body Ultrasound Scanning

【扫查方法】　在乳头处横切或纵切。

【断面结构】　由浅部至深部依次为皮肤、腺体层、胸大肌（图 5-11 上图中 0 层、1 层和 2 层），细箭头所示为乳头，粗箭头所示为肋骨。

【临床价值】　声像图表现：乳头位于皮肤和皮下脂肪层内，呈均匀的中等回声，对腺体层有压迹但与腺体边界清晰。勿将乳头误认为乳腺浅层腺体内肿瘤或将乳头旁浅层腺体内的肿瘤视为乳头。

（齐振红）

第 6 章

心 脏

·	AA	abdominal aorta	腹主动脉
·	AAo	ascending aorta	升主动脉
·	AAr	aortic arch	主动脉弓
·	AML	anterior mitral leaflet	二尖瓣前叶
·	AMV	anterior mitral valve	二尖瓣前叶
·	Ao	aorta	主动脉
·	AOA	arch of aorta	主动脉弓
·	AoAW	aorta anterior wall	主动脉前壁
·	AoPW	aorta posterior wall	主动脉后壁
·	APM	anterior papillary muscles	前乳头肌
·	ATL	anterior tricuspid leaflet	三尖瓣前叶
·	AV	aortic valve	主动脉瓣
·	CS	coronary sinus	冠状静脉窦
·	CT	chordae tendineae	腱索
·	DAo	descending aorta	降主动脉
·	E	esophagus	食管
·	EPSS	mitral valve E point to septal separation	二尖瓣 E 点至室间隔收缩期最高点的垂直距离
·	HT	heart	心脏
·	IAS	interatrial septum	房间隔
·	IVC	inferior vena cava	下腔静脉
·	IVS	interventricular septum	室间隔

· LA	left atrium	左心房
· LAA	left atrial appendage	左心耳
· LCC	left coronary cusp	左冠瓣
· LCCA	left common carotid artery	左颈总动脉
· LHV	left hepatic vein	肝左静脉
· LIPV	left inferior pulmonary vein	左下肺静脉
· LK	left kidney	左肾
· LL	left liver	肝左叶
· LPA	left pulmonary artery	左肺动脉
· LPV	left pulmonary vein	左肺静脉
· LSCA	left subclavian artery	左锁骨下动脉
· LSPV	left superior pulmonary vein	左上肺静脉
· LV	left ventricle	左心室
· LVAW	left ventricular anterior wall	左心室前壁
· LVIW	left ventricular inferior wall	左心室下壁
· LVOT	left ventricular outflow tract	左心室流出道
· LVPW	left ventricular posterior wall	左心室后壁
· MB	moderator band	节制束
· MHV	middle hepatic vein	肝中静脉
· mPA	main pulmonary artery	主肺动脉
· MV	mitral valve	二尖瓣
· MV-AN	mitral valve anterior	二尖瓣前瓣
· NCC	noncoronary cusp	无冠瓣
· PA	pulmonary artery	肺动脉
· PM	papillary muscles	乳头肌
· PML	posterior mitral leaflet	二尖瓣后叶
· PMV	posterior mitral valve	二尖瓣后叶
· PPM	posterior papillary muscles	后乳头肌
· PPM	posterolateral papillary muscle	后侧乳头肌
· PTL	posterior tricuspid leaflet	三尖瓣后叶

· PV	pulmonary valve	肺动脉瓣
· R-L	right lung	右肺
· RA	right atrium	右心房
· RBCA	right brachiocephalicus	右头臂干
· RCC	right coronary cusp	右冠瓣
· RHV	right hepatic vein	肝右静脉
· RIPV	right inferior pulmonary vein	右下肺静脉
· RIPA	right inferior pulmonary artery	右下肺动脉
· RPA	right pulmonary artery	右肺动脉
· RPV	right pulmonary vein	右肺静脉
· RPA	right superior pulmonary artery	右上肺动脉
· RSPV	right superior pulmonary vein	右上肺静脉
· RV	right ventricle	右心室
· RVAW	right ventricular anterior wall	右心室前壁
· RVOT	right ventricular outflow tract	右心室流出道
· STL	septal tricuspid leaflet	三尖瓣膈叶
· SVC	superior vena cava	上腔静脉
· TV	tricuspid valve	三尖瓣

　　注：超声心动图在不同部位扫查（左前胸、剑下、锁骨上窝及经食道）所测切面的正常值，可能会有一定的差异，属正常现象。

一、M型超声心动图基本曲线

（一）胸骨旁左心室长轴切面经主动脉根部 M 型基本曲线（图 6-1）

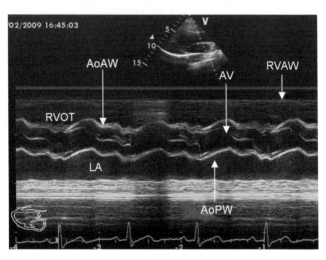

图6-1　胸骨旁左心室长轴切面经主动脉根部M型基本曲线

【扫查方法】　患者平卧位或左侧卧位，探头置于胸骨左缘旁开 1cm 第 3 肋间，声束向右后方或稍向右后上方倾斜，M 型取样线通过右冠瓣和无冠瓣瓣尖。M 型取样线须尽量垂直于房室壁。

【断面结构】　由前至后主要显示：胸壁、右心室前壁、右心室流出道、主动脉根部前壁、主动脉瓣、主动脉根部后壁、左心房及左心房后壁。

【测量方法及正常值】　心底结构的前后径。右心室前壁厚度于舒张末期测量，（4±1）mm；右心室流出道：（24±11）mm；主动脉根部内径于收缩期测量：（23±14）mm；主动脉瓣开放幅度：（11±4.5）mm；左心房前后径于收缩末期测量：（30±12）mm；右心室流出道：主动脉根部：左心房比例大约为1：1：1。

【临床价值】　观测右心室流出道、主动脉的宽度，确定主动脉瓣开放幅度的大小，亦可观察主动脉瓣的回声强度、厚度及主动脉根部的活动状况。

（二）胸骨旁左心室长轴切面经二尖瓣 M 型扫查（图 6-2）

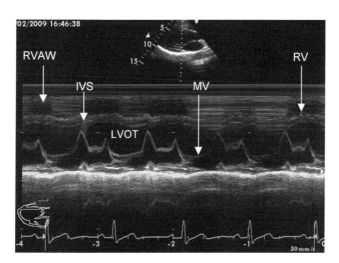

图6-2 胸骨旁左心室长轴切面经二尖瓣M型扫查

【扫查方法】 患者平卧位或左侧卧位，探头置于胸骨左缘旁开 1 ~ 2cm 第 3 ~ 4 肋间，显示左心室长轴切面后沿心脏长轴，声束从主动脉到二尖瓣方向做移动扫查，M 型取样线通过二尖瓣前后叶瓣尖部。M 型取样线须尽量垂直于房室壁。

【断面结构】 由前至后主要显示：胸壁、右心室前壁、右心室、室间隔、左心室流出道、二尖瓣前后叶及左心室后壁或房室环区左心房后壁曲线。

【测量方法及正常值】 为二尖瓣水平左右心室结构的前后径。测量内容主要包括：二尖瓣开放幅度：（22±12）mm；二尖瓣前叶下降速度：EF 斜率为（162±18）mm/s；二尖瓣 E 点至室间隔收缩期最高点的垂直距离 EPSS：（3.9±1.6）mm。

【临床价值】 主要观测二尖瓣的厚度、回声强度及启闭的活动状况。在二尖瓣膜器质性病变的诊断中，该切面很有帮助。

（三）胸骨旁左心室长轴切面经左心室 M 型扫查（图6-3）

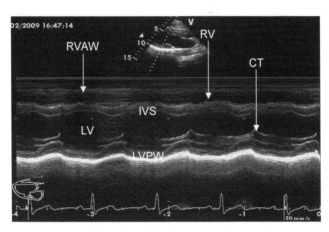

图6-3 胸骨旁左心室长轴切面经左心室M型扫查

【扫查方法】 患者平卧位或左侧卧位，探头置于胸骨左缘旁开 1 ~ 2cm 第 4 肋间，沿心脏长轴，M 型取样线通过二尖瓣尖与二尖瓣腱索交界处。M 型取样线须尽量垂直于房室壁。

【断面结构】 由前至后所运动曲线代表的解剖结构：胸壁、右心室前壁、室间隔、左心室、二尖瓣腱索及左心室后壁。

【测量方法及正常值】 为二尖瓣腱索左右心室结构的前后径。以心电图作为时相的标志，在 T 波稍后处，即左心室后壁曲线上收缩末期的最高点测量心室收缩期内径，在 R 波处，即左心室后壁曲线上舒张期最低点测量心室舒张期内径。右心室前壁：（4±1.2）mm；右心室：（15±5.3）mm；室间隔厚度（舒张期）：（9.7±2.2）mm；左心室（舒张期）：（45±15）mm；左心室（收缩期）：（30±10）mm；左心室后壁厚度（舒张期）（9.3±2.3）mm；左心室后壁厚度（收缩期）（10.3±0.07）mm。

【临床价值】 该切面是测量左右心室腔大小的标准切面，主要观测心室的大小及左、右心室的比例，观察室壁的厚度、运动幅度及室间隔和左心室后壁的厚度，收缩期增厚率。

（四）心底大血管短轴经肺动脉瓣 M 型扫查（图 6-4）

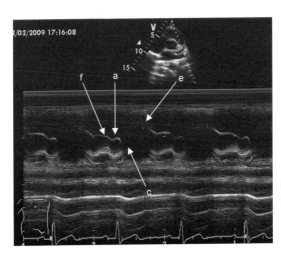

图6-4 心底大血管短轴经肺动脉瓣M型扫查

【扫查方法】 患者平卧位或左侧卧位，探头置于胸骨左缘第 2 ～ 3 肋间，显示主肺动脉长轴切面，M 型取样线通过肺动脉瓣后瓣。

【断面结构】 主要显示肺动脉瓣曲线，分别有 a 波，b 点，bc 段，d 点，e 点，f 点，图中显示较清晰的只有 a 波、e 点及 f 点。

【测量方法及正常值】 a 波深度：2 ～ 3mm。

【临床价值】 主要观测在病变时肺动脉不同时相波幅及波形的改变，肺动脉高压时 a 波低平。

二、灰阶超声心动图基本切面

（一）胸骨旁左心室长轴切面（图6-5）

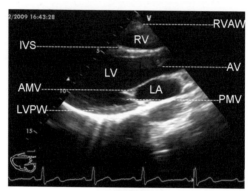

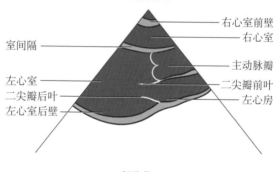

A.舒张期

【扫查方法】 患者平卧位或左侧卧位，探头置于胸骨左缘第 2 ～ 5 肋间，声束指向右肩。

【断面结构】 左心房、左心室、右心室前壁、右心室、室间隔、二尖瓣、主动脉、主动脉右冠瓣、无冠瓣、主动脉前壁与室间隔相延续、主动脉后壁与二尖瓣前叶相延续、左心室后壁及冠状静脉窦。

【测量方法及正常值】 左右心室前后径：舒张期于二尖瓣腱索水平测量，左心室前后径（38±10）mm，右心室前后径（25±10）mm。左心房：收缩期于左心房中部测量，前后径（33±5）mm。测主动脉瓣环内径：收缩

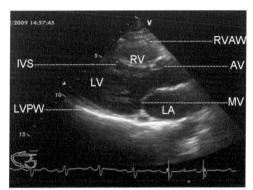

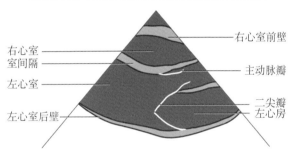

B.收缩期

图6-5　胸骨旁长轴切面

期，主动脉瓣叶于主动脉壁附着点处，内缘到内缘。正常值 18 ~ 24mm。主动脉窦内径：收缩期，主动脉窦膨出最顶点处测量，内缘到内缘，正常值 28 ~ 36mm。升主动脉：在主动脉窦终止点的上方 2cm 处测量。正常值 23 ~ 36mm。冠状静脉窦内径（前后径）：窦壁的内缘到内缘，正常值（7±4）mm。

【临床价值】　观测主动脉根部内径及运动状态，右心室前壁厚度、活动及右心室大小，观察二尖瓣、主动脉瓣的形态及启闭活动，室间隔与左心室后壁的活动及厚度、主动脉前壁与室间隔的连续性。诊断风湿性心脏病及先天性心脏病。冠状静脉窦扩张常见于左上腔静脉。

（二）大血管短轴切面（主动脉瓣水平）（图 6-6）

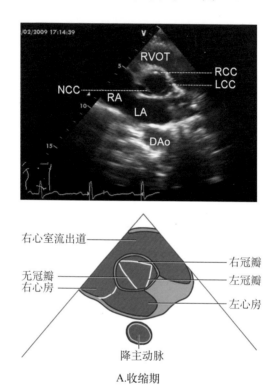

A.收缩期

【扫查方法】 患者平卧位或左侧卧位，探头置于胸骨左缘第 2～3 肋间，声束垂直于左心室长轴切面，斜向右肩从主动脉到二尖瓣方向扫查。

【断面结构】 由前至后主要显示：胸壁、右心室流出道、主动脉根部及冠状动脉窦、右心房、左心房、降主动脉及图像右侧的肺动脉和肺动脉瓣，左心耳。

【测量方法及正常值】 心底结构的前后径。右心室流出道（24±11）mm。测主动脉瓣环内径：收缩期测量，主动脉瓣叶于主动脉壁附着点处，内缘到内缘，正常值（23±14）mm。左心房前后径：收缩期于左心房中部测量，正常值（30±12）mm。主动脉瓣开放幅度：（11±4.5）mm。右心室流出道：主动脉根部：左心房比例大约为 1:1:1。

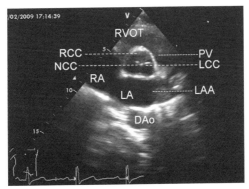

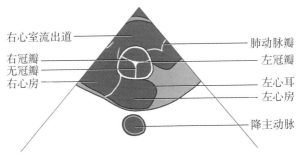

右心室流出道 —— 右心室流出道

右冠瓣 ——
无冠瓣 ——
右心房 ——

肺动脉瓣 ——
左冠瓣 ——
左心耳 ——
左心房 ——
降主动脉 ——

B.舒张期

图6-6　大血管短轴切面（主动脉瓣水平）

【临床价值】　主要观测主动脉瓣的厚度、回声强度及启闭的活动状况，确定主、肺动脉起始部位的相互关系，观察室上嵴的厚度及连续性、左心房及左心耳的透声性。

（三）大血管短轴切面（主肺动脉长轴水平）（图 6-7）

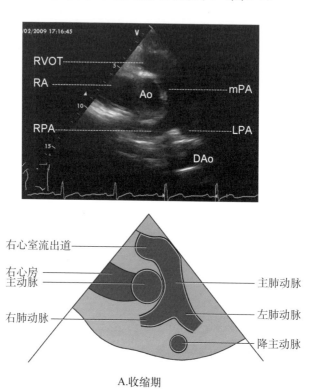

A.收缩期

【扫查方法】　患者平卧位或左侧卧位，探头置于胸骨左缘第 2 ～ 3 肋间，声束垂直于左心室长轴切面，在主动脉瓣水平切面上再向上倾斜。

【断面结构】　主要显示：右心室流出道、主动脉根部、右心房及三尖瓣隔瓣、主肺动脉及左右肺动脉分支、降主动脉。

【测量方法及正常值】　于收缩期肺动脉瓣下 10mm 处测量右心室流出道前后径：（25±10）mm；于肺动脉瓣上 10 ～ 20mm 处，内缘到内缘测量肺主动脉内径：（20±3.9）mm；于左、右肺动脉分叉处测量左右肺动脉内径：（12±2.3）mm；主动脉根部横径 / 肺主动脉横径比值大约为 1.2∶1。

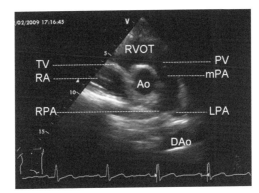

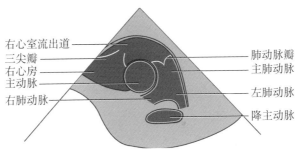

B.舒张期

图6-7　大血管短轴切面（主肺动脉长轴水平）

【临床价值】　主要观测右心室流出道、主肺动脉及分支的径线大小、肺动脉瓣的形态及活动，确定三尖瓣隔瓣的位置，观察右心室流出道及肺动脉瓣上肺动脉内有无异常结构和异常回声、左右肺动脉分叉处与降主动脉之间有无异常通道。

（四）左心室短轴切面（二尖瓣环水平）（图 6-8）

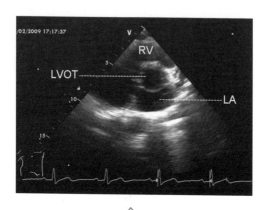

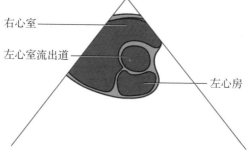

右心室

左心室流出道

左心房

A.收缩期

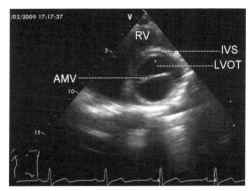

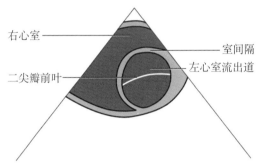

右心室 ————— 室间隔
—————— 左心室流出道
二尖瓣前叶 —————

B.舒张期

图6-8 左心室短轴切面（二尖瓣环水平）

【扫查方法】 患者平卧位或左前卧位（卧位向左倾斜 15°～30°），探头置于胸骨左缘第 3～4 肋间，声束垂直于左心室长轴切面，斜向后方扫查。

【断面结构】 主要显示：右心室、室间隔、左心室流出道、二尖瓣环及左心房室沟横切面。

【临床价值】 主要观测二尖瓣环的回声及活动状况，明确左心室流出道内有无异常回声及该部位室间隔的厚度和连续性。

（五）左心室短轴切面（二尖瓣水平）（图 6-9）

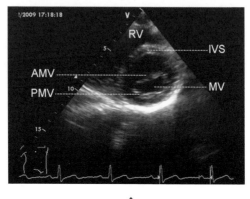

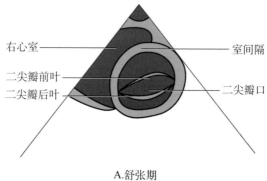

右心室 —————   ————— 室间隔

二尖瓣前叶 —————

二尖瓣后叶 —————   ————— 二尖瓣口

A.舒张期

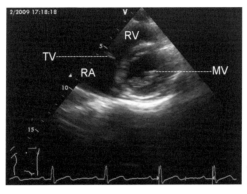

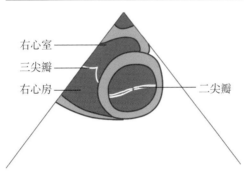

B.收缩期

图6-9 左心室短轴切面（二尖瓣水平）

【扫查方法】 患者平卧位或左前卧位，探头置于胸骨左缘第3～4肋间，声束垂直于左心室长轴切面，在二尖瓣环切面基础上稍向心尖扫查。

【断面结构】 主要显示：右心室、室间隔、左心室、二尖瓣及三尖瓣隔瓣。

【测量方法及正常值】 于舒张期二尖瓣最大开口时测量二尖瓣的开口面积：(3.5 ± 0.5) cm^2。

【临床价值】 主要显示二尖瓣的回声及启闭过程，测定二尖瓣口的面积，明确有无二尖瓣前叶裂，了解室间隔的厚度及左心室壁的活动是否协调。

（六）左心室短轴切面（二尖瓣腱索水平）（图 6-10）

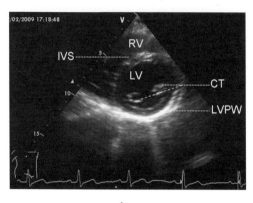

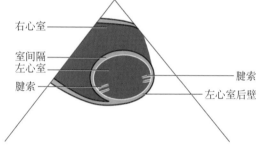

A.舒张期

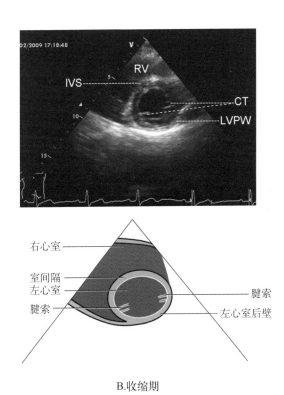

B.收缩期

图6-10　左心室短轴切面（二尖瓣腱索水平）

【扫查方法】　患者平卧位或左前卧位，探头置于胸骨左缘第 3 ～ 4 肋间，声束垂直于左心室长轴切面，在二尖瓣切面基础上稍向心尖扫查。

【断面结构】　主要显示：右心室、室间隔、左心室、二尖瓣腱索及左心室后壁。

【测量方法及正常值】　是测量心室前后径的标准切面之一。右心室内径：（16±9）mm；左心室内径：（36±15）mm。

【临床价值】　主要用来了解心室腔的大小、室间隔及左心室后壁的厚度和左心室壁的活动是否协调。

（七）左心室短轴切面（二尖瓣乳头肌水平）（图 6-11）

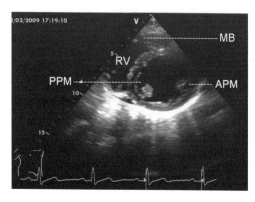

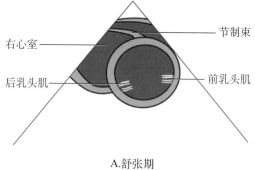

A.舒张期

节制束

右心室

后乳头肌

前乳头肌

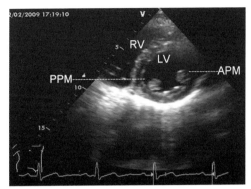

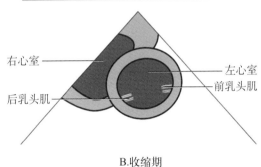

B.收缩期

图6-11　左心室短轴切面（二尖瓣乳头肌水平）

【扫查方法】　患者平卧位或左前卧位，探头置于胸骨左缘第 3 ~ 4 肋间，声束垂直于左心室长轴切面，在二尖瓣腱索切面基础上稍向心尖扫查。

【断面结构】　主要显示：右心室、室间隔、左心室、二尖瓣乳头肌及左心室后壁。

【临床价值】　主要用来了解左心室壁的活动是否协调，明确二尖瓣乳头肌的位置及数目。

（八）左心室心尖部短轴切面（图 6-12）

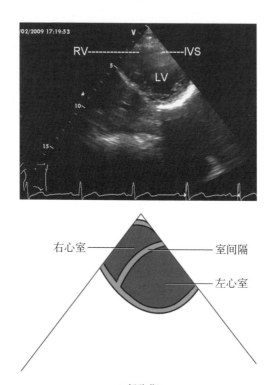

A.舒张期

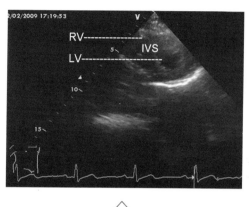

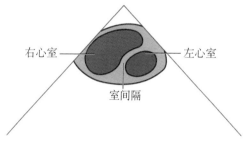

右心室　　左心室

室间隔

B.收缩期

图6-12　左心室心尖部短轴切面

【扫查方法】　患者平卧位或左前卧位，探头置于胸骨左缘第 3 ～ 4 肋间，声束垂直于左心室长轴切面，在二尖瓣乳头肌切面基础上稍向心尖扫查。

【断面结构】　主要显示：右心室心尖部分、室间隔心尖段、左心室心尖部分及左心室后壁心尖段。

【临床价值】　主要用来了解室间隔和左心室壁心尖段的厚度与活动状况，观察心尖部左室腔内有无附壁血栓。

（九）胸骨旁四腔心切面（图6-13）

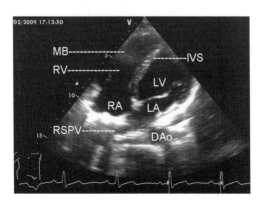

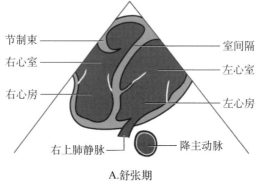

节制束 —— 室间隔

右心室 —— 左心室

右心房 —— 左心房

右上肺静脉 —— 降主动脉

A.舒张期

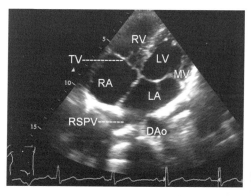

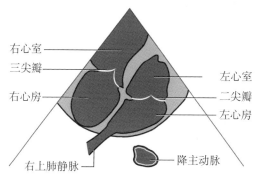

右心室 ——————

三尖瓣 ——————

右心房 ——————

———— 左心室

———— 二尖瓣

———— 左心房

右上肺静脉 ——————   ———— 降主动脉

B.收缩期

图6-13 胸骨旁四腔心切面

【扫查方法】 患者平卧位或左前卧位，探头置于胸骨左缘 2 ~ 3cm 第 3 ~ 4 肋间，声束垂直于左心室长轴切面，向右肩锁关节方向扫查。

【断面结构】 右心室游离壁、右心室、室间隔、左心室、左心室侧壁、右心房、房间隔、左心房及二、三尖瓣。

【测量方法及正常值】 三尖瓣隔瓣比二尖瓣前叶附着点更靠近心尖，两者之间的距离：5 ~ 10mm。

【临床价值】 主要用来了解心脏房室腔大小、二、三尖瓣的回声和启闭状态，观察房间隔和室间隔的连续性，明确左右心腔内有无异常回声以及心包内有无积液。

（十）心尖四腔心切面（图 6-14）

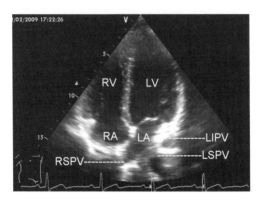

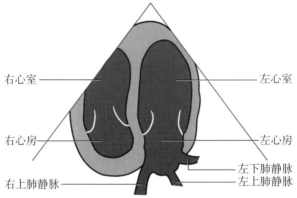

A.舒张期

【扫查方法】　患者平卧位或略向左侧倾斜，探头置于左锁骨中线第 5 肋间或心尖搏动处，声束向右肩方向扫查。

【断面结构】　主要显示：右心室游离壁、右心室、室间隔、左心室、左心室侧壁、右心房、房间隔、左心房、二尖瓣、三尖瓣、心房穹窿及肺静脉的左心房入口。

【测量方法及正常值】　于舒张末期腱索水平测量左右心室腔的横径，右心室横径：29.1 ~ 31.8mm；左心室横径：（40±16）mm。于收缩末期测量左右心房的横径，右心房横径：（30±10）mm；左心房横径：（29±11）mm。

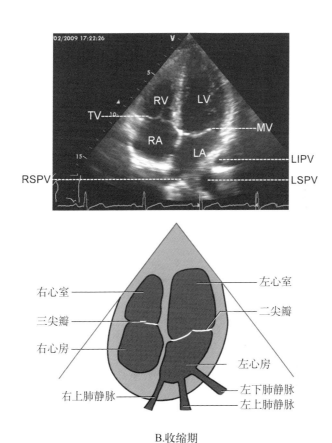

B.收缩期

图6-14　心尖四腔心切面

【临床价值】　了解心脏房室腔大小，二、三尖瓣的回声和启闭状态，观察房间隔和室间隔的连续性及十字交叉结构的完整性，观测肺静脉入口的数目和血流波形，明确左右心腔内有无异常回声，室壁运动状况以及心包内有无积液。

（十一）胸骨左缘右心室流出道长轴切面（图6-15）

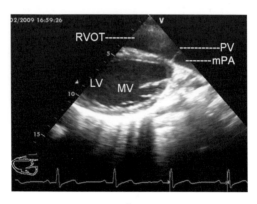

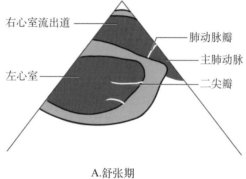

A.舒张期

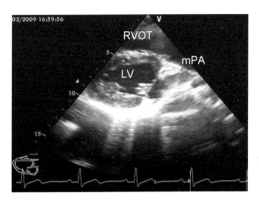

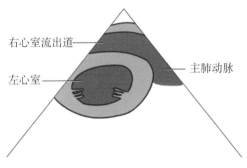

B.收缩期

图6-15 胸骨左缘右心室流出道长轴切面

【扫查方法】 患者平卧位或左侧卧位,探头置于胸骨左缘第 3 ~ 4 肋间,声束在左心室长轴切面基础上稍顺时针旋转探头,略向左肩方向倾斜。

【断面结构】 主要显示:右心室漏斗部、肺动脉瓣、肺动脉主干及左心室、二尖瓣短轴切面。

【测量方法及正常值】 于收缩期右肺动脉瓣下 10mm 处测量右心室流出道前后径正常值:(22±9) mm。

【临床价值】 主要用来观测右心室流出道的情况,了解肺动脉瓣及右心室壁活动状况。

（十二）心尖左心两腔心切面（图6-16）

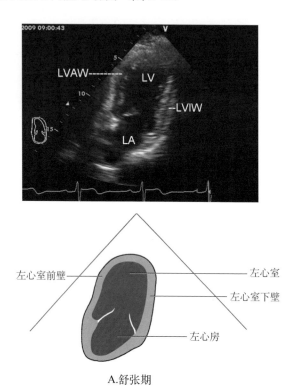

A.舒张期

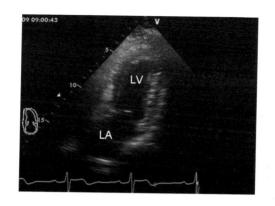

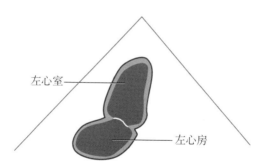

B.收缩期

图6-16　心尖左心两腔心切面

【扫查方法】　患者平卧位或左前卧位，探头置于胸骨左缘心尖搏动处，声束在心尖四腔切面基础上转动约 50°，撇开右心图像。

【断面结构】　主要显示：左心室前壁、左心室后下壁、心尖部、左心房及二尖瓣。

【临床价值】　着重观测左心室前壁、左心室后下壁、心尖部厚度和运动情况，侧动探头，还可了解二尖瓣及乳头肌结构。

（十三）右心两腔心切面（图 6-17）

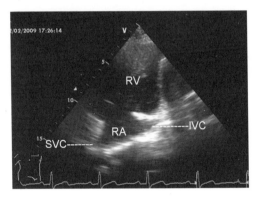

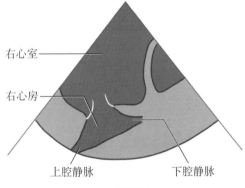

右心室————

右心房——

上腔静脉　　　　　　　下腔静脉

A.舒张期

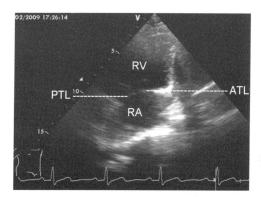

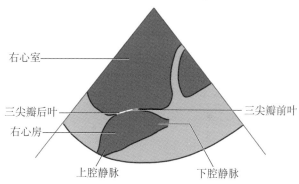

B.收缩期

图6-17 右心两腔心切面

【扫查方法】 患者平卧位或左前卧位，探头置于胸骨左缘处，声束在左心室长轴腔切面基础上向下倾斜。

【断面结构】 主要显示：右心室前壁、右心室、右心室下壁及右心房、三尖瓣。

【临床价值】 着重观测三尖瓣后叶的回声及位置。

（十四）胸骨旁降主动脉长轴、短轴切面（图 6-18）

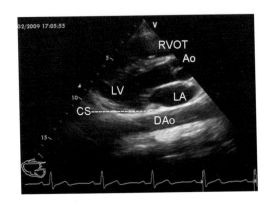

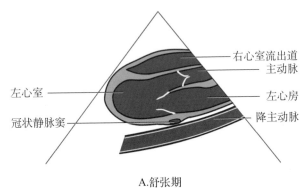

A.舒张期

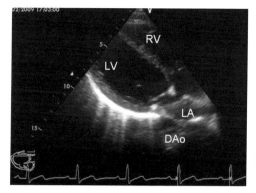

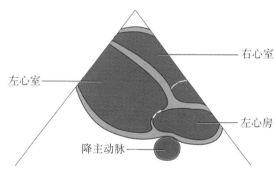

B.收缩期

图6-18 胸骨旁降主动脉长、短轴切面

【扫查方法】 患者平卧位或左侧卧位，探头置于胸骨左缘 1 ~ 2cm 第 2 ~ 3 肋间处，声束在左室腔长轴切面基础上，向剑突方向倾斜可得降主动脉长轴图像；在左心室腔长轴切面基础上，稍向下侧动探头可得降主动脉短轴图像。

【断面结构】 主要显示：右心室前壁、右心室流出道及部分右心室、室间隔、主动脉根部、左心室、左心室下壁及左心房、二尖瓣、降主动脉。

【测量方法及正常值】 测降主动脉内径：内膜至内膜处，正常值（24±7）mm。

【临床价值】 着重观测降主动脉及胸主动脉的径线大小和其内部的透声性。

（十五）冠状静脉窦切面（图 6-19）

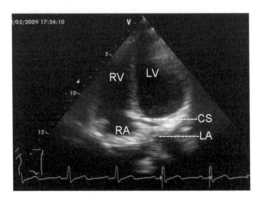

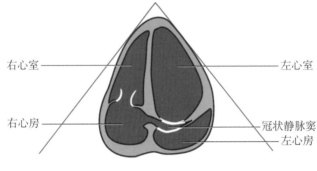

A.舒张期

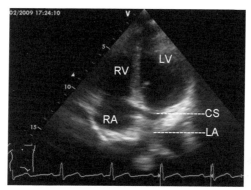

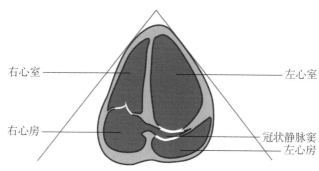

B.收缩期

图6-19　冠状静脉窦切面

【扫查方法】　患者平卧位或左前卧位，探头置于胸骨左缘心尖搏动处，在心尖四腔心切面基础上，声束向下倾斜。

【断面结构】　主要显示：右心室、右心房、左心室及左心房、冠状静脉窦（长轴）。

【测量方法及正常值】　测量冠状静脉窦内径，窦壁的内缘到内缘，正常值：（7±4）mm。

【临床价值】　着重观测冠状静脉窦的宽度、窦壁的连续性，还可了解室间隔的活动状态。

（十六）右前斜位左心室长轴切面（图 6-20）

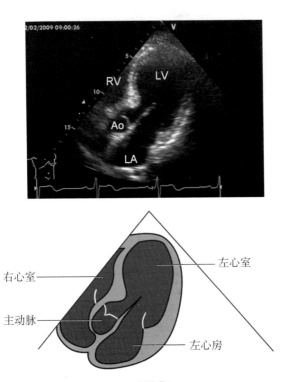

A.舒张期

Atlas of Human Body Ultrasound Scanning

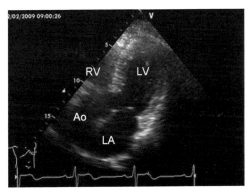

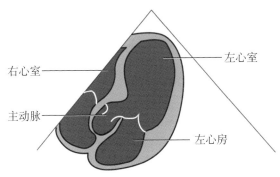

B.收缩期

图6-20 右前斜位左心室长轴切面

【扫查方法】 患者平卧位或左前卧位，探头置于胸骨左缘心尖搏动处，在心尖四腔心切面基础上，声束向左肩部倾斜 70°～90°。

【断面结构】 主要显示：右心室、左心室及左心房、主动脉瓣及二尖瓣。

【测量方法及正常值】 主动脉瓣根部在主动脉壁的附着点之间的距离，主动脉瓣环前后径：(18±5) mm。

【临床价值】 着重观测主动脉瓣环及左心室流出道的宽度、主动脉前壁与室间隔的连续性，了解室间隔及左心室后壁的厚度和活动状态，观察主动脉瓣、二尖瓣及二尖瓣后瓣环的回声强度和活动状态。

（十七）胸骨旁左心室长轴心尖切面（图 6-21）

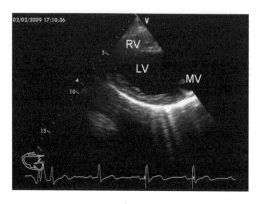

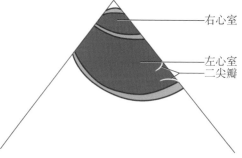

右心室

左心室
二尖瓣

A.舒张期

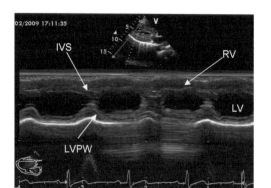

B.M型超声探查

图6-21　胸骨旁左心室长轴心尖切面

【扫查方法】　患者平卧位或左侧卧位，探头置于胸骨左缘第 3 ~ 4 肋间，在胸骨旁左心室长轴切面的基础上声束向心尖倾斜。

【断面结构】　主要显示：左右心室、室间隔心尖段、二尖瓣及左心室后壁。

【临床价值】　观测心尖段室间隔及左心室后壁的厚度和活动状态，观察心尖部位左心室腔的透声性。

（十八）心尖五腔心切面（图 6-22）

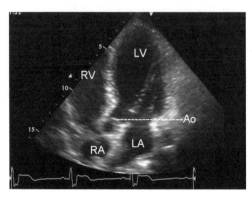

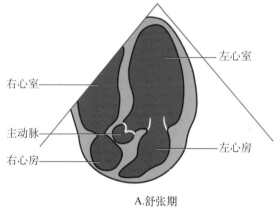

A.舒张期

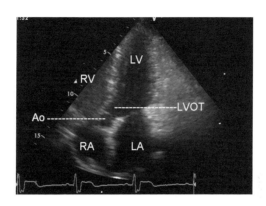

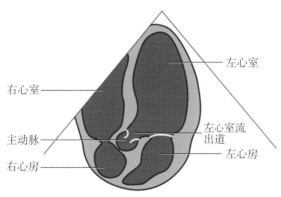

B.收缩期

图6-22　心尖五腔心切面

【扫查方法】　患者平卧位或左前卧位，探头置于左锁骨中线第 5 肋间或心尖搏动处，在心尖四腔心切面的基础上声束略向上倾斜。

【断面结构】　主要显示：右心室、室间隔、左心室、右心房、房间隔、左心房、二尖瓣、三尖瓣、主动脉瓣、心房穹窿及肺静脉的左心房入口。

【测量方法及正常值】　主动脉瓣根部在主动脉壁的附着点之间的距离，主动脉瓣环内径（18±7）mm。

【临床价值】　常用于主动脉瓣口血流的多普勒测量，了解左心室流出道内有无异常结构、主动脉前壁与室间隔的连续性。

（十九）下腔静脉长轴切面（图6-23）

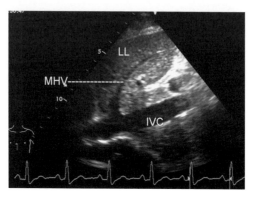

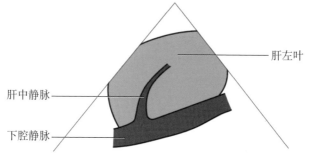

图6-23　下腔静脉长轴切面

【扫查方法】　患者平卧位，探头竖置于剑突下腹中线偏右侧，声束向脊柱方向扫查。

【断面结构】　主要显示肝段下腔静脉、下腔静脉汇入右心房段及肝静脉。

【测量方法及正常值】　标尺置于下腔静脉的两侧壁上。下腔静脉前后径10～13mm。

【临床价值】　了解肝段下腔静脉内径的大小及管腔随呼吸的变化，观察下腔静脉内透声性及有无异常结构，观测肝静脉血流波形，明确下腔静脉与腹主动脉的位置关系。诊断导致下腔静脉增宽的疾病如右心衰竭等，诊断狭窄性疾病如布 - 加综合征或腔内栓子形成等。

（二十）下腔静脉短轴切面（图 6-24）

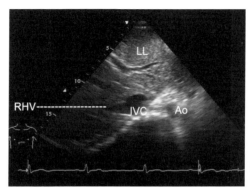

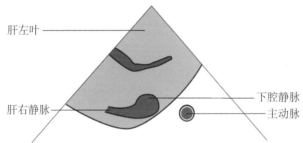

图6-24　下腔静脉短轴切面

【扫查方法】　患者平卧位，探头横置于剑突下腹中线偏右侧，声束沿脊柱方向上下连续扫查。

【断面结构】　主要显示肝段下腔静脉、下腔静脉汇入右心房段及肝静脉。

【测量方法及正常值】　标尺置于下腔静脉的两侧壁上。下腔静脉前后径（19±11）mm。

【临床价值】　了解肝段下腔静脉内径的大小及管腔随呼吸的变化，观察腔静脉内透声性及有无异常结构，观测肝静脉血流波形，明确下腔静脉与腹主动脉的位置关系。诊断导致下腔静脉增宽的疾病如右心衰竭等，诊断狭窄性疾病如布 - 加综合征或腔内栓子形成等，横切面更能清晰、全面地显示出下腔静脉的管腔内径及腔内回声情况特别是判断狭窄的程度，较纵切面更准确。

（二十一）胸骨左缘右心室流出道长轴切面（图 6-25）

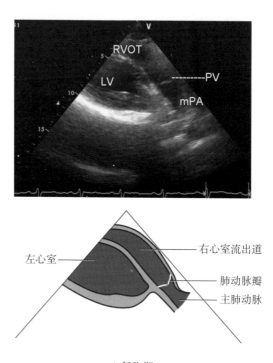

A.舒张期

左心室

右心室流出道

肺动脉瓣

主肺动脉

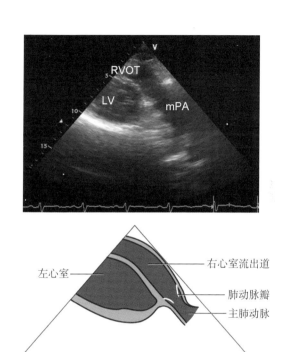

B.收缩期

图6-25　胸骨左缘右心室流出道长轴切面

【扫查方法】　患者平卧位或左前斜位，探头置于胸骨左缘第 3 ~ 4 肋间，声束在左心室长轴切面基础上稍向左肩方向倾斜。

【断面结构】　主要显示：右心室漏斗部、肺动脉瓣、肺动脉主干及左心室。

【测量方法及正常值】　于肺动脉瓣下 1cm 处测量右心室流出道前后径，正常值：（22±9）mm。

【临床价值】　主要用来观测右心室流出道的情况，了解肺动脉瓣及右心室壁活动状况。

（二十二）左前斜位左心室（心尖三腔心）切面（图 6-26）

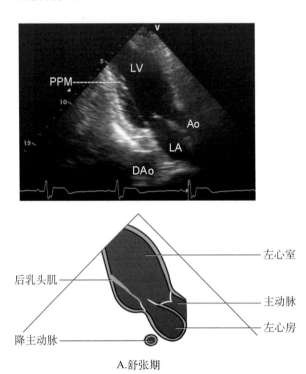

A.舒张期

左心室

主动脉

左心房

后乳头肌

降主动脉

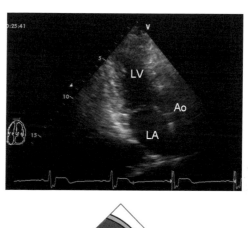

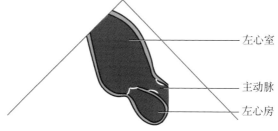

左心室

主动脉

左心房

B.收缩期

图6-26　左前斜位左心室（心尖三腔心）切面

【扫查方法】　患者平卧位或左前卧位，探头置于胸骨左缘心尖搏动处，在右前斜位左心室切面基础上声束稍向左上倾斜。

【断面结构】　主要显示：左心室、左心房、主动脉瓣及二尖瓣。

【临床价值】　着重观测主动脉瓣环及左心室流出道的宽度、主动脉前壁与室间隔的连续性，了解室间隔及左心室后壁的厚度和活动状态，观察二尖瓣及二尖瓣后叶的回声强度和活动状态。

（二十三）剑突下四腔心切面（图6-27）

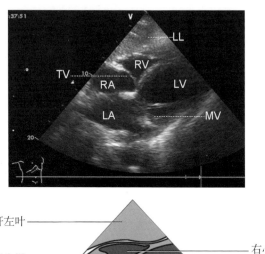

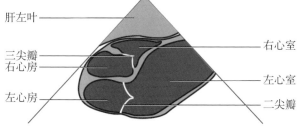

图6-27　剑突下四腔心切面

【扫查方法】　患者平卧位或左前卧位,探头置于剑突下,声束向上,取冠状切面。

【断面结构】　主要显示左心房、右心房、左心室、右心室、房间隔、室间隔、二尖瓣、三尖瓣。

【测量方法及正常值】　基本上测量的是心腔的横径。在舒张期于二尖瓣腱索水平测量左心室、右心室内径,左心室内径:(40±10) mm,右心室内径:(35±10) mm;在收缩期于心房中部测量左、右心房内径,左心房内径:(37±5) mm,右心房内径:(37±6) mm。

【临床价值】　常规心前区因肺气多而不易探测时,剑突下扫查可用于心脏的观测;由于与声束方向近乎垂直,回声失落少,用于房间隔缺损等房间隔病变的诊断;婴幼儿先天性心脏病的补充切面;还可用于探测膈面心包及心包积液。

（二十四）剑突下双房心切面（图6-28）

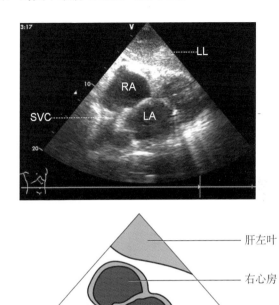

图6-28 剑突下双房心切面

【扫查方法】 患者平卧位或左前卧位，探头置于剑突下，声束向上，在四腔心切面的基础上，探头转动约90°。

【断面结构】 主要显示左、右心房及房间隔和上腔静脉。

【测量方法及正常值】 在收缩期于心房中部测量左、右心房内径。左心房内径：（37±5）mm；右心房内径：（37±6）mm；上腔静脉内径：（12±6）mm。

【临床价值】 用于房间隔缺损等房间隔病变的诊断。

（二十五）剑突下主动脉 - 心室切面（图6-29）

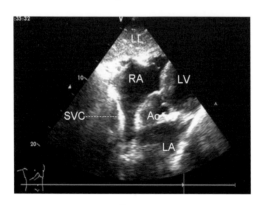

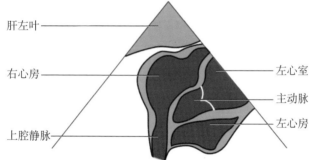

图6-29　剑突下主动脉-心室切面

【扫查方法】　患者平卧位或左前斜卧位，探头置于剑突下，声束向右后，在剑突下四腔心切面的基础上，探头转动约90°。

【断面结构】　主要显示主动脉、主动脉瓣、左心室、上腔静脉、左心房及右心房。

【测量方法及正常值】　舒张期末测量升主动脉及主动脉瓣环内径。升主动脉：（27±6）mm，瓣环：（19±4）mm。

【临床价值】　用于观察升主动脉、主动脉瓣的病变及主动脉与室间隔的关系。

（二十六）剑突下下腔静脉纵切面（图 6-30）

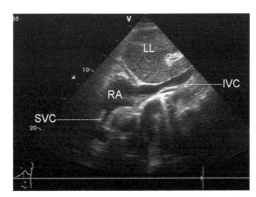

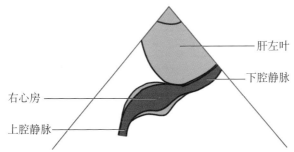

图6-30　剑突下下腔静脉纵切面

【扫查方法】　患者平卧位或左前卧位，探头置于剑突下，声束向右后，在双房心切面的基础上，探头转动呈矢状位。

【断面结构】　主要显示上、下腔静脉回流至右心房处。

【测量方法及正常值】　平静呼吸时可测量上、下腔静脉内径。上腔静脉：（12±6）mm，下腔静脉前后径：10～13mm。

【临床价值】　用于观察上、下腔静脉的病变，如腔静脉内栓子形成。

（二十七）剑突下心室短轴切面（图 6-31）

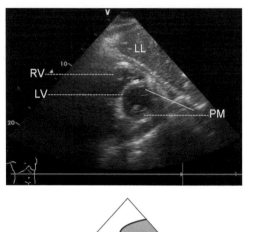

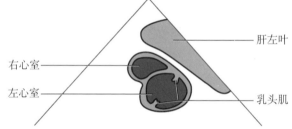

图6-31　剑突下心室短轴切面

【扫查方法】　患者平卧位或左前卧位，探头置于剑突下，在四腔心切面的基础上，声束顺时针方向转动约 45°。

【断面结构】　主要显示左、右心室的短轴横切面，做扇形扫查分别可得到二尖瓣、腱索、乳头肌、心尖等不同水平的图像。

【临床价值】　常规心前区因肺气多而不易探测时，剑突下扫查可用于心脏的观测，作为补充切面。

（二十八）胸骨上窝主动脉弓长轴切面（图 6-32）

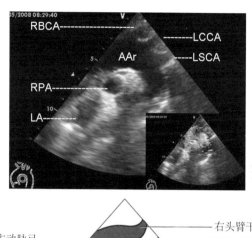

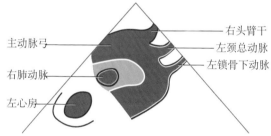

图6-32　胸骨上窝主动脉弓长轴切面

【扫查方法】　患者平卧位，头后仰，探头置于胸骨上窝，扫查方向指向心脏，探测平面与主动脉弓长轴平行，近半矢状位，稍向右倾。

【断面结构】　显示主动脉弓及其三根主要分支、右肺动脉、左心房，由于右头臂干动脉与左侧颈动脉和锁骨下动脉常不在同一平面上，彩色多普勒有助于这三根血管同时显示。

【测量方法及正常值】　在左颈总动脉的稍右侧测量主动脉弓内径，正常值：（28±3）mm；测降主动脉内径，在左锁骨下动脉下约 10mm 处，正常值：（21±6）mm；测右肺动脉的内径，正常值：（17±3）mm。

【临床价值】　用于多切面明确主动脉瓣及瓣上狭窄，以及主动脉瘤、主动脉缩窄、主动脉弓离断及动脉导管未闭的诊断。

（二十九）胸骨上窝主动脉弓短轴切面（图6-33）

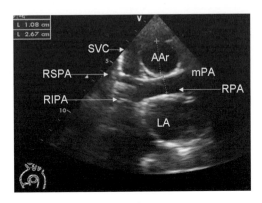

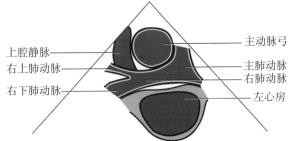

图6-33　胸骨上窝主动脉弓短轴切面

【扫查方法】　探头置于胸骨上窝，探测平面与主动脉弓长轴切面约成90°，向下指向心脏。

【断面结构】　显示主动脉弓横切面、右肺动脉长径及其上下分支、左心房，有时可显示上腔静脉。

【测量方法及正常值】　测主动脉弓内径，正常值：（28±3）mm；右肺动脉内径：指右肺动脉上下两侧壁回声之间的距离。

【临床价值】　与主动脉弓长轴切面相互对照应用，观察右肺动脉、主动脉弓的内径及上腔静脉是否异常。

（三十）胸骨上窝上腔静脉长轴切面（图 6-34）

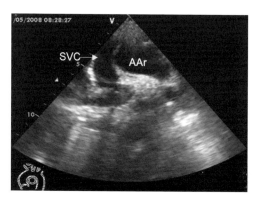

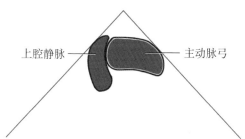

图6-34　胸骨上窝上腔静脉长轴切面

【扫查方法】　探头置于胸骨上窝，探测平面在主动脉弓长轴切面的基础上，侧向转动约 45°，指向左肩。

【断面结构】　显示上腔静脉和主动脉弓横切面。

【测量方法及正常值】　在上腔静脉的中段测量其左右径，正常值：(13±5) mm。

【临床价值】　了解上腔静脉有无受压、改变及增宽。

（三十一）剑突下主肺动脉长轴切面（图6-35）

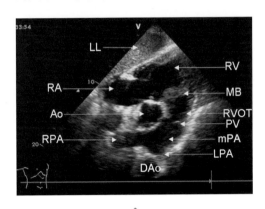

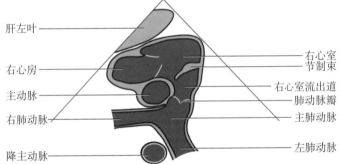

图6-35　剑突下主肺动脉长轴切面

【扫查方法】　患者平卧位或左前卧位，探头置于剑突下，四腔心切面的基础上，声束顺时针方向转动45°～90°，声束朝向左肩。

【断面结构】　主要显示主动脉及左、右肺动脉，还可见右心室流出道、主动脉及主动脉瓣。

【测量方法及正常值】　主肺动脉内径：（20±5）mm；左、右肺动脉内径：（12±5）mm。

【临床价值】　常规心前区因肺气多而不易探测时，剑突下扫查可用于心底结构的观测，作为心前区的补充切面。

（三十二）经食管双房心切面（图 6-36）

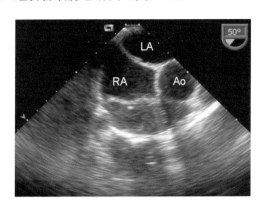

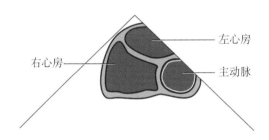

左心房

右心房

主动脉

图6-36　经食管双房心切面

【扫查方法】　患者左侧卧位，探头距门齿约35cm，声束逆时针方向转动45°～50°。

【断面结构】　主要显示左、右心房及房间隔。

【测量方法及正常值】　左心房横径：(30±5) mm；右心房横径：(31±5) mm。

【临床价值】　观测左、右心房的大小，房间隔连续性是否完整，用于房缺的分型、封堵的引导。

（三十三）经食管左心耳切面（图6-37）

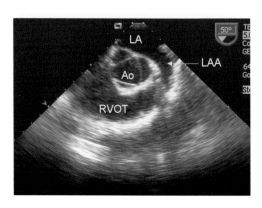

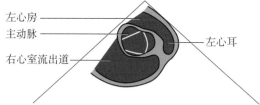

左心房 —— 主动脉 —— 右心室流出道 —— 左心耳

图6-37　经食管左心耳切面

【扫查方法】 患者左侧卧位，在双房心切面的基础上，探头回撤，距门齿31～33cm，声束逆时针方向转动45°～50°。

【断面结构】 主要显示左心耳及左心房、主动脉根部及右心室流出道。

【测量方法及正常值】 左心耳横径：（10±5）mm。

【临床价值】 主要用于二尖瓣病变或房颤时观察左心耳是否增宽、其内是否有血栓形成。

（三十四）经食管主动脉根部长轴切面（图 6-38）

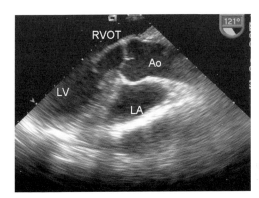

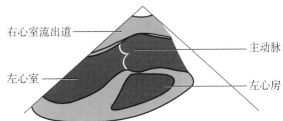

图6-38 经食管主动脉根部长轴切面

【扫查方法】 患者左侧卧位，在主动脉根部短轴切面的基础上，探头距门齿 32 ~ 35cm，声束逆时针方向转动约 120°。

【断面结构】 主要显示主动脉根部包括主动脉瓣瓣环、主动脉瓣、主动脉窦及部分升主动脉。

【测量方法及正常值】 主动脉瓣环内径：18 ~ 24mm；主动脉窦内径：男性（31±3）mm，女性（28.0±2.8）mm；升主动脉内径：男性（28.5±5.2）mm，女性（26.4±6.6）mm。

【临床价值】 用于观察主动脉瓣病变，如是否有赘生物等。

三、心脏多普勒超声检查

（一）二尖瓣口多普勒血流频谱（图 6-39）

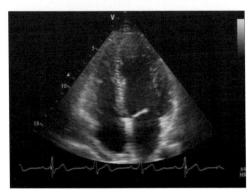

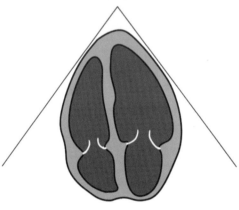

A.二维切面图

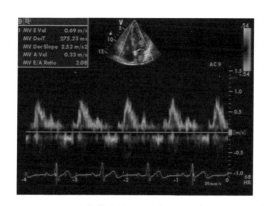

B.多普勒血流波形（见彩图1）

图6-39 二尖瓣口多普勒血流波形

【扫查方法】 患者左侧 30°～ 45°仰卧位，取心尖四腔心或左室两腔心切面。取样容积置于二尖瓣尖处。

【断面结构】 二尖瓣口血流频谱为舒张期窄带双峰 M 形频谱，正向。第一峰 E 波是心室被动充盈期，第二峰 A 波是心房收缩所致。心率快时 E 峰和 A 峰可融合。

【测量方法及正常值】 在此切面可测量 E 峰及 A 峰的血流速度。二尖瓣 E 峰峰值血流速度 0.6 ～ 1.3m/s，平均 0.90m/s；A 峰峰值血流速度 0.4 ～ 0.6m/s；E/A 为 1.4 ～ 2.4（儿童可至 4.0）。

【临床价值】 二尖瓣血流的频谱形态和测量。可以用于评估左心室舒张功能。E/A ≤ 0.75，提示轻度舒张功能不良，松弛受阻；0.75 < E/A < 1.5，提示中度舒张功能不良，假性正常；E/A > 1.5，提示严重舒张功能不良。二尖瓣狭窄时血流速度加快，二尖瓣 E 波压力减半时间延长。还可用于估测二尖瓣狭窄的面积，但合并二尖瓣关闭不全或主动脉瓣关闭不全时，必须慎用。此切面可诊断二尖瓣狭窄或关闭不全，关闭不全时于二尖瓣上可记录到收缩期负向高速血流频谱。

【附注】 取样部位应放在距二尖瓣口 1 ～ 2cm 处；E 峰下降时间（Dect）也可用于左心室舒张功能的评价，MV-Dect 正常值 160 ～ 240ms。

（二）二尖瓣口彩色多普勒血流图（图6-40）

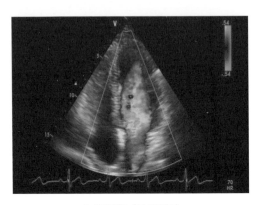

A.舒张期（见彩图2）

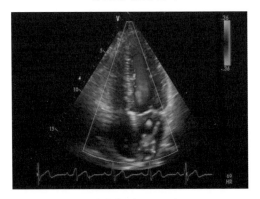

B.收缩期（见彩图3）

图6-40　二尖瓣口彩色多普勒血流图

【扫查方法】　患者左侧30°～45°仰卧位，取心尖四腔心或左心室两腔心切面。

【血流信号特征】　舒张早期二尖瓣开放，可显示红色带状血流信号充满左心室流入道，中央区最亮。瓣口两侧可见蓝色较暗血流为血流束侧方涡流所致。舒张中期二尖瓣处于半关闭状态，瓣口血流减少，颜色变暗。

【临床价值】　此切面可显示二尖瓣狭窄或关闭不全。关闭不全显示为收缩期由二尖瓣口反流到左心房的蓝色为主的五彩镶嵌的血流束。

（三）三尖瓣口多普勒血流波形（图 6-41）

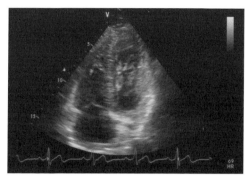

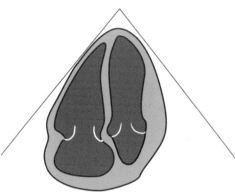

A.二维切面图

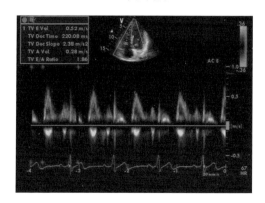

B.血流波形

图6-41　三尖瓣口多普勒血流波形

【扫查方法】　患者仰卧，向左侧倾斜30°～45°，取心尖四腔心或胸骨旁四腔心或右心室流入道切面。取样容积置于三尖瓣尖处。

【断面结构】　三尖瓣口血流频谱受呼吸影响显著。呈舒张期窄带双峰"M"形频谱，正向。第一峰 E 波是心室被动充盈期，第二峰 A 波是心房收缩所致。心率快时 E 峰和 A 峰可融合。

【测量方法及正常值】　在此切面可测量 E 峰及 A 峰的峰值血流速度。E/A 在一般呼气末为 1.6 左右，此比值在胎儿或新生儿中正常情况是倒置的。

【临床价值】　正常情况下三尖瓣可以有少量的反向血流。当右心室扩大，三尖瓣环扩大时，出现病理性反流。取样容积置于三尖瓣口右心房侧，可记录到收缩期负向、单峰、宽带、充填的湍流频谱。

【附注】　正常人可以有轻度的三尖瓣关闭不全，显示收缩期三尖瓣口到右心房侧内有少量蓝色的反向血流束。

（四）三尖瓣口彩色多普勒血流图（图 6-42）

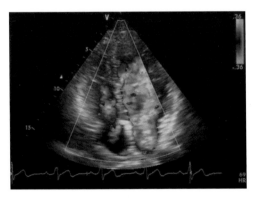

A.舒张期（见彩图4）

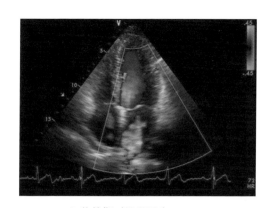

B.收缩期（见彩图5）

图6-42 三尖瓣口彩色多普勒血流图

【扫查方法】 患者仰卧，向左侧倾斜 30°～45°，取心尖四腔心或胸骨旁四腔心或右心室流入道切面。

【断面结构】 舒张早期三尖瓣开放，可显示红色带状血流信号充满右心室流入道，中央区最亮。瓣口两侧可见蓝色较暗血流为血流束侧方涡流所致。舒张中期三尖瓣处于半关闭状态，瓣口血流减少，颜色变暗。

【测量方法及正常值】 在此切面可测量三尖瓣反向血流束的面积，根据三尖瓣反向血流束的面积与右心房面积之比估测反流的程度。比值＜0.2 为轻度反流，0.2～0.4 为中度反流，＞0.4 为重度反流。

【临床价值】 此切面可显示正常情况下三尖瓣可以有少量的反向血流。当右心室扩大，三尖瓣环扩大时，出现病理性反流，显示为收缩期由三尖瓣口射入右心房的蓝色为主的五彩镶嵌的血流束。还可以估算右心房压：右心房大小正常伴轻度三尖瓣反流，估计右心房压为 5mmHg；右房轻度扩大伴中度三尖瓣反流，估计右心房压为 10mmHg；右心房明显扩大伴重度三尖瓣反流，估计右心房压为 15mmHg。

【附注】 正常人可以有轻度的主动脉关闭不全，显示舒张期主动脉瓣下到左心室流出道内有红色的反向血流束。

（五）主动脉瓣口及左心室流出道多普勒血流频谱（图 6-43）

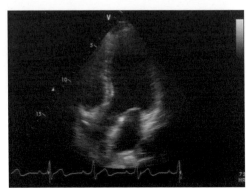

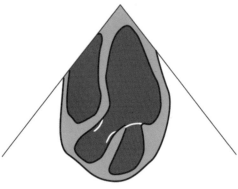

A.收缩期

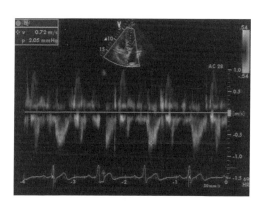

B.左心室流出道血流频谱

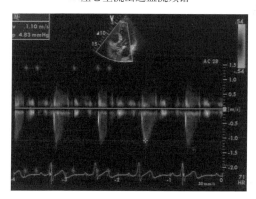

C.主动脉瓣口血流波形（见彩图6）

图6-43 主动脉瓣口及左心室流出道多普勒血流波形

【扫查方法】 患者左侧斜30°～45°卧位，取心尖五腔心或心尖位左室长轴切面。取样容积置于主动脉瓣上。

【断面结构】 收缩期负向呈窄带单峰形血流频谱。

【测量方法及正常值】 在此切面可测量主动脉峰值血流速度，正常值 0.90～1.70m/s，平均 1.35m/s。

【临床价值】 主动脉瓣狭窄时频谱增宽、频移加大，提示血流速度加快。

【附注】 正常人可以有轻度的主动脉瓣关闭不全，显示舒张期主动脉瓣下到左心室流出道内可取到正向的血流频谱。

（六）主动脉瓣口彩色多普勒血流图（图6-44）

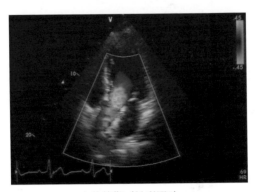

A.收缩期（见彩图7）

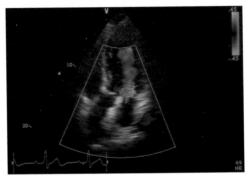

B.舒张期（见彩图8）

图6-44　主动脉瓣口彩色多普勒血流图

【扫查方法】　患者左侧30°～45°仰卧位，取心尖五腔心或左心室长轴切面。

【断面结构】　收缩早中期，左心室流出道内及主动脉瓣口可显示粗大的蓝色血流信号带，中央部位可显示较亮的花色血流信号。

【临床价值】　当主动脉狭窄时，可显示收缩期主动脉瓣口五彩镶嵌射流束，进入升主动脉后呈喷泉状增宽。血流束越细，瓣口狭窄越重。主动脉关闭不全，显示舒张期由主动脉瓣口到左心室流出道内的以红色为主的五彩镶嵌反向血流束。根据反流束的宽带和左心室流出道宽度的比值（百分比）估测反流的程度，比值（百分比）25%为轻度，25%～46%为中度，47%～64%为中至重度。

【附注】　正常人可以有轻度的主动脉瓣关闭不全，显示舒张期主动脉瓣下到左心室流出道内有红色的反向血流束。

（七）肺动脉瓣口多普勒血流频谱（图 6-45）

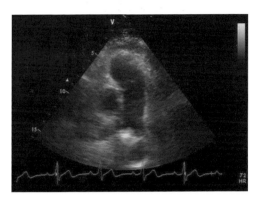

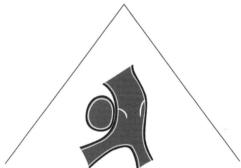

A.主肺动脉长轴切面

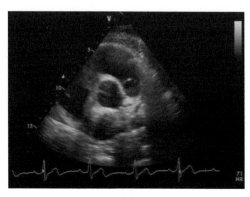

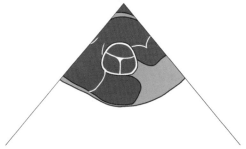

B.主肺动脉短轴切面

【扫查方法】 患者左侧卧位，取胸骨左缘大动脉短轴切面及右心室流出道肺动脉长轴切面。取肺动脉瓣口血流频谱时，取样容积置于肺动脉瓣口上方。取右心室流出道血流频谱时，取样容积置于肺动脉瓣下右心室流出道内。

【断面结构】 血流频谱呈收缩期负向的窄带单峰形。

【测量方法及正常值】 在此切面可测量肺动脉峰值血流速度，正常值：0.50 ~ 1.0m/s，平均0.75m/s。

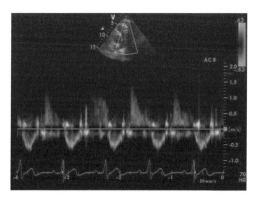

C.右心室流出道血流波形

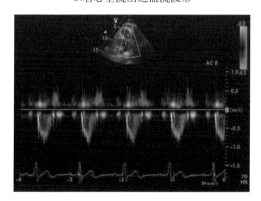

D.肺动脉瓣口血流波形

图6-45 肺动脉瓣口多普勒血流波形

【临床价值】 肺动脉高压，肺动脉瓣环扩大时或肺动脉瓣有病理性损害时，出现病理性反流。取样容积置于肺动脉瓣下右心室流出道内，可记录到舒张期正向、单峰、宽带、充填的湍流频谱，为肺动脉瓣反流频谱。

【附注】 正常人肺动脉瓣可以有少量反向血流，显示舒张期肺动脉瓣下到右心室流出道内可取到正向的血流频谱。

（八）肺动脉瓣口彩色多普勒血流图（图6-46）

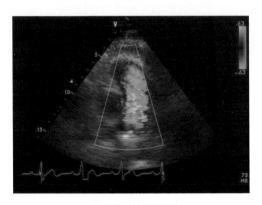

A.收缩期（见彩图9）

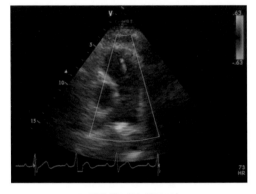

B.舒张期（见彩图10）

图6-46　肺动脉瓣口彩色多普勒血流图

【扫查方法】 患者左侧卧位，取胸骨左缘大动脉短轴切面及右心室流出道肺动脉长轴切面。取样容积置于肺动脉瓣口上方。

【断面结构】 收缩早中期，右心室流出道内及肺动脉瓣口可显示粗大的蓝色血流信号带，中央部位可显示较亮的花色血流信号。

【临床价值】 当肺动脉瓣狭窄时，可显示收缩期肺动脉瓣口五彩镶嵌射流束，进入肺动脉后呈喷泉状增宽。血流束越细，瓣口狭窄越重。肺动脉瓣关闭不全时，显示舒张期由主动脉瓣口到右心室流出道内的以红色为主的五彩镶嵌反向血流束。根据反流束的宽度和右心室流出道宽度的比值（百分比）估测反流的程度，比值（百分比）< 50% 为轻至中度反流，比值 ≥ 50% 为重度反流。

【附注】 正常人的肺动脉瓣可以有少量反向血流，显示收缩期肺动脉瓣下到右心室流出道内有红色的反向血流束。

（贺　声）

第7章

外周血管

·	AAr	aortic arch	主动脉弓
·	ATA	anterior tibial artery	胫前动脉
·	ATV	anterior tibial vein	胫前静脉
·	AxA	axillary artery	腋动脉
·	AxV	axillary vein	腋静脉
·	BA	brachial artery	肱动脉
·	BV	brachial vein	肱静脉
·	CCA	common carotid artery	颈总动脉
·	CFA	common femoral artery	股总动脉
·	CFV	common femoral vein	股总静脉
·	DFA	deep femoral artery	股深动脉
·	DFV	deep femoral vein	股深静脉
·	DPA	dorsalis pedis artery	足背动脉
·	ECA	external carotid artery	颈外动脉
·	GSV	great saphenous vein	大隐静脉
·	IA	innominate artery	无名动脉
·	ICA	internal carotid artery	颈内动脉
·	IJV	internal jugular vein	颈内静脉
·	LATA	left anterior tibial artery	左胫前动脉
·	LATV	left anterior tibial vein	左胫前静脉
·	LCCA	left common carotid artery	左颈总动脉
·	LECA	left external carotid artery	左颈外动脉
·	LICA	left internal carotid artery	左颈内动脉
·	LPOA	left popliteal artery	左腘动脉

· LPOV	left popliteal vein	左腘静脉
· LPTA	left posterior tibial artery	左胫后动脉
· LPTV	left posterior tibial vein	左胫后静脉
· LSCA	left subclavian artery	左锁骨下动脉
· POA	popliteal artery	腘动脉
· POV	popliteal vein	腘静脉
· PTA	posterior tibial artery	胫后动脉
· PTV	posterior tibial vein	胫后静脉
· RA	radial artery	桡动脉
· RAxV	right axillary vein	右腋静脉
· RBA	right brachial artery	右肱动脉
· RBV	right brachial vein	右肱静脉
· RCCA	right common carotid artery	右颈总动脉
· RCFA	right commone femoral artery	右股总动脉
· RCFV	right commone femoral vein	右股总静脉
· RDFA	right deep femoral artery	右股深动脉
· RECA	right external carotid artery	右颈外动脉
· RICA	right internal carotid artery	右颈内动脉
· RIJV	right internal jugular vein	右颈内静脉
· RSCA	right subclavian artery	右锁骨下动脉
· RSCV	right subclavian vein	右锁骨下静脉
· RSFA	right superficial femoral artery	右股浅动脉
· RV	radial vein	桡静脉
· RVA	right vertebral artery	右侧椎动脉
· SCA	subclavian artery	锁骨下动脉
· SCV	subclavian vein	锁骨下静脉
· SFA	superficial femoral artery	股浅动脉
· SFV	superficial femoral vein	股浅静脉
· UA	ulnar artery	尺动脉
· UV	ulnar vein	尺静脉
· VA	vertebral artery	椎动脉
· VV	vertebral vein	椎静脉

一、动脉系统

（一）颈总动脉纵切面（图7-1）

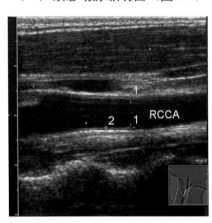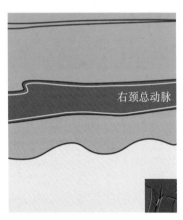

图7-1　颈总动脉纵切面

注：1.颈总动脉内径测量方法；2.颈总动脉内-中膜厚度测量方法

【探查方法】　受检者取仰卧位，头略后仰，充分伸展颈部，头转向被检查的对侧或保持正中位，探头置于颈部侧面或后外侧，自下而上纵向扫查。

【断面结构】　显示颈总动脉纵切面，甲状软骨上缘水平显示颈总动脉分叉部（颈膨大）纵切面。第一层强回声线，为动脉内膜和管腔的无回声区形成的反射界面，一般比内膜厚；第二层低回声线为中膜；第三层强回声线为外膜。

【测量方法及正常值】　测量颈动脉内 - 中膜厚度（IMT），指第一层强回声线和第二层低回声线的厚度。测内径在一侧壁的内缘到对侧壁的内缘。内膜厚度应 $\leqslant 0.1cm$，$> 0.1cm$ 为异常。但 IMT 的正常值和年龄密切相关，可以说随着年龄的增长会增厚。有研究发现40岁时平均厚度为0.48mm，按照（0.009 ×年龄）+ 0.116 公式计算，100 岁时 IMT 可达 1.02mm。内径正常值见表 7-1。

表 7-1　不同年龄颈动脉内径测值（ $x \pm SD$ ，mm ）

年龄（岁）	颈总动脉	颈内动脉	颈外动脉
20 ~ 40	6.6±0.4	5.4±0.5	4.3±0.4
41 ~ 50	6.7±0.5	5.6±0.5	4.6±0.5
51 ~ 60	6.9±0.5	5.4±0.6	4.4±0.6
60 以上	7.5±0.9	6.0±0.8	4.7±0.4

【临床价值】　显示颈动脉的解剖位置、形态、走行、管壁及管腔情况，特别是内 - 中膜厚度，当 ≥ 0.14cm 时，定义为斑块。斑块最好发的部位是颈动脉膨大处。有报道提示颈动脉内 - 中膜厚度可以作为反映动脉粥样硬化严重程度的一个辅助观察指标。

（二）颈总动脉横切面（图 7-2）

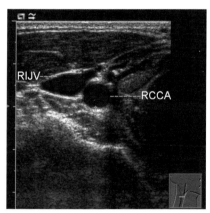
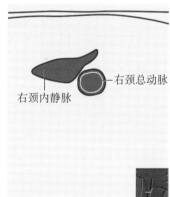

图7-2　颈总动脉横切面

【探查方法】　受检者取仰卧位，头略后仰，充分伸展颈部，头转向被检查的对侧或保持正中位，探头置于颈部侧面或后外侧，自下而上横断扫查。

【断面结构】　显示颈总动脉及颈内静脉横切面，甲状软骨上缘水平显示颈总动脉分叉部（颈膨大）横切面。

【测量方法】　测量颈动脉内 - 中膜厚度（IMT），指第一层强回声线和第二层低回声线的厚度。测内径在一侧壁的内缘到对侧壁的内缘。

【临床价值】 显示颈动脉的解剖位置、形态、走行、管壁及管腔情况。有学者认为测内 - 中膜厚度，横切面较纵切面准确。如有斑块，在斑块表面到对侧壁内缘测内经。测量斑块的厚度最好在横切面测量。在横切面测管腔狭窄面积，估计狭窄程度。

（三）颈总动脉多普勒血流波形（图 7-3）

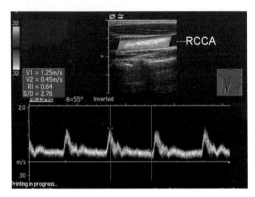

图7-3 颈总动脉多普勒血流波形

【探查方法】 受检者取仰卧位，头略后仰，充分伸展颈部，头转向被检查的对侧或保持正中位，探头置于颈部外侧或后外侧，自下而上纵向扫查。

【断面结构】 显示颈总动脉纵切面多普勒血流频谱。

【测量方法及正常值】 可以在彩色多普勒引导下，将脉冲多普勒取样容积置于颈总动脉中段，分叉处下方距分叉处 ≥ 2cm 的位置，有狭窄时应该在距分叉处 4cm 以上的位置，管腔中央或彩色血流信号最亮或花色血流信号的位置。越靠近分叉处血流速度越低。多普勒声束校正角度 θ 线尽量和血流束平行，角度 ≤ 60°。峰值血流速度见表 7-2。

表 7-2 颈总、颈内、颈外动脉血流测值（ $x \pm SD$, cm/s ）

	PSV（收缩期峰值血流）	EDV（舒张末期最低流速）	RI
颈总动脉	91.3±20.7	27.1±6.4	0.7±0.05
颈内动脉	67.6±14.3	27.3±6.4	0.59±0.06
颈外动脉	70.9±16.1	18.1±5.1	0.74±0.09

【临床价值】 正常双侧颈总动脉中段频谱形态应该对称，同侧或对侧的颈总动脉近端或颈内动脉远端明显狭窄，会使颈总动脉血流频谱显示高阻力形态，如果颅内血管有交通支，则可能出现低阻力状态。

（四）颈内动脉及颈外动脉纵切面（图 7-4）

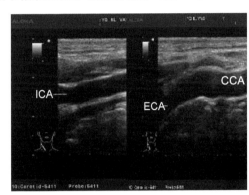

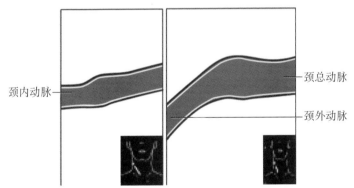

图7-4 颈内及颈外动脉纵切面

【探查方法】 患者仰卧位，头略后仰，转向被检查的对侧或保持正中位，充分伸展颈部，探头竖置于颈部后外侧胸锁乳突肌后方，声束指向前内方。显示颈总动脉分叉处纵切面，向上扫查。颈内动脉位于后外侧，颈外动脉位于前内侧。

【断面结构】 显示颈总动脉纵切面，颈内及颈外动脉纵切面。

【测量方法】 测量颈动脉内 - 中膜厚度(IMT)、内径、斑块累及范围及血流频谱。

【临床价值】 显示颈内外动脉的解剖位置，管壁及管腔情况。如有斑块，可大致观察斑块的位置，回声类型、有无凹陷及累及范围等。目前认为斑块的危险性更多在于其稳定性而不是其造成的管腔狭窄程度。

【附注】 文献报道约60%以上的颈内、外动脉在分叉以上可在同一平面显示，其余的在颈总动脉的水平仅可见一条血管。一般情况下，颈外动脉较细且有分支，甲状腺上动脉是第一分支，较易观察到。颈内动脉起始部往往较粗且无分支。向上走行，两管径一致。

（五）颈内动脉及颈外动脉横切面（图7-5）

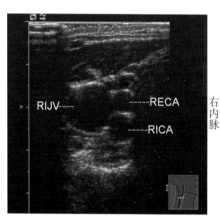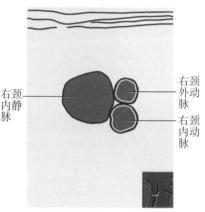

图7-5 颈内动脉及颈外动脉横切面

【探查方法】 受检者取仰卧位，头略后仰，充分伸展颈部，头转向被检查的对侧或保持正中位，探头横置于颈部外侧或后外侧，在显示颈总动脉膨大处横切面后探头向上移动。

【断面结构】 颈内动脉及颈外动脉横切面。一般情况下，较粗的为颈内动脉，位于后外侧。较细的为颈外动脉，位于前内侧。

【测量方法】 测量颈动脉内-中膜厚度（IMT）、内径及斑块厚度。

【临床价值】 显示颈动脉的解剖位置，管壁及管腔情况，有利于观察偏心性斑块，管腔狭窄时可计算面积和狭窄率。

【附注】 文献报道约60%以上的颈内、外动脉在分叉以上可在同一平面显示，其余的在颈总动脉的水平仅可见一条血管。一般情况下，颈外动脉较细且有分支，颈内动脉往往较粗且无分支。

（六）颈内动脉多普勒血流波形（图 7-6）

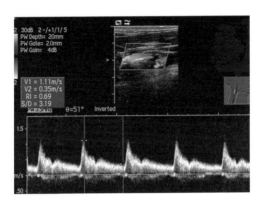

图7-6　颈内动脉多普勒血流波形（见彩图11）

【探查方法】　患者仰卧位，头略后仰，转向被检查的对侧或保持正中位，充分伸展颈部，探头竖置于颈部后外侧胸锁乳突肌后方，声束指向前内方。显示颈总动脉分叉处纵切面后，向上扫查。颈内动脉位于后外侧，颈外动脉位于前内侧。多普勒取样容积置于管腔中央，多普勒声束校正角度 θ 线尽量和血流束平行，角度 ≤ 60°。

【断面结构】　呈正向三峰波形。颈内动脉的血流频谱阻力指数较低。

【测量方法】　测血流频谱的峰值速度及阻力指数。

【临床价值】　根据频谱形态、血流速度及阻力指数等指标，可以①鉴别颈内动脉和颈外动脉。血流频谱形态是鉴别两动脉的最有效指标，特别是在颈内动脉闭塞时。如发现颈动脉分叉处这两根血管的多普勒频谱相似，阻力指数相同或相近，则这两根血管很可能是颈外动脉和其分支，颈内动脉很有可能闭塞了。②确定动脉有无狭窄，一般狭窄出口处流速增快明显。③提示远端血管有无狭窄或闭塞，有无动静脉瘘。④提示近端血管有无狭窄或闭塞。

（七）颈外动脉多普勒血流波形（图7-7）

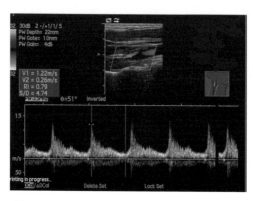

图7-7　颈外动脉多普勒血流波形（见彩图12）

【探查方法】　患者仰卧位，头略后仰，转向被检查的对侧或保持正中位，充分伸展颈部，探头竖置于颈部后外侧胸锁乳突肌后方，声束指向前内方。显示颈总动脉分叉部纵切面后，向上扫查。颈内动脉位于后外侧，颈外动脉位于前内侧。多普勒取样容积置于管腔中央，多普勒声束校正角度 θ 线尽量和血流束平行，角度 ≤ 60°。

【断面结构】　颈外动脉血流频谱呈正向三峰波形，舒张期血流速度低，阻力指数较颈内动脉高。

【测量方法】　测血流频谱的峰值速度及阻力指数。

【临床价值】　根据频谱形态、血流速度及阻力指数等指标，鉴别颈内动脉和颈外动脉的另一个指标是在耳郭前方轻击颞动脉，在颈外动脉多普勒频谱上表现为小的反复的波动峰，而在颈内动脉频谱上则无波动。

（八）左颈总动脉起始部及左锁骨下动脉纵切面（图 7-8）

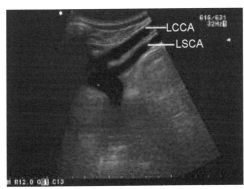

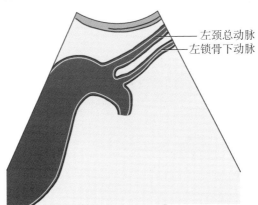

图7-8　左颈总动脉起始部及左锁骨下动脉纵切面

【探查方法】　受检者取仰卧位，头略后仰，充分伸展颈部，头转向右侧，探头位于颈根部扫查，对于深在的颈动脉、锁骨下动脉起始段、主动脉弓可采用 3 ～ 5MHz 低频率的探头进行扫查。

【断面结构】　左颈根部纵断扫查时可显示部分主动脉弓、左锁骨下动脉和左颈总动脉起始部纵切面。

【测量方法】　测量左颈动脉起始段、左锁骨下动脉起始段内径，内 - 中膜厚度及斑块大小。

【临床价值】　显示颈动脉、锁骨下动脉起始段、主动脉弓的解剖位置，管壁及管腔情况，测量血流频谱，诊断锁骨下动脉窃血综合征时，追踪锁骨下动脉起始段或无名动脉有无狭窄、闭塞病变。

（九）右颈总动脉、右锁骨下动脉起始部及无名动脉纵切面（图 7-9）

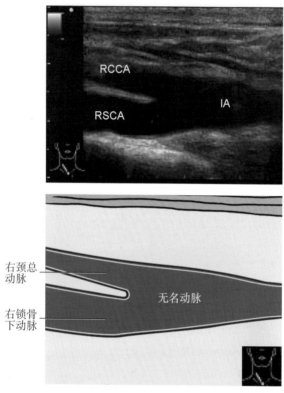

图7-9　右颈总动脉、右锁骨下动脉起始部及无名动脉纵切面

【探查方法】　受检者取仰卧位，头略后仰，充分伸展颈部，头转向左侧或保持正中位，探头位于颈根部扫查，对于深在的颈动脉、锁骨下动脉起始段、主动脉弓可采用 3 ~ 5MHz 低频率的探头进行扫查。

【断面结构】　右颈根部斜行扫查时可见无名动脉、右锁骨下动脉和右颈总动脉起始部。

【测量方法】　测量颈动脉起始段、锁骨下动脉起始段内径，内 - 中膜厚度及斑块大小。

【临床价值】　显示颈动脉、锁骨下动脉起始段、主动脉弓的解剖位置，管壁及管腔情况，测量血流频谱，诊断锁骨下动脉盗血综合征时，追踪锁骨下动脉起始或无名动脉有无狭窄、闭塞病变。

（十）椎动脉起始部纵切面（图 7-10）

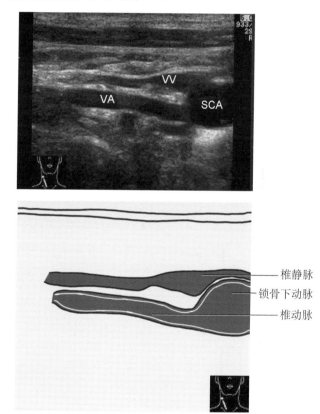

图7-10　椎动脉起始部纵切面

【**探查方法**】　探头纵切显示颈总动脉长轴后，向后外移动扫查，寻找颈椎的横突（间断排列并具有明显声影的强回声），向下追踪椎动脉至锁骨下动脉，显示椎动脉起始部纵切面。

【**断面结构**】　显示椎近段或椎前段椎动脉、静脉的管腔长轴，椎动脉多在内后方。

【**测量方法及正常值**】　测量椎动脉内径，血流频谱。内径 3 ～ 5.5mm，< 2mm 为狭窄。

【**临床价值**】　显示椎动脉近段的解剖位置，诊断椎动脉起始部有无狭窄或闭塞。如果检测不到椎动脉，首先应怀疑椎动脉闭塞、椎动脉发育不良或单侧椎动脉闭锁，但后一种情况很少见。两侧椎动脉内径常不相同。

（十一）椎动脉起始部纵切面彩色血流图（图 7-11）

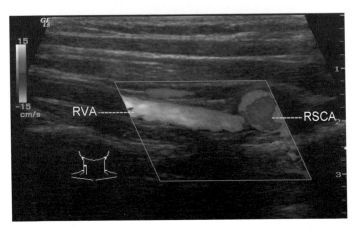

图7-11　椎动脉起始部纵切面彩色血流图（见彩图13）

【探查方法】　探头纵切显示颈总动脉长轴后，向后外移动扫查，寻找颈椎的横突（间断排列并具有明显声影的强回声），向下追踪椎动脉至锁骨下动脉，显示椎动脉起始部纵切面。

【断面结构】　显示椎近段或椎前段椎动脉、静脉的管腔长轴切面，两者呈平行走行。前方低速的血流信号为椎静脉，后内侧较高速的血流信号为椎动脉。二者血流信号的颜色相反。

【临床价值】　二维超声对椎动脉的显示清晰度因人而异，特别是内膜显示不够清晰。一般情况下，均须用彩超追踪动脉走行，依据血流束的形态判断管腔是否狭窄或闭塞。所以彩超检查是必需的手段。

（十二）椎动脉中段纵切面（图7-12）

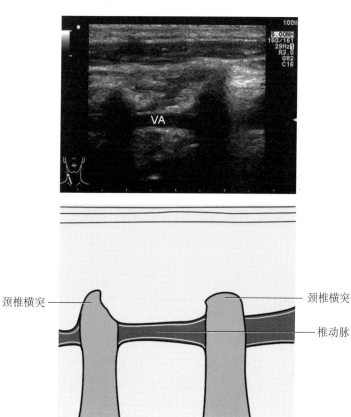

图7-12　椎动脉中段纵切面

【探查方法】　显示颈总动脉长轴后,慢慢向后外移动扫查,寻找颈椎的横突（间断排列并具有明显声影的强回声），显示走行于椎体的横突内的椎动脉中上段纵切面。

【断面结构】　显示椎中段或椎间段椎动脉、静脉的管腔长轴，椎动脉多在后内侧。

【测量方法】　测量椎动脉内径，血流频谱。

【临床价值】　显示椎动脉中上段的解剖位置，诊断椎动脉中上段有无管腔狭窄或闭塞，诊断锁骨下动脉盗血综合征时，椎动脉血流频谱的改变是诊断的重要依据。

【附注】　两侧椎动脉内径不一，多数情况下左侧大于右侧。

（十三）椎动脉中段纵切面彩色血流图（图7-13）

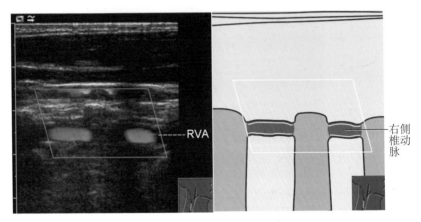

图7-13　椎动脉中段纵切面彩色血流图（见彩图14）

【探查方法】　显示颈总动脉长轴后，慢慢向后外移动扫查，寻找颈椎的横突（间断排列并具有明显声影的强回声区），或显示椎动脉近段后探头向上移，显示椎动脉中上段纵切面。彩色多普勒速度量程（scale）大小调节很重要，由于个体差异比较大，以血流信号充满管腔无外溢为原则，一般设 10 ～ 13cm/s。

【断面结构】　显示椎近段或椎前段椎动脉、静脉的管腔长轴切面，两者呈平行走行。前方低速的血流信号为椎静脉，后内侧较高速的血流信号为椎动脉。显示中段或称椎间段椎动脉、静脉的管腔长轴，椎动脉多在后内侧。

【测量方法】　测量椎动脉内径，血流频谱。

【临床价值】　二维超声对椎动脉的显示清晰度因人而异，特别是内膜显示不够清晰。一般情况下，均需用彩超追踪动脉走行，依据血流束的形态判断管腔是否狭窄或闭塞。正常情况下椎动脉及椎静脉的彩色血流信号颜色相反，即两根血管的血流方向相反，若出现血流信号颜色相同，考虑是否存在锁骨下动脉盗血综合征。所以彩超检查是必需的手段。但中间段很少见动脉硬化产生内膜增厚。

（十四）椎动脉多普勒血流波形（图 7-14）

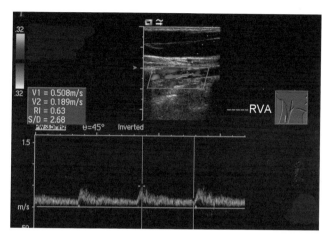

图7-14　椎动脉多普勒血流波形（见彩图15）

【探查方法】　受检者取仰卧位，头略后仰，充分伸展颈部，头转向被检查的对侧或保持正中位，探头置于颈部外侧或后外侧，自下而上纵断扫查。

【断面结构】　显示椎动脉近段或中段纵切面，多普勒血流频谱。

【测量方法】　可以在彩色多普勒引导下，将脉冲多普勒取样容积置于椎动脉近段或中段管腔中央或彩色血流信号最亮或花色血流信号的位置。多普勒声束校正角度 θ 线尽量和血流束平行，角度 $\leqslant 60°$。血流速度＞100cm/s，提示狭窄。

【临床价值】　正常双侧椎动脉流速的正常范围很大，在出现临床症状之前，椎动脉频谱就可能出现明显的变化，轻微的椎动脉频谱改变根本不会有相应的症状出现。正常椎动脉呈低阻频谱，若阻力增高大于 0.72，反映了血管弹性减低，又代表了远端颅内段血管的阻力增加，易致脑供血不足；当发生锁骨下动脉盗血综合征时，椎动脉频谱形态会出现由轻到重的系列改变，即隐匿性盗血、不全盗血及完全盗血。

（十五）左锁骨下动脉纵切面（图 7-15）

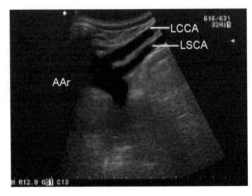

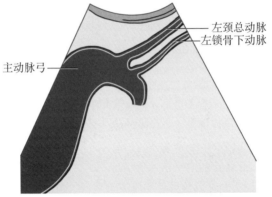

图7-15　左锁骨下动脉纵切面

【探查方法】　受检者取仰卧位，上肢外展，在颈根部胸锁关节上方，在锁骨上窝扫查锁骨下动脉近段，在锁骨下方纵切扫查锁骨下动脉中远段。

【断面结构】　显示左锁骨下动脉、左颈总动脉及主动脉弓的长轴段切面。

【测量方法】　测量左锁骨下动脉内径，血流频谱。

【临床价值】　诊断锁骨下动脉有无管腔狭窄或闭塞、动静脉瘘、锁骨下动脉盗血综合征、胸廓出口综合征（锁骨下动静脉受压）等疾病。

【附注】　脉冲多普勒显示锁骨下动脉为高阻型血流频谱，女性或老年男性舒张末期可无正向血流。

（十六）右锁骨下动脉纵切面（图 7-16）

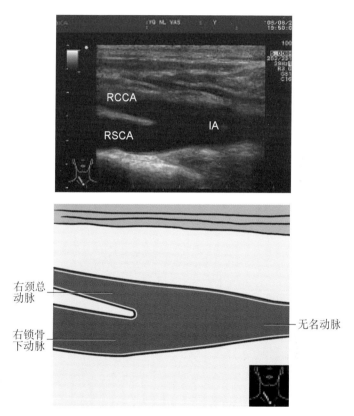

图7-16 右锁骨下动脉纵切面

【探查方法】 受检者取仰卧位，上肢外展，在颈根部胸锁关节上方，在锁骨上窝扫查锁骨下动脉近段，在锁骨下方纵切扫查锁骨下动脉中远段。

【断面结构】 显示右锁骨下动脉的管腔长轴，与之相伴行的锁骨下静脉，无名动脉。

【测量方法】 测量锁骨下动脉内径，血流频谱。

【临床价值】 诊断锁骨下动脉有无管腔狭窄或闭塞、动静脉瘘、锁骨下动脉盗血综合征、胸廓出口综合征（锁骨下动静脉受压）等疾病。

【附注】 脉冲多普勒显示锁骨下动脉为高阻型血流频谱，女性或老年男性舒张末期可无正向血流。

（十七）腋动脉纵切面（图 7-17）

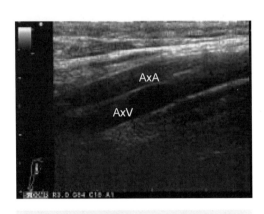

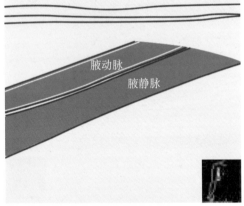

图7-17　腋动脉纵切面

【探查方法】　受检者取仰卧位，探头置于腋前皱襞处，将手掌面向上，手臂置于检查位（行军礼位），扫查腋动脉。

【断面结构】　显示腋动脉管腔长轴，与腋静脉伴行。腋动脉有搏动性，管腔不易被压瘪。

【测量方法】　测量腋动脉内径，血流频谱。

【临床价值】　诊断腋动脉有无管腔狭窄或闭塞、血栓形成等疾病。胸廓出口综合征（腋动静脉受压），其周围结构病变如腋窝淋巴结肿大，显示为腋动静脉周围低回声结节。

（十八）腋动脉横切面（图 7-18）

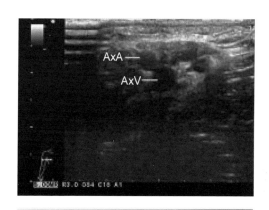

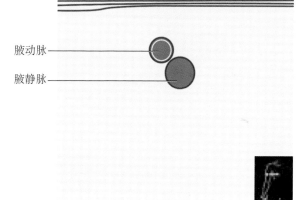

图7-18 腋动脉横切面

【探查方法】 受检者取仰卧位，探头置于腋前皱襞处，将手掌面向上，手臂置于检查位（行军礼位），扫查腋动脉长轴切面后探头旋转 90°，与长轴垂直。

【断面结构】 显示腋动脉管腔短轴切面，与腋静脉伴行。腋动脉有搏动性，管腔不易被压瘪。

【测量方法】 测量腋动脉内径。

【临床价值】 诊断腋动脉有无管腔狭窄或闭塞、血栓形成等疾病。胸廓出口综合征（腋动静脉受压），其周围结构病变如腋窝淋巴结肿大时，显示为腋动静脉周围低回声结节。

（十九）肱动脉纵切面（图7-19）

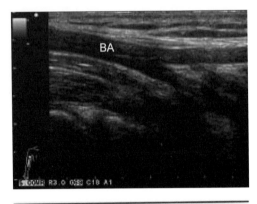

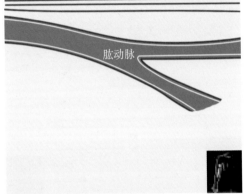

图7-19　肱动脉纵切面

【探查方法】　受检者取仰卧位，上肢外展，探头置于肱二头肌内侧沟横向及纵向扫查肱动脉。

【断面结构】　纵切面显示肱动脉管腔长轴，横切面呈圆形，与肱静脉伴行。肱动脉有搏动性，管腔不易被压瘪。

【测量方法】　测量肱动脉内径，血流频谱。

【临床价值】　诊断肱动脉有无管腔狭窄或闭塞、血栓形成、动脉瘤等疾病。

（二十）肱动脉横切面（图 7-20）

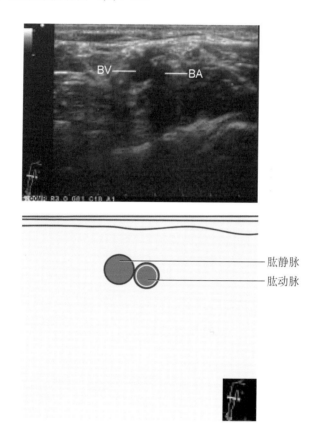

图7-20 肱动脉横切面

【探查方法】 受检者取仰卧位，上肢外展，探头置于肱二头肌内侧沟横向扫查肱动脉，与纵切面垂直。

【断面结构】 肱动脉管腔横切面呈圆形，与肱静脉伴行。肱动脉有搏动性，管腔不易被压瘪。

【测量方法】 测量肱动脉内径。

【临床价值】 诊断肱动脉有无管腔狭窄或闭塞、血栓形成、动脉瘤等疾病。注意肱动脉的走行，对于拟行肱动脉穿刺造影的患者，术前检查应提示是否有严重的走行纤曲。

（二十一）桡动脉纵切面（图7-21）

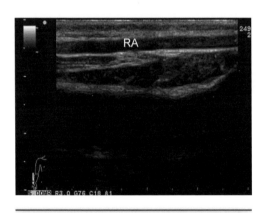

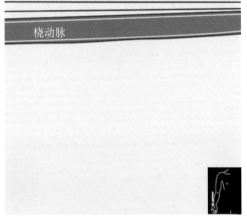

图7-21　桡动脉纵切面

【探查方法】　受检者取仰卧位，上肢外展，探头纵切置于前臂手腕部桡侧探测桡动脉。

【断面结构】　显示桡动脉管腔长轴。

【测量方法】　测量桡动脉内径，血流频谱。

【临床价值】　诊断桡动脉有无管腔狭窄或闭塞、血栓形成、动脉瘤等疾病。对于拟行桡动脉穿刺造影的患者，术前检查应提示是否有严重的走行纤曲。

（二十二）尺动脉纵切面（图 7-22）

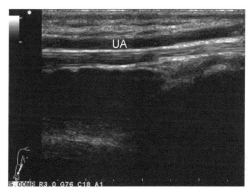

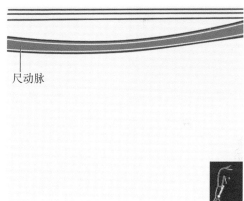

图7-22　尺动脉纵切面

【探查方法】　受检者取仰卧位，上肢外展，探头纵切置于前臂手腕部尺侧扫查尺动脉。

【断面结构】　显示尺动脉管腔纵切面。

【测量方法】　测量尺动脉内径，血流频谱。

【临床价值】　诊断尺动脉有无管腔狭窄或闭塞、血栓形成、动脉瘤等疾病。

（二十三）股总动脉横切面（图7-23）

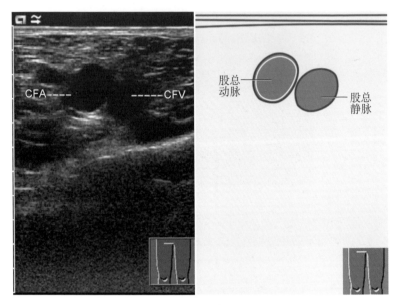

图7-23　股总动脉横切面

【探查方法】　受检者取仰卧位，探头置于腹股沟区或下方扫查股总动脉。

【断面结构】　横切显示股总动脉位于股总静脉的外侧，股总动脉呈圆形，有搏动性，管腔不易被压瘪。

【测量方法】　测量股总动脉动脉内 - 中膜厚度（IMT）、内径。

【临床价值】　诊断股总动脉狭窄闭塞性疾病以及动脉栓塞、血栓形成、动脉瘤、动静脉瘘等疾病。对于拟行股动脉穿刺造影的患者，术前检查应提示是否有斑块及斑块的回声类型、大小及股总动脉残腔内径。

（二十四）股总动脉、股浅动脉及股深动脉纵切面（图 7-24）

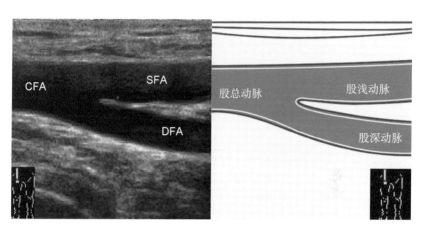

图7-24　股总动脉、股浅动脉及股深动脉纵切面

【探查方法】　受检者取仰卧位，探头置于腹股沟区扫查股总动脉。

【断面结构】　纵切显示股总动脉、股浅动脉及股深动脉长轴切面。股浅动脉上段比较表浅，中下段由股前方转到股内侧，进入内收肌管至腘窝移行为腘动脉。

【测量方法】　测量股总动脉内 - 中膜厚度（IMT）、内径及血流频谱。

【临床价值】　诊断股总动脉狭窄闭塞性疾病以及动脉栓塞、血栓形成、动脉瘤、动静脉瘘等疾病。股动脉穿刺术后常见并发症有假性动脉瘤及动静脉瘘，可以纵切及横切扫查，测量花色血流流速及宽度。

（二十五）股浅动脉及股深动脉横切面（图 7-25）

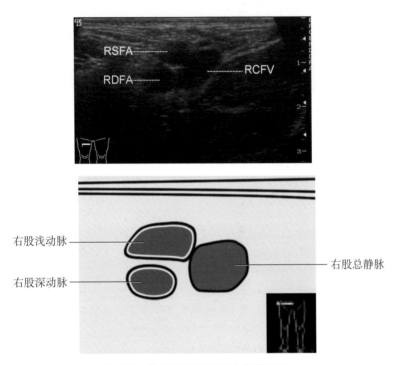

右股浅动脉

右股深动脉

右股总静脉

图7-25　股浅动脉及股深动脉横切面

【探查方法】　受检者取仰卧位，大腿外展、外旋、膝关节微屈，探头置于腹股沟韧带下方，从股总动脉分叉处向下沿股浅动脉走行扫查。

【断面结构】　横切显示股浅动脉呈圆形，与股静脉伴行，有搏动性，管腔不易被压瘪，位置比较表浅。

【测量方法】　测量股浅动脉内 - 中膜厚度（IMT）、内径及血流频谱。

【临床价值】　诊断股浅动脉狭窄闭塞性疾病、动脉栓塞、血栓形成、动脉瘤、动静脉瘘等疾病。

（二十六）腘动脉纵切面（图7-26）

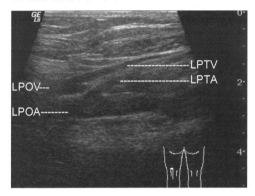

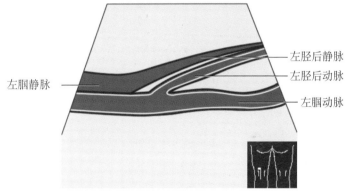

A.纵切面

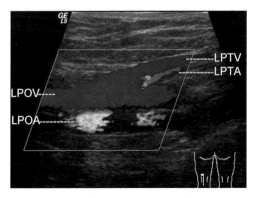

B.彩色血流图（见彩图16）

图7-26 腘动脉纵切面

【探查方法】　受检者取俯卧位，将距小腿关节垫高，以便静脉回流，探头竖置于腘窝处，显示长轴切面图。

【断面结构】　纵切显示腘动脉管腔长轴切面，有搏动性，管腔不易被压瘪，位于腘静脉的前内侧即深部。

【测量方法】　测量腘动脉内-中膜厚度（IMT）内径及血流频谱。

【临床价值】　诊断腘动脉狭窄闭塞性疾病、动脉栓塞、血栓形成、动脉瘤、动静脉瘘等疾病，显示腘动脉的解剖位置，诊断腘窝陷迫综合征。

（二十七）腘动脉横切面（图7-27）

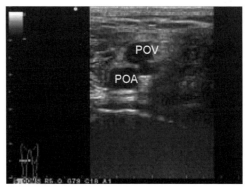

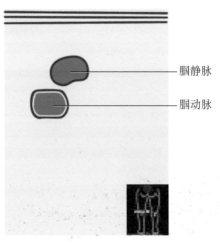

腘静脉

腘动脉

A.横切面

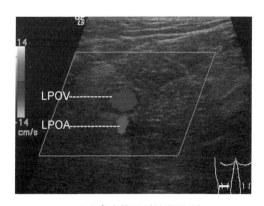

B.彩色血流图（见彩图17）

图7-27　腘动脉横切面

【探查方法】　受检者取俯卧位，将距小腿关节垫高，以便静脉回流，探头竖置于腘窝处，显示长轴切面图，在长轴切面的基础上探头旋转90°横断扫查显示横切面图。

【断面结构】　横切面显示腘动脉呈圆形，有搏动性，管腔不易被压瘪，位于腘静脉的前内侧即深部。

【测量方法】　测量腘动脉内 - 中膜厚度（IMT）、内径及血流频谱。

【临床价值】　诊断腘动脉狭窄闭塞性疾病、动脉栓塞、血栓形成、动脉瘤、动静脉瘘等疾病，显示腘动脉的解剖位置，诊断腘窝陷迫综合征。

（二十八）胫前动脉纵切面（图 7-28）

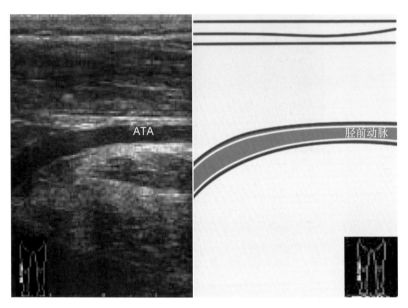

图7-28　胫前动脉纵切面

【探查方法】　受检者取仰卧位或坐位，探头置于胫骨前外侧扫查，胫前动脉于小腿前外侧下行，远段位于小腿前方，还可从胫前动脉远端开始，自下而上扫查。

【断面结构】　纵切面有搏动性，管腔不易被压瘪。

【测量方法】　测量胫前动脉内径及血流频谱。

【临床价值】　诊断胫前动脉有无管腔狭窄或闭塞、血栓形成等疾病。

（二十九）胫前动脉横切面（图 7-29）

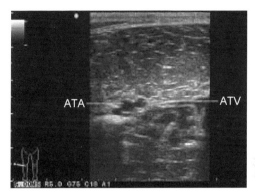

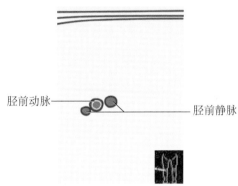

胫前动脉　　　　　　　　　　胫前静脉

A.横切面

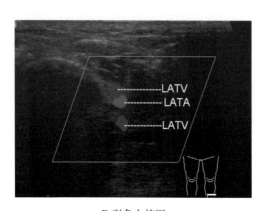

B.彩色血流图

图7-29　胫前动脉横切面

【探查方法】　受检者取仰卧位或坐位，探头置于胫骨前外侧扫查，胫前动脉于小腿前外侧下行，远段位于小腿前方，还可从胫前动脉远端开始，自下而上扫查。

【断面结构】　横切面呈圆形，有搏动性，管腔不易被压瘪。

【测量方法】　测量胫前动脉内径。

【临床价值】　诊断胫前动脉有无管腔狭窄或闭塞、血栓形成等疾病。

Atlas of Human Body Ultrasound Scanning

（三十）胫后动脉纵切面（图 7-30）

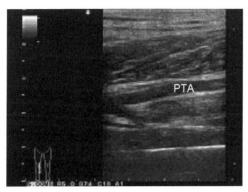

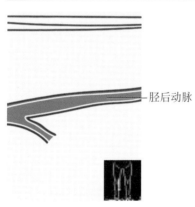

——胫后动脉

图7-30 胫后动脉纵切面

【探查方法】 受检者取仰卧位或坐位，探头置于小腿内侧扫查，注意与腓动脉区别，胫后动脉位置比较表浅，还可从胫后动脉远端自下而上探查。

【断面结构】 纵切面显示胫后动脉管腔长轴切面，横切面呈圆形，有搏动性，管腔不易被压瘪。

【测量方法】 测量胫后动脉内径，血流频谱。

【临床价值】 诊断胫后动脉有无管腔狭窄或闭塞、血栓形成等疾病。

（三十一）胫后动脉横切面（图 7-31）

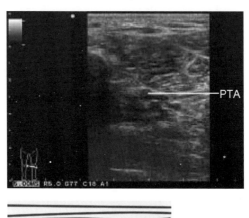

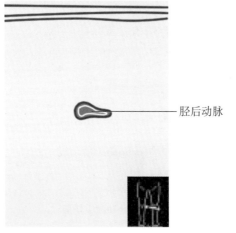

图7-31　胫后动脉横切面

【探查方法】　受检者取仰卧位或坐位，探头横置于小腿内侧扫查，注意与腓动脉区别，胫后动脉位置比较表浅，还可从胫后动脉远端自下而上探查。

【断面结构】　横切面显示胫后动脉有两条胫后静脉伴行，有搏动性，管腔不易被压瘪。

【测量方法】　测量胫后动脉内径。

【临床价值】　诊断胫后动脉有无管腔狭窄或闭塞、血栓形成等疾病。

（三十二）足背动脉纵切面（图 7-32）

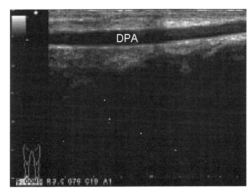

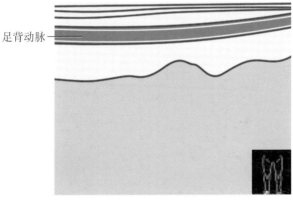

图7-32　足背动脉纵切面

【探查方法】　受检者取仰卧位或坐位，探头沿胫前动脉远段向下扫查，胫前动脉经内外踝连线的中点移行为足背动脉，足背动脉位置表浅，可触及其搏动。

【断面结构】　显示足背动脉管腔结构。

【测量方法】　测量足背动脉内径及血流频谱。

【临床价值】　诊断足背动脉有无管腔狭窄或闭塞、血栓形成等疾病。

【附注】　下肢血管检查，频谱出现低钝、流速减慢时，应仔细检查近心段血管是否有病变，因此还需检测髂外、髂总血管和腹主动脉甚至主动脉弓，观察它们有无病变。

（三十三）足背动脉横切面（图7-33）

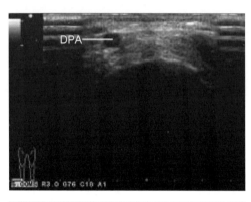

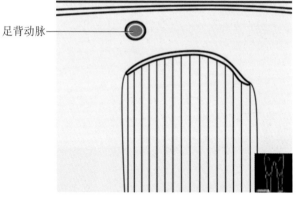

图7-33　足背动脉横切面

【探查方法】　受检者取仰卧位或坐位，探头沿胫前动脉远段向下扫查，胫前动脉经内外踝连线的中点移行为足背动脉，足背动脉位置表浅，可触及其搏动。

【断面结构】　显示足背动脉管腔横切面结构。

【测量方法】　测量足动脉内径。

【临床价值】　诊断足背动脉有无管腔狭窄或闭塞、血栓形成等疾病。

【附注】　下肢血管检查必要时，频谱出现低钝、流速减慢时，应仔细检查近心段血管是否有病变，因此还需检测髂外、髂总血管和腹主动脉甚至主动脉弓，观察它们有无病变。

二、静脉系统

外周静脉的测量根据病情的需要，一般不测量内径，除非有扩张、血栓或其他病变。静脉多普勒检查是静脉反流中最常用的测量方法，用于检测静脉功能不全。通过反流时间可以大概预测功能不全的程度。

下肢静脉检查必要时还需检查髂外、髂总静脉和下腔静脉，观察它们有无血栓。

进行下肢静脉瓣膜功能不全检查时，应采取立位，受检侧下肢不负重。

（一）颈内静脉纵、横切面（图 7-34）

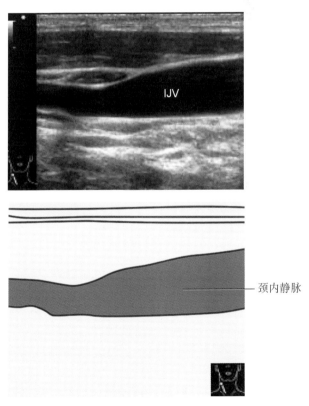

A. 颈内静脉纵切面

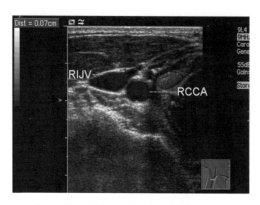

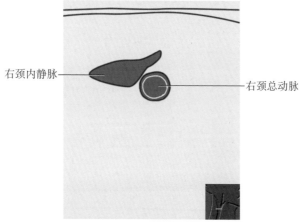

B.颈内静脉横切面

图7-34　颈内静脉纵、横切面

【探查方法】　受检者取仰卧位，头略后仰，充分伸展颈部，头转向被检查的对侧或保持正中位，探头置于颈部外侧，自下而上扫查。横切面扫查：探头旋转垂直于纵切面即可。

【断面结构】　在甲状腺峡部水平横断扫查时，于甲状腺外侧可显示颈内静脉位于颈总动脉外侧，探头加压颈内静脉管腔结构消失；纵断扫查时，颈内静脉近端一般可见静脉瓣膜，深吸气屏气颈内静脉内径增宽。横切面管腔呈扁圆形。

【测量方法及正常值】　测量颈内静脉内径。横切面测其最大径，约1.1cm，但个体差异很大，双侧内径可以不同。

【临床价值】　诊断颈内静脉扩张症、颈内静脉血栓形成、颈动静脉瘘等疾病。

（二）颈内静脉血流波形（图 7-35）

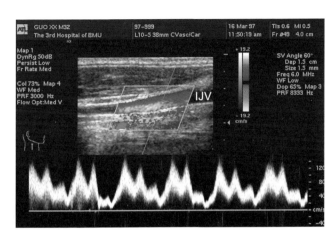

图7-35　颈内静脉血流波形（见彩图18）

【探查方法】　受检者取仰卧位，头略后仰，充分伸展颈部，头转向被检查的对侧或保持正中位，探头置于颈部，自下而上扫查。

【断面结构】　在甲状腺峡部水平横切扫查时，于甲状腺外侧可显示颈内静脉和颈总动脉，探头加压颈内静脉管腔结构消失；纵切扫查时，颈内静脉近端一般可见静脉瓣膜，深吸气屏气后颈内静脉内径增宽。

【临床价值】　诊断颈内静脉扩张症、颈内静脉血栓、颈动静脉瘘等疾病。

【附注】　脉冲多普勒显示颈内静脉呈周期性血流频谱，深吸气时频谱峰值流速增快，深呼气时流速减慢。

（三）锁骨下静脉纵切面（图 7-36）

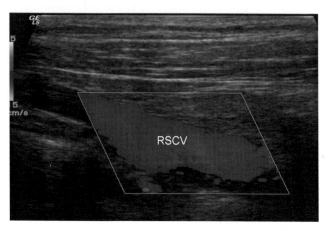

图7-36　右锁骨下静脉纵切面（见彩图19）

【扫查方法】　受检者取仰卧位，上肢外展，探头置于颈根部胸锁关节上方、锁骨上窝扫查左锁骨下静脉及右侧无名动脉和左、右无名静脉。一般使用5MHz的凸阵或扇扫探头。锁骨下静脉一般位于锁骨下动脉的前下方，比较难显示，可以取锁骨上、下路径或胸骨上窝路径进行探查。

【断面结构】　锁骨下静脉长轴切面。

【测量方法】　测量静脉内径，血流频谱。锁骨下静脉及腋静脉具有两个前向波峰以及一个负向波峰。

【临床价值】　诊断上肢静脉血栓、动静脉瘘等疾病。

（四）腋静脉纵切面（图 7-37）

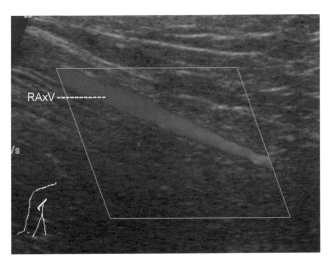

图7-37　右腋静脉纵切面（见彩图20）

【扫查方法】　可以从胸前肌肉的后方扫查，探头置于腋前皱襞处，先扫查腋动脉，在动脉后内方显示腋静脉。

【断面结构】　腋静脉管壁薄，内径大于伴行动脉，横切面呈椭圆形，无搏动性，探头轻压后其管腔可压瘪，吸气末屏气或 Valsalva 试验后管径增大。

【临床价值】　诊断上肢静脉血栓形成、动静脉瘘等疾病。

（五）肱静脉纵切面（图 7-38）

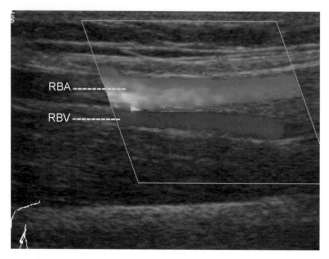

图7-38　右肱静脉纵切面（见彩图21）

【扫查方法】　探头置于肱二头肌内侧寻找肱动脉，然后再探查其两侧寻找肱静脉。

【断面结构】　腋静脉管壁薄，内径大于伴行的肱动脉，横切面呈椭圆形，无搏动性，探头轻压后其管腔可压瘪，吸气末屏气或 Valsalva 试验后管径增大。

【临床价值】　诊断上肢静脉血栓、动静脉瘘等疾病。

（六）头静脉纵切面（图 7-39）

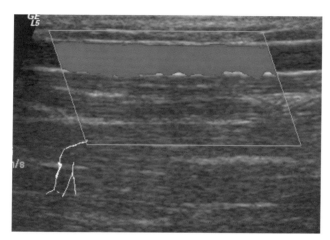

图7-39　头静脉纵切面彩色血流图（见彩图22）

【扫查方法】　先找到头静脉于锁骨下静脉或腋静脉的连接处，然后沿肱二头肌外侧追踪观察。

【断面结构】　头静脉纵切面。

【临床价值】　诊断上肢静脉血栓形成、动静脉瘘等疾病。

（七）贵要静脉纵切面彩色血流图（图 7-40）

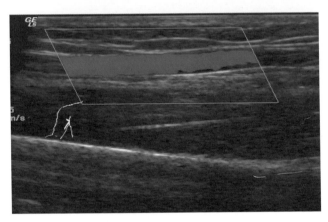

图7-40　贵要静脉纵切面彩色血流图（见彩图23）

【扫查方法】　于锁骨下静脉的连接处沿肱二头肌内侧追踪观察。

【断面结构】　贵要静脉长轴切面。

【测量方法】　测量静脉内径，血流频谱。

【临床价值】　诊断静脉血栓、动静脉瘘等疾病。

【附注】　上肢静脉彩色血流显示与伴行动脉血流方向相反，静止状态下为受呼吸影响的自发性血流，尺桡静脉常成对伴行于同名动脉两侧。一般上肢静脉探测到肘部即可，如有需要再做检查。

（八）股静脉纵切面（图 7-41）

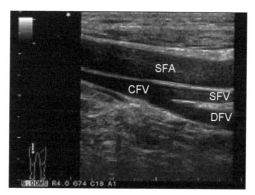

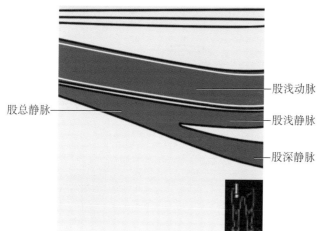

图7-41 股静脉纵切面

【探查方法】 受检者取仰卧位，大腿外展、外旋、膝关节微屈，探头置于大腿前内侧。

【断面结构】 股浅动脉内侧显示股总静脉、股浅静脉及股深静脉。股浅静脉和股深静脉的汇合处位于股动脉分叉下方 2 ~ 3cm 处。

【测量方法】 测量股总静脉的内径，血流频谱。

【临床价值】 诊断下股静脉血栓形成、动静脉瘘等疾病。

（九）股静脉横切面（图 7-42）

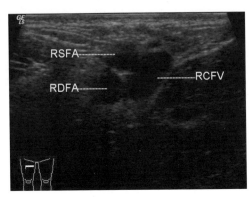

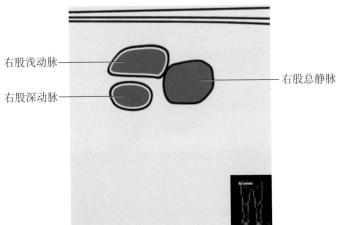

右股浅动脉

右股深动脉

右股总静脉

图7-42　右股静脉横切面

【探查方法】　受检者取仰卧位，探头置于腹股沟区扫查。

【断面结构】　股总静脉管壁薄，膨大处的管腔内可见静脉瓣开启、关闭，内径可随呼吸变化而改变（下肢静脉吸气末屏气或做 Valsalva 试验后管径增大），横切面显示股总静脉与股总动脉伴行，股总静脉管腔呈椭圆形，探头加压后其管腔可被压瘪。

【测量方法】　测量股总静脉内径。

【临床价值】　诊断股总静脉血栓、动静脉瘘、静脉瘤、下肢静脉瓣膜关闭功能不全等疾病。

（十）股静脉及大隐静脉横切面（图 7-43）

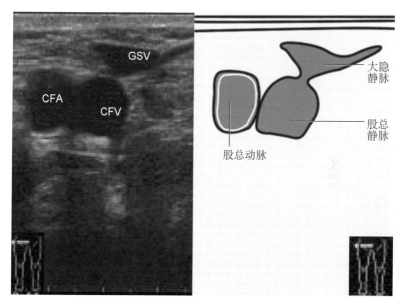

图7-43　股静脉及大隐静脉横切面

【探查方法】　受检者取仰卧位，大腿外展、外旋、膝关节微屈，探头置于大腿前内侧，大隐静脉位于股动脉的前内侧，汇入其后方的股总静脉。

【断面结构】　股总动脉、股总静脉、大隐静脉横切面。

【测量方法】　测大隐静脉内径。

【临床价值】　诊断下股浅静脉血栓形成、动静脉瘘等疾病。大隐静脉可取做桥血管用于冠状动脉旁路移植。横切面测量其前后径，尤其是小腿段前后径，有助于临床选择，但此时应仔细检查下肢深静脉是否通畅。

（十一）大隐静脉及股总静脉纵切面（图 7-44）

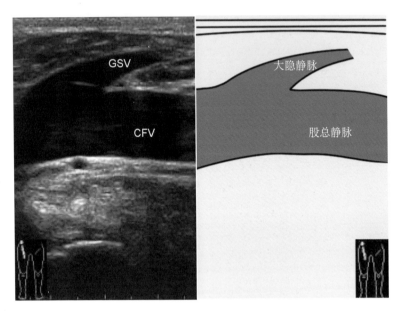

图7-44　大隐静脉及股总静脉纵切面

【探查方法】　探头先置于腹股沟区，显示大隐静脉与股总静脉汇合处，然后沿大隐静脉走行扫查，可采用横切与纵切相结合方法。大隐静脉为全身最大、最长的浅静脉，起始于足背静脉弓的内侧缘，经内踝之前方约 1cm 处，沿小腿内侧上升，经膝关节内侧，绕胫骨和股骨内侧髁的后部，距股骨内上踝约 2cm，再沿大腿内侧上升，至腹股沟韧带下方，平均为 3 ~ 4cm 处，穿过卵圆窝筛状板汇入股静脉。

【断面结构】　大隐静脉管壁薄，与股总静脉汇合处管腔内可见静脉瓣开启、关闭。横切面显示大隐静脉管腔呈椭圆形，探头加压后其管腔可被压瘪；纵切面显示大隐静脉管腔长轴。

【测量方法】　测量大隐静脉内径，血流频谱。

【临床价值】　诊断大隐静脉血栓形成，动静脉瘘、静脉瘤、静脉曲张以及下肢静脉瓣膜关闭功能不全等疾病。瓣膜关闭功能不全时测量反流持续时间（VCT）及反流速度。

（十二）股浅静脉纵切面（图 7-45）

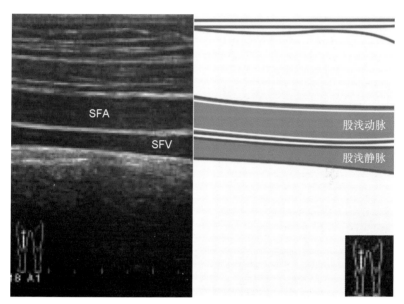

图7-45 股浅静脉管腔长轴切面

【探查方法】受检者取仰卧位，大腿外展、外旋，膝关节微屈，探头竖置于腹股沟区，从股深、股浅静脉会合成为股总静脉处，沿股浅静脉走行扫查。股浅静脉上段位置较表浅。

【断面结构】股浅静脉管壁薄，膨大处的管腔内可见静脉瓣开启、关闭，内径可随呼吸变化而改变（下肢静脉吸气屏气或做 Valsalva 试验后管径增大）。纵切面显示股浅静脉与股浅动脉伴行，位于股浅动脉的后方，探头加压后其管腔可被压瘪。

【测量方法】测股浅静脉内径及血流频谱。

【临床价值】诊断股浅静脉血栓、动静脉瘘、静脉瘤、下肢静脉瓣膜关闭功能不全等疾病。

（十三）股浅静脉横切面（图7-46）

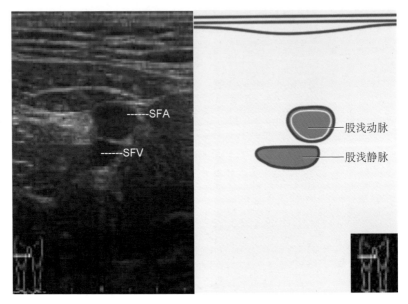

图7-46　股浅静脉横切面

【探查方法】　受检者取仰卧位，大腿外展、外旋、膝关节微屈，探头置于腹股沟区，从股深、股浅静脉会合成为股总静脉处，沿股浅静脉走行扫查。股浅静脉上段位置较表浅。

【断面结构】　股浅静脉管壁薄，膨大处的管腔内可见静脉瓣开启、关闭，内径可随呼吸变化而改变（下肢静脉吸气末屏气或做 Valsalva 试验后管径增大）。横切面显示股浅静脉与股浅动脉伴行，位于股浅动脉的后方，股浅静脉的管腔呈椭圆形，探头加压后其管腔可被压瘪。

【测量方法】　测量股浅静脉内径。

【临床价值】　诊断股浅静脉血栓形成、动静脉瘘、静脉瘤、下肢静脉瓣膜关闭功能不全等疾病。

（十四）腘静脉纵切面（图 7-47）

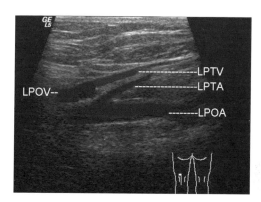

A.纵切面

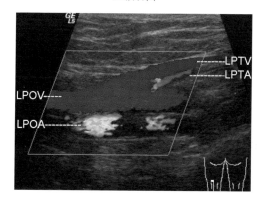

B.彩色血流图（见彩图24）

图7-47 左腘静脉纵切面

【探查方法】 受检者取俯卧位，探头置于腘窝处，膝关节稍弯曲。也可以取仰卧位。开始检查时应将探头置于股浅静脉远心段，以确信股浅静脉和腘静脉的延续。

【断面结构】 纵切面显示腘静脉与腘动脉伴行，还可显示胫后静脉及胫后动脉长轴切面。探头加压后其管腔可被压瘪。

【测量方法】 测量腘静脉内径，血流频谱。

【临床价值】　诊断腘静脉血栓形成、动静脉瘘、静脉瘤、下肢静脉瓣膜关闭功能不全等疾病。

（十五）腘静脉横切面（图 7-48）

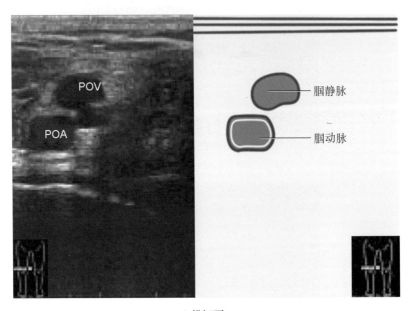

POV

POA

腘静脉

腘动脉

A.横切面

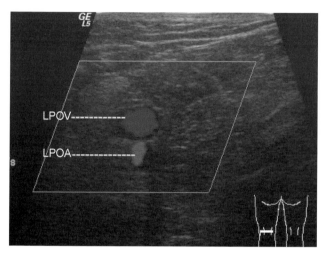

B.彩色血流图（见彩图25）

图7-48　腘静脉横切面

【探查方法】　受检者取俯卧位，探头横置于腘窝处，膝关节稍弯曲。也可以取仰卧位。开始检查时应将探头横至于股浅静脉远心段，以确信股浅静脉和腘静脉的延续，然后向下扫查。

【断面结构】　横切面显示腘静脉与腘动脉伴行，呈椭圆形，探头加压后其管腔可被压瘪。

【测量方法】　测量腘静脉内径，血流频谱。

【临床价值】　诊断腘静脉血栓形成、动静脉瘘、静脉瘤、下肢静脉瓣膜关闭功能不全等疾病。

（十六）胫前静脉纵切面（图 7-49）

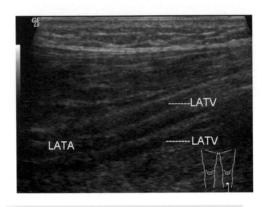

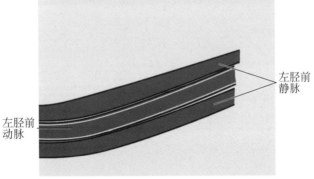

A.纵切面

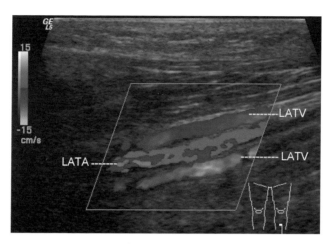

B.彩色血流图（见彩图26）

图7-49　胫前静脉纵切面

【探查方法】　受检者取仰卧位或坐位，探头先置于内外踝连线的中点附近，显示胫前静脉远心段后沿小腿前外侧向上追踪观察。

【断面结构】　纵切面显示两根胫前静脉管腔长轴与胫前动脉伴行，探头加压后其管腔可被压瘪。

【测量方法】　测量胫前静脉内径，血流频谱。

【临床价值】　诊断胫前静脉血栓形成、静脉曲张、动静脉瘘等疾病。

（十七）胫前静脉横切面（图 7-50）

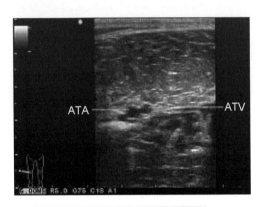

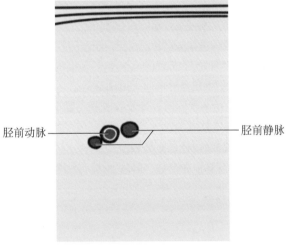

胫前动脉　胫前静脉

A.横切面

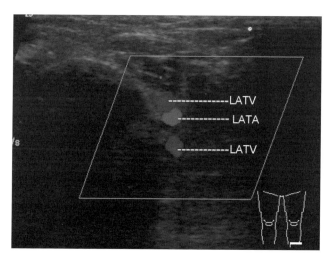

B.彩色血流图（见彩图27）

图7-50　胫前静脉横切面

【探查方法】　受检者取仰卧位或坐位，探头横置于胫骨前外侧扫查，胫前动脉于小腿前外侧下行。

【断面结构】　横切面呈圆形，位于胫前动脉两侧，两根胫前静脉与胫前动脉伴行，管腔可被压瘪。

【测量方法】　测量胫前静脉内径。

【临床价值】　诊断胫前静脉血栓形成、静脉曲张、动静脉瘘等疾病。

（十八）胫后静脉纵切面（图 7-51）

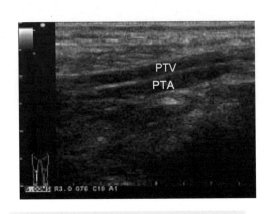

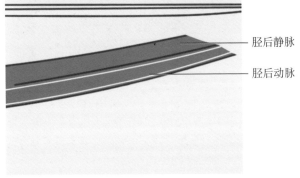

———— 胫后静脉

———— 胫后动脉

A.纵切面

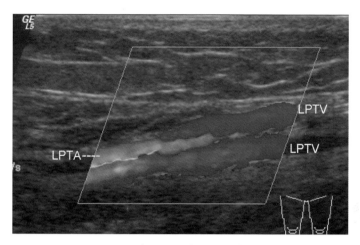

B.彩色血流图（见彩图28）

图7-51 胫后静脉纵切面

【探查方法】 受检者取仰卧位或坐位，膝关节稍屈曲，小腿外展，探头置于小腿前内侧扫查，声束指向后方或后外方，尽量避开肌肉的影响，沿胫骨外侧和肌肉之间的间隙向上追踪，也可以从小腿后侧或小腿前外侧扫查。胫后静脉位于胫后动脉的两侧，位置比较表浅。

【断面结构】 纵切面显示胫后静脉管腔长轴，无搏动性，管腔可被压瘪。

【测量方法】 测量胫后静脉内径，血流频谱。

【临床价值】 诊断胫后静脉血栓形成、静脉曲张、动静脉瘘等疾病。

（十九）胫后静脉横切面（图 7-52）

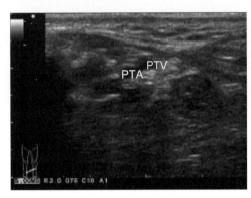

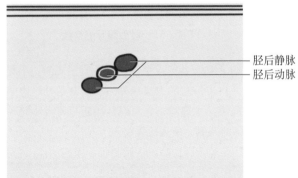

胫后静脉
胫后动脉

A.横切面

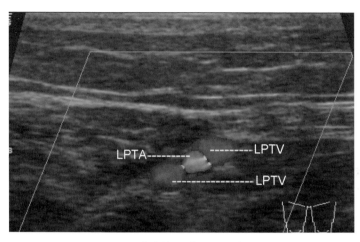

B.彩色血流图（见彩图29）

图7-52　胫后静脉横切面

【探查方法】　受检者取仰卧位或坐位，探头置于小腿前内侧扫查。还可从胫后静脉远端，自下而上探查。

【断面结构】　横切面显示胫后静脉与胫后动脉伴行，胫后静脉呈椭圆形，位于胫后动脉的两侧，探头加压后其管腔可被压瘪。

【测量方法】　测量胫后静脉内径。

【临床价值】　诊断胫后静脉血栓、静脉曲张、动静脉瘘等疾病。

（苏　博　勇　强）

第 8 章

腹部脏器

· AA	abdominal aorta	腹主动脉
· AG	adrenal gland	肾上腺
(SAG	suprarenal gland)	
· ASp	accessory spleen	副脾
· Au	antrum	胃窦
· Ao	aorta	主动脉
· BL	urinary bladder	膀胱
· SB	body of stomach	胃体
· Bo	bowel	肠管
· CA	celiac artery	腹腔动脉
· CBD	common bile duct	胆总管
· CHA	common hepatic artery	肝总动脉
· CHD	common hepatic duct	肝总管
· CL	caudate lobe	尾状叶
· Co	colon	结肠
· DA	descending aorta	降主动脉
· Dia	diaphragm	膈肌
· Du	duodenum	十二指肠
· E	esophagus	食管
· GB	gallbladder	胆囊
· HA	hepatic artery	肝动脉
· IVC	inferior vena cave	下腔静脉

· LAG	left adrenal gland (left suprarenal gland)	左侧肾上腺
· LA	left atrium	左心房
· LHA	left hepatic artery	肝左动脉
· LHD	left hepatic duct	左肝管
· LHV	left hepatic vein	肝左静脉
· LK	left kidney	左肾
· LL	left liver lobe	肝左叶
· LPV	left portal vein	门静脉左支
· LRA	left renal artery	左肾动脉
· LRV	left renal vein	左肾静脉
· LTH	ligament teres hepatis	肝圆韧带
· M	medulla	髓质
· MHV	middle hepatic vein	肝中静脉
· P	pancreas	胰腺
· PB	pancreatic body	胰体
· PH	pancreatic head	胰头
· PHA	proper hepatic artery	肝固有动脉
· Ps	psoas major	腰大肌
· PST	prostate	前列腺
· PT	pancreatic tail	胰尾
· PV	portal vein	门静脉
· QL	quadrate lobe	方叶
· RA	renal artery	肾动脉
· RV	renal vein	肾静脉
· RAG	right adrenal gland (right suprarenal gland)	右肾上腺
· RHA	right hepatic artery	肝右动脉
· RHD	right hepatic duct	右肝管
· RHV	right hepatic vein	肝右静脉

- RK　　right kidney　　　　　　　　　　右肾
- RL　　right liver lobe　　　　　　　　　肝右叶
- RPV　right portal vein　　　　　　　　　门静脉右支
- RRA　right renal artery　　　　　　　　右肾动脉
- RRV　right renal vein　　　　　　　　　右肾静脉
- Sr　　renal sinus　　　　　　　　　　　肾窦
- SF　　fundus of stomach　　　　　　　胃底
- SMA　superior mesenteric artery　　　肠系膜上动脉
- SMV　superior mesenteric vein　　　　肠系膜上静脉
- S　　spine　　　　　　　　　　　　　脊椎
- Sp　　spleen　　　　　　　　　　　　脾
- SpA　splenic artery　　　　　　　　　脾动脉
- SpV　splenic vein　　　　　　　　　　脾静脉
- St　　stomach　　　　　　　　　　　　胃体
- SVC　superior vena cave　　　　　　　上腔静脉
- VL　　venose ligament　　　　　　　　肝静脉韧带

一、肝　脏

（一）剑突下经腹主动脉长轴肝左叶纵切面（图 8-1）

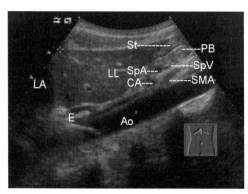

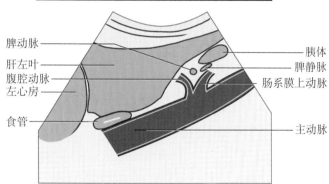

脾动脉 —— ———— 胰体
肝左叶 —— ———— 脾静脉
腹腔动脉 —— ———— 肠系膜上动脉
左心房 ——

食管 —— ———— 主动脉

图8-1　剑突下经腹主动脉长轴肝左叶纵切面

【探查方法】　患者空腹 8 ～ 12h，平卧位，探头竖置于剑突下中线偏左。

【断面结构】　显示肝左叶纵切面，特别是膈顶部；腹主动脉长轴切面；食管下段斜切面。

【测量方法及正常值】　在肝左叶膈顶部测左叶前后径，前后径一般应＜ 7cm。上下径固体型不同差异较大。

【临床价值】　此切面为肝左叶纵切的标准切面。在此切面测肝左叶的前后径，观察肝左叶的大小及形态。

【附注】　一般情况下，受检者为消瘦体型者，肝左叶前后径小，上下径大，下缘较锐。肥胖体型者前后径大，肝左叶上下径小，下缘较钝。

（二）剑突下经下腔静脉长轴肝脏纵切面（图8-2）

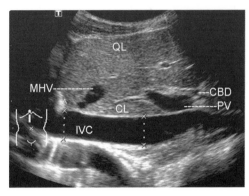

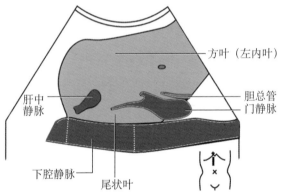

图8-2　剑突下经下腔静脉长轴肝脏纵切面

【探查方法】　患者平卧位，探头竖置于剑突下中线稍向右斜。

【断面结构】　下腔静脉（肝后段）长轴切面、方叶及尾状叶纵切面，显示膈顶及第二肝门附近的肝组织。

【测量方法及正常值】　测量下腔静脉右心房入口处及肝后段内径。膈肌以下肝后的部分称为肝段，其所在的位置称下腔静脉窝。正常值：前后径1.0～1.3cm。

【临床价值】　观察下腔静脉占位性病变、扩张、狭窄、血栓等，如 Budd-Chiari 综合征。右心衰竭下腔静脉扩张。

【附注】　下腔静脉内径随呼吸而变化，吸气时内径增宽，呼气时内径变窄。在吸气时测量内径。

（三）剑突下左右肝斜切面（图 8-3）

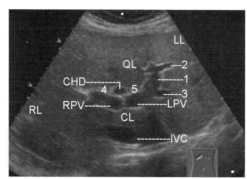

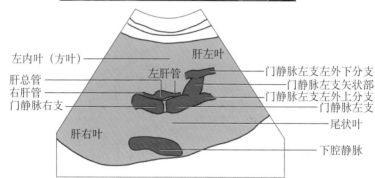

图8-3　剑突下左右肝斜切面

注：1.门静脉左支矢状部；2.门静脉左支左外下分支；3.门静脉左支左外上分支；4.右肝管；5.左肝管

【探查方法】　患者取平卧位，探头置于剑突下中线偏右，声束指向右后方，与右肋缘平行斜置。

【断面结构】　显示门静脉右支及右肝管、门静脉左支横部、矢状部、左肝管、肝右前叶、左内叶及尾状叶。门静脉左支横部的前方为方叶，后方为尾状叶。右肝后方为右肾横切面。

【测量方法及正常值】　门静脉右支及右肝管、门静脉左支横部及左肝管。门静脉左右分支内径正常应＜1cm。目前对左右肝管内径的正常值有分歧，内径不超过 0.3 ～ 0.4cm，绝大部分人群＜ 0.3cm。但一定排除胆道阻塞性病变，因胆道炎症也可导致内径增宽。

【临床价值】　观察左右肝实质回声、门静脉左右分支是否扩张，如肝硬化门静脉高压时。门静脉管腔无回声区是否清晰，如门静脉内栓子或瘤栓形成。左右肝管是否增宽、管壁是否增厚、是否有结石等。

（四）剑突下肝左叶经门静脉左支分支横切面（图8-4）

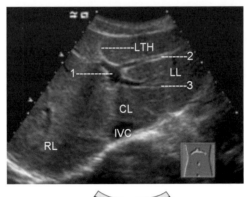

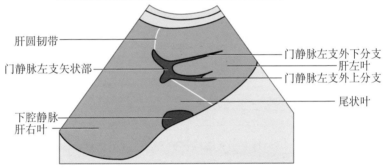

图8-4　剑突下肝左叶经门静脉左支分支横切面

注：1.门静脉左支矢状部；2.门静脉左支外下分支；3.门静脉左支外上分支

【探查方法】　患者空腹 8～12h，平卧位，探头横置于剑突下向左上倾斜，声束指向上方。

【断面结构】　肝左内叶、左外叶斜切面，门静脉左支矢状部及其外上、外下分支，伴行的肝内胆管，后者走行于门静脉分支的内侧。

【测量方法及正常值】　测量门静脉左支矢状部内径，一般应 < 1.0cm。但矢状部内径可以有先天性的变异，可以较宽，在排除病人有门静脉高压的情况下，可以随诊观察。测量尾状叶的前后径，一般应 < 3cm。

【临床价值】　①对肝左叶病变位置的定位。矢状部将肝左叶分为左内叶及左外叶，肝左静脉分支横切面和门静脉左支矢状部中点的连线将左外叶分为左外叶上段及下段。②显示门静脉左支矢状部有无管腔扩张或狭窄，有无栓子形成。③是否有左肝内胆管扩张。④下腔静脉阻塞综合征、严重的肝硬化致肝形态改变均可引起尾状叶增大。

（五）剑突下肝左叶经尾状叶及左内叶纵切面（图8-5）

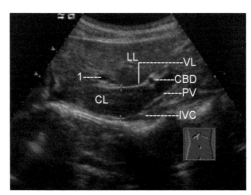

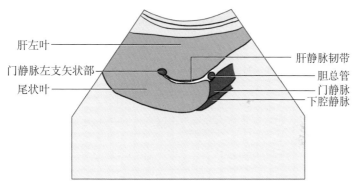

图8-5　剑突下肝左叶经尾状叶及左内叶纵切面

注：1.门静脉左支矢状部

【探查方法】　患者空腹 8 ~ 12h，平卧位，探头竖置于剑突下中线偏左。

【断面结构】　尾状叶及左内叶纵切面。

【测量方法及正常值】　可以测量尾状叶的上下径及前后径。尾状叶的前后径一般应＜ 3cm ；上下径个体间可以有一定的变异。

【临床价值】　显示尾状叶及左内叶弥漫性及占位性病变。引起尾状叶肿大的常见疾病如布 - 加综合征、严重的肝硬化致肝形态改变等。有学者将尾状叶肿大作为诊断肝硬化的指标之一，笔者认为，当肝硬化出现尾状叶肿大时，病情已经很严重，所以不能作为早期诊断指标。

【附注】　尾状叶的大小及形态有一定的变异，由于前方的肝静脉韧带回声较强，可使后方回声衰减，尾状叶回声很低，不要误诊为占位性病变。

（六）剑突下肝左外叶斜切面 （图 8-6）

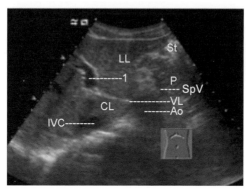

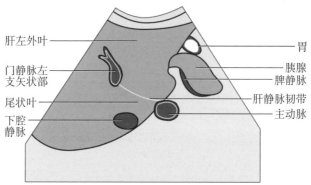

图8-6　剑突下肝左外叶斜切面

注：1.门静脉左支矢状部

【探查方法】　患者空腹 8 ~ 12h，平卧位，探头横置于剑突下中线向左上倾斜。

【断面结构】　肝左外叶斜切面，特别显示左外叶外缘。

【临床价值】　①重点观察左外叶边缘部，避免突出于左外缘部的占位性病变，如肝囊肿、肝实性占位性病变的漏诊；②鉴别占位病变位于肝左外叶还是左上腹。

（七）剑突下肝左叶及尾状叶斜切面（图 8-7）

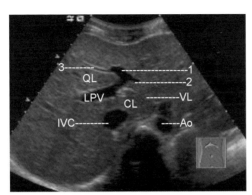

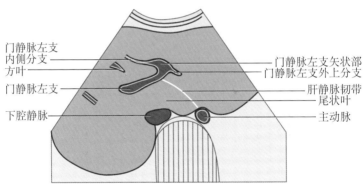

图8-7　剑突下肝左叶及尾状叶斜切面

注：1.门静脉左支矢状部；2.门静脉左支外上分支；3.门静脉左支内侧分支

【探查方法】　患者空腹 8 ~ 12h，平卧位，探头横置于剑突下中线处，声束指向后上方。

【断面结构】　尾状叶及左内叶斜切面，门静脉左支横部，下腔静脉斜切面。

【临床价值】　①观察尾状叶、左内叶及左外叶有无弥漫性或占位性病变；②显示尾状叶的大小，增大最常见于布 - 加综合征及部分严重的肝硬化病人。

【附注】　尾状叶位于门静脉左支横部的后方，由于血管壁后方的回声衰减，会造成尾状叶回声较低，注意与低回声占位性病变鉴别。

（八）剑突下肝左叶纵切面显示肝圆韧带长轴切面（图 8-8）

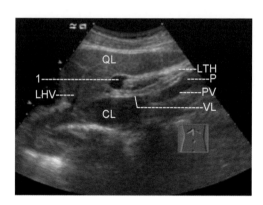

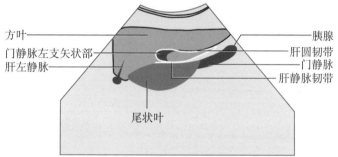

图8-8　剑突下肝左叶纵切面显示肝圆韧带长轴切面

注：1.门静脉左支矢状部

【探查方法】　患者空腹 8 ～ 12h，平卧位，探头竖置于剑突下。

【断面结构】　显示肝圆韧带长轴切面，由门静脉左支矢状部（囊部）向前下走行至肝下缘表面。

【临床价值】　门静脉高压脐旁静脉重新开放时，在此切面可显示管状无回声区，始于门静脉左支囊部，行于肝圆韧带内，走行至肝下缘，经前腹壁至脐部。肝圆韧带位于左纵沟的前部，是左内叶和左外叶的分界线。

（九）剑突下肝左叶斜切面显示肝圆韧带斜切面（图 8-9）

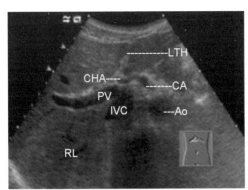

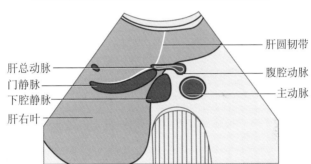

图8-9 剑突下肝左叶斜切面显示肝圆韧带斜切面

【探查方法】 患者空腹 8～12h，平卧位，探头横置于剑突下，声束向后上方扫查。

【断面结构】 肝圆韧带斜切面，呈三角形强回声；肝左内叶及左外叶斜切面。

【临床价值】 ①门静脉高压脐旁静脉开放时，可在此切面肝圆韧带处显示脐旁静脉横切面为椭圆形无回声区。CDFI 可以显示血流信号。②肝圆韧带斜切面及横切面回声较强，注意与肝内钙化灶及强回声型血管瘤鉴别。

（十）右肋缘下经下腔静脉和胆囊肝脏斜切面（图 8-10）

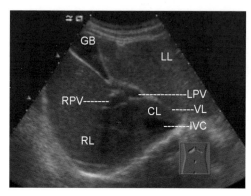

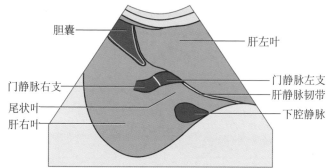

图8-10　右肋缘下经下腔静脉和胆囊肝脏斜切面

【探查方法】　患者空腹 8～12h。平卧位，探头斜置与右肋下缘平行于剑突下中线右侧，声束指向右后上方。

【断面结构】　肝右叶、左内叶及尾状叶斜切面，下腔静脉和胆囊的斜切面。

【临床价值】　此切面下腔静脉和胆囊的连线是肝脏的分叶标志，将肝分为肝右叶和肝左叶，门静脉左支矢状部将左叶分为左外叶和左内叶。门静脉左支横部和下腔静脉之间为尾状叶。

（十一）剑突下肝脏斜切面显示第二肝门及肝静脉（图 8-11）

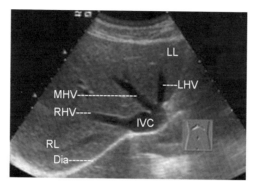

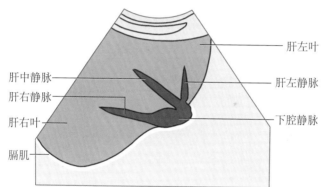

图8-11　剑突下肝脏斜切面显示第二肝门及肝静脉

【探查方法】　患者空腹 8 ～ 12h，平卧位，探头置于剑突下中线右侧，声束指向右后上方。

【断面结构】　显示第二肝门下腔静脉横切面，三支肝静脉汇入下腔静脉的斜切面。

【测量方法及正常值】　测量三支肝静脉内径。最好在距汇入下腔静脉 1 ～ 2cm 处测量，标尺置于两侧管壁上。肝左静脉内径 0.5 ～ 0.9cm，肝中静脉内径 0.5 ～ 0.9cm，肝右静脉内径 0.4 ～ 0.9cm。

【临床价值】　①膈顶部下腔静脉、肝静脉、特别是肝静脉至下腔静脉入口处是否狭窄。②肝脏分叶的标志：肝左静脉是左内叶及左外叶的分界标志，肝中静脉是肝左叶和肝右叶的分界标志，肝右静脉是右前叶和右后叶的分界标志。③第二肝门附近肝组织内占位病变的定位。

【附注】 肝静脉汇入下腔静脉可以是单独汇入，也可以是两支共干，常见肝左静脉和肝中静脉共干。

（十二）第一肝门高位斜切面（图 8-12）

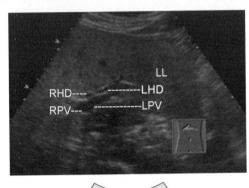

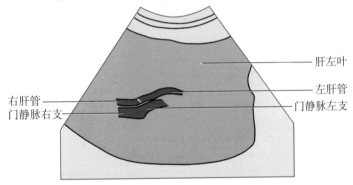

图8-12　第一肝门高位斜切面

【探查方法】 患者空腹 8～12h，平卧位，探头横置于剑突下中线偏右，声束指向后上方。

【断面结构】 显示第一肝门处门静脉左右分支长轴切面及伴行的左右肝管纵切面，肝左叶、肝右叶、尾状叶及下腔静脉斜切面。

【测量方法及正常值】 测门静脉左右分支内径、左右肝管内径。门静脉左支内径范围 0.8～1.3cm，一般应≤ 1.0cm；门静脉右支内径 0.6～1.2cm，一般应≤ 1.0cm；肝管内径应≤ 0.3cm。

【临床价值】 观察第一肝门部结构及其位置关系，门静脉左右分支及左右肝管管腔是否扩张或狭窄，腔内有无占位性病变。

（十三）剑突下经肝左静脉长轴肝左叶横切面（图 8-13）

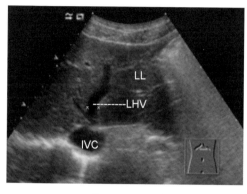

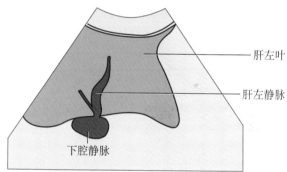

肝左叶

肝左静脉

下腔静脉

图8-13　剑突下经肝左静脉长轴肝左叶横切面

【探查方法】　患者空腹 8 ~ 12h，平卧位，探头横置于剑突下探头下方略向左上倾斜。

【断面结构】　显示肝左静脉长轴切面，肝左静脉汇入下腔静脉入口处及下腔静脉斜切面，肝左内叶及肝左外叶。

【测量方法及正常值】　测量肝左静脉内径，一般应 < 1.0cm。多普勒超声测其血流速度的最佳切面。测下腔静脉横径：2.0 ~ 2.4cm。

【临床价值】　①肝左静脉主干近端走行于左叶间裂中，是肝左内叶和肝左外叶的分界标志；其远侧部分及较粗属支位于左段间裂内，是肝左外叶的左外上段和左外下段的分界标志。②观察是否有肝左静脉狭窄、闭塞或血栓形成。

【附注】　肝左静脉走向因人而异，故探查方向不一定很固定。肝左静脉可以和肝中静脉共干汇入下腔静脉。

（十四）右肋缘经第一肝门右肝斜切面（图8-14）

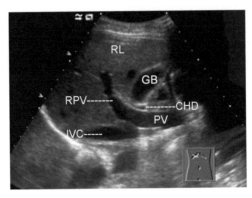

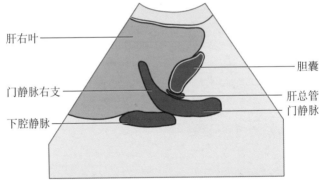

图8-14　右肋缘经第一肝门右肝斜切面

【探查方法】　患者空腹 8 ~ 12 小时，左侧卧位，探头置于右肋缘处。

【断面结构】　第一肝门门静脉主干及右支长轴切面；显示胆囊及下腔静脉的斜切面分别位于门静脉的两侧；肝总管斜切面。

【测量方法及正常值】　测门静脉主干及右支内径。主干必须在肝外测量，正常值 ≤ 1.3cm。门静脉内径：（1.16±0.17）cm，一般 ≤ 1.4cm。脉冲多普勒超声测门静脉主干及右支血流速度，正常值 15 ~ 20cm/s。

【临床价值】　①观察及测量门静脉主干及右支；②观察第一肝门部周围肝组织。

（十五）剑突下经肝中静脉长轴右肝纵切面（图8-15）

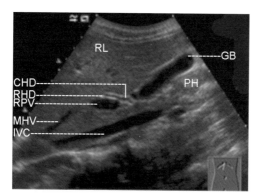

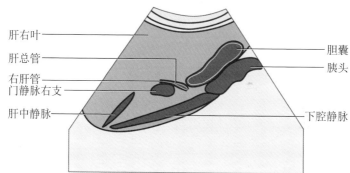

图8-15　剑突下经肝中静脉长轴右肝纵切面

【探查方法】　患者空腹 8 ~ 12h，平卧位，探头斜置于剑突下，探头上方和中线之间的夹角15°~ 20°。

【断面结构】　肝中静脉长轴切面、肝中静脉至下腔静脉入口处及膈顶、第二肝门附近肝组织。

【测量方法及正常值】　可以测量肝中静脉内径。应该在距下腔静脉入口 1cm 处测量。肝中静脉内径正常值＜ 1cm。

【临床价值】　此切面同时显示肝中静脉和胆囊，为肝脏中线切面，是肝叶左右的分界处。①诊断肝中静脉病变；②观察占位性病变在肝内的位置及和肝中静脉的关系。

（十六）右肋间经第一肝门右肝斜切面（图8-16）

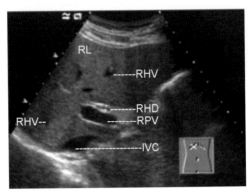

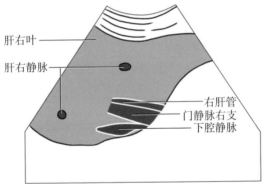

图8-16　右肋间经第一肝门右肝斜切面

【探查方法】　患者空腹8～12h,左侧卧位,探头置于右侧锁骨中线第7、8肋间。

【断面结构】　第一肝门,门静脉右支及部分主干;右肝管;下腔静脉斜切面;肝右叶,肝右静脉横切面。

【测量方法及正常值】　测门静脉右支内径,正常范围0.6～1.2cm,一般应＜1.0cm。脉冲多普勒超声测门静脉右支血流速度,正常值15～20cm/s。

【临床价值】　①观察及测量门静脉右支及右肝管;②观察第一肝门部周围肝组织。

（十七）右肋间肝右前叶及左内叶斜切面（图 8-17）

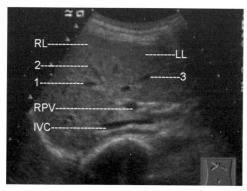

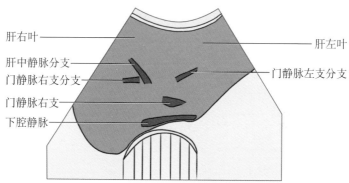

图8-17　右肋间肝右前叶及左内叶斜切面

注：1.门静脉右支分支；2.肝中静脉分支；3.门静脉左支分支

【探查方法】　患者空腹 8～12h，平卧位，探头置于右锁骨中线内侧第 5、6 肋间，向左后方扫查左内叶，向右后方向扫查右前叶。

【断面结构】　肝右前叶及左内叶斜切面，门静脉右支斜切面，下腔静脉、肝中静脉分支及肝左静脉分支斜切面。

【临床价值】　高位扫查右前叶及左内叶，特别是位于右前叶包膜下的病变。此切面是肝左叶和肝右叶的交界切面，是剑突下切面和右肋间切面的衔接切面，由于肋骨的遮挡，不易显示，为易漏诊区域之一，是肝脏扫查必须观察的切面之一。

（十八）右肋间经右肝膈顶部右肝斜切面（图8-18）

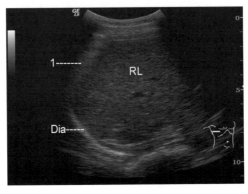

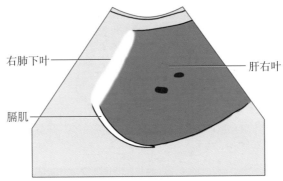

右肺下叶　　　　　　　　　　　　　　　肝右叶

膈肌

图8-18　右肋间经右肝膈顶部右肝斜切面

注：1.右肺下叶

【探查方法】　患者空腹 8 ~ 12h，平卧位，探头置于右腋前线第 6、7 肋间，向右上扫查。

【断面结构】　肝右叶膈顶部、右侧膈肌及右膈下间隙，右肺下叶。

【临床价值】　①此切面可以扫查肝右叶膈顶部区域肝组织。②对于肝右叶包膜下病变、右膈下间隙积液及右膈上右侧胸腔积液均可显示。此切面为边缘切面之一，需专门扫查，为膈顶部肝脏扫查易漏诊区域之一。

（十九）右肋间经门静脉右支右肝斜切面（图 8-19）

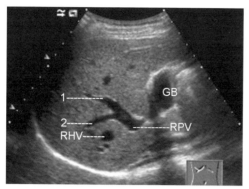

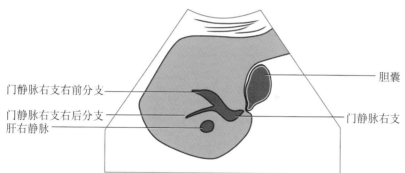

图8-19　右肋间经门静脉右支右肝斜切面

注：1.门静脉右支右前分支；2.门静脉右支右后分支

【探查方法】　患者空腹 8 ～ 12h，平卧位或左侧卧位，探头置于右季肋区第 7、8 肋间。

【断面结构】　门静脉右支及其右前、右后分支长轴切面，肝右前叶和后叶斜切面，肝右静脉及肝中静脉斜切面。如肝内胆管扩张可显示和门静脉右支分支伴行的右肝内胆管。

【测量方法及正常值】　门静脉右支内径 0.6 ～ 1.2cm，一般应 < 1.0cm。肝右叶内胆管内径应 < 0.3cm。

【临床价值】　①观察门静脉右支、右肝前后叶、门静脉右支分支以及和其伴行的右肝内胆管。②门静脉右支将肝右叶分为右前叶及右后叶，右后支又将右后叶分为右后叶上段及右后叶下段。

（二十）右肋缘下右肝及右肾纵切面（图8-20）

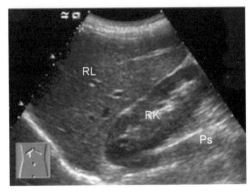

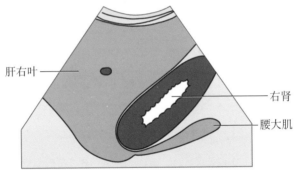

图8-20　右肋缘下右肝及右肾纵切面

【探查方法】　患者空腹8 ~ 12h，平卧位，探头竖置于右肋缘下锁骨中线外侧约1cm处，探头须与水平线垂直。嘱受检者深吸气使肝脏下移。显示出肝右叶最大前后径同时显示右肾纵切面为标准切面。

【断面结构】　肝右叶纵切面，右肾纵切面。右后叶下方和肾上极之间为肝肾隐窝。

【测量方法及正常值】　在肝右叶最厚处测量其前后径。目前的资料显示正常值为12 ~ 14cm，> 14cm为异常。

【临床价值】　①测量肝右叶的前后径。②仰卧时右肝肾隐窝是小骨盆以上的腹腔最低点，腹腔内的液体易积聚于此。③正常情况下，肝右叶的脏面和右肾上极紧贴。右上腹膜后大的占位病变可造成肝肾分离。鉴别占位性病变来自肝、肾还是腹膜后，可以让病人深呼吸，肝脏会随着呼吸而移动，位于肾脏和腹膜后病变则不移动。

【附注】　肝右叶大小的衡量，作者认为前后径非常重要，可以真实地反映肝右叶的大小，测量的误差较小，弥补肝最大斜径的误差。

（二十一）右肋缘下经肝右静脉长轴右肝斜切面（图 8-21）

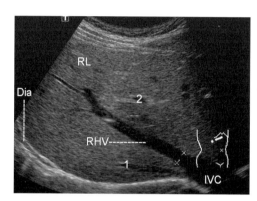

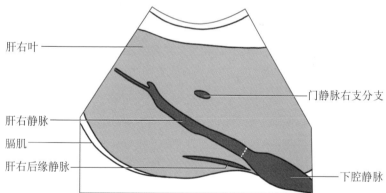

图8-21　右肋缘下经肝右静脉长轴右肝斜切面

注：1.肝右后缘静脉；2.门静脉右支分支

【扫查方法】　患者空腹 8 ~ 12h，平卧位或左侧卧位，探头横置于右肋缘下，与右肋弓平行，向右后上扫查显示出肝右静脉长轴切面。

【断面结构】　肝右静脉纵切面，肝右前叶和右后叶。肝右静脉将肝右叶分为右前叶和右后叶。此切面图的近侧为肝的前下部，远侧为肝的后上部。

【测量方法及正常值】　在此切面测量肝右静脉内径，正常值 0.8 ~ 1.0cm。测量肝右叶最大斜径，是指在此切面的肝后下包膜到前上包膜间的距离，正常值应 < 14cm。

【临床价值】　此切面为测量肝右叶大小的最常用切面。可以观察右肝膈顶部；观察右膈肌和肝脏面之间即右肝上隐窝，膈下积脓或大量腹水在此部位可显示无回声区；可以观察肝右静脉至下腔静脉入口。

【附注】　以往大多数学者主张在此切面测量肝右叶最大斜径，即此切面前下到后上间的距离，笔者认为此切面会受肝下缘位置、肝大小（厚度）及肝右静脉走行方向等因素的影响，不一定能反映肝右叶的实际大小。测量肝右叶的前后径更准确。

（二十二）右肋缘下经第一肝门纵切面 1（图 8-22）

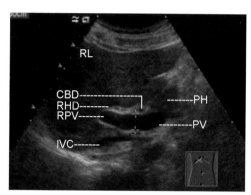

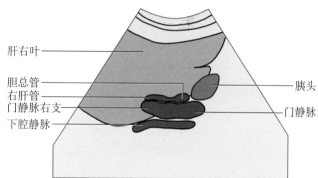

图8-22　右肋缘下经第一肝门纵切面1

【探查方法】　受检者空腹 8 ～ 12h，平卧位，探头置于右肋缘下，与右肋弓垂直。嘱受检者吸气使肝脏下移。

【断面结构】　门静脉主干及右支长轴切面，肝右叶、胆总管、胆囊及下腔静脉斜切面。

【测量方法及正常值】　测门静脉内径，需在肝门处门静脉测量。内径正常值（1.16±0.17）cm 或 ≤ 1.4cm。脉冲多普勒显示门静脉血流频谱，测血流速度。

【临床价值】　①观察门静脉及胆总管是否扩张或狭窄，有无异常回声，管腔内无回声区是否清晰；②肝门部是否有肿大的淋巴结。

（二十三）右肋缘下经第一肝门纵切面 2（图 8-23）

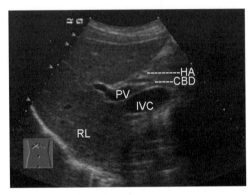

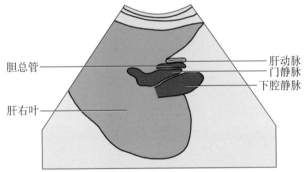

图8-23　右肋缘下经第一肝门纵切面2

【探查方法】　受检者空腹 8 ～ 12h，平卧位，探头置于右肋缘下，在上述第一肝门纵切面 1 的基础上探头略下移，顺时针旋转 20°～ 30°。受检者吸气使肝脏下移。

【断面结构】　第一肝门处韧带内的三支管道结构及其相互的位置关系。显示胆总管长轴切面。从前向后依次为肝动脉、胆总管、门静脉。后方为下腔静脉斜切面。

【测量方法及正常值】　测胆总管及肝动脉内径，为内膜到内膜的距离。正常胆总管内径 0.4 ～ 0.6cm，60 岁以上的老年人内径可以 > 0.6cm。> 0.8cm 为异常，要找原因，定期随访。正常肝总动脉内径（0.39±0.07）cm，肝固有动脉内径（0.33±0.07）cm。

【临床价值】　①观察门静脉、胆总管及肝动脉三者的关系，管腔是否扩张或狭窄，有无异常回声，管腔内无回声区是否清晰。②第一肝门部是否有肿大的淋巴结。③肝动脉扩张见于严重的肝硬化、门静脉阻塞性疾病、肝移植后动脉瘤形成。

（二十四）右肋缘下经第一肝门横切面（图 8-24）

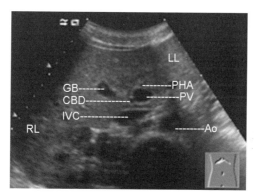

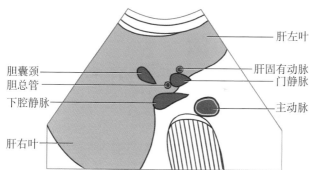

图8-24　右肋缘下经第一肝门横切面

【探查方法】　受检者空腹 8 ~ 12h，平卧位，探头置于右肋缘下，与右肋弓平行。嘱受检者吸气使肝脏下移。

【断面结构】　第一肝门横切面，显示门静脉、肝动脉及胆总管横切面。腹主动脉、下腔静脉横切面，胆囊颈斜切面。

【临床价值】　①显示第一肝门处门静脉、肝动脉和胆总管三者的毗邻关系；②显示第一肝门和周围脏器的关系。诊断肝门部占位性病变。

（二十五）右肋缘下肝右后叶及右肾横切面（图 8-25）

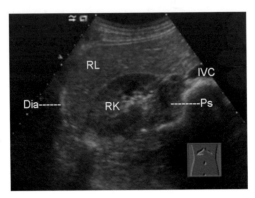

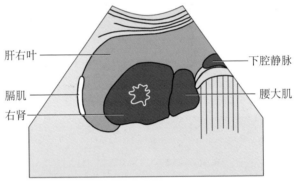

图8-25　右肋缘下肝右后叶及右肾横切面

【探查方法】　受检者空腹 8 ～ 12h，平卧位，探头横置于右肋缘下。嘱受检者吸气使肝脏下移，探头从上向下扫查。

【断面结构】　肝右后叶横切面，右肾上极横切面，右肋膈角。

【临床价值】　①显示肝右后叶特别是下缘角处病变；②右肋膈角积液；③显示右后叶和右肾的关系；④右肝肾间隙。

（二十六）右肋缘下经右肝膈顶部右肝斜切面（图 8-26）

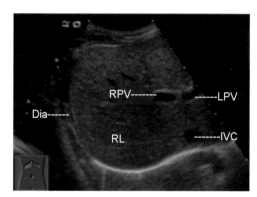

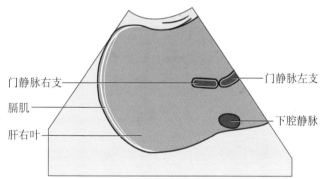

图8-26　右肋缘下经右肝膈顶部右肝斜切面

【探查方法】　受检者空腹 8 ~ 12h，平卧位，探头置于右肋缘下，与右肋弓平行。嘱受检者吸气使肝脏下移，探头从前下向后上扫查。

【断面结构】　肝右叶斜切面，显示右肝前后叶、肝右叶膈顶部。

【临床价值】　此切面探头可以做上下前后较大范围的扇形扫查。①最大范围地显示肝右叶；②显示肝右叶膈顶部、右膈下间隙、肝包膜下病变；③由于可以显示右侧肋膈角，可以在此切面发现右侧胸腔肋膈角积液。

（二十七）剑突下肝总动脉及脾动脉长轴切面（图 8-27）

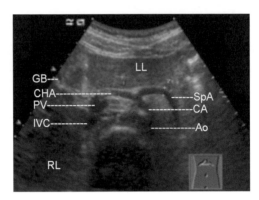

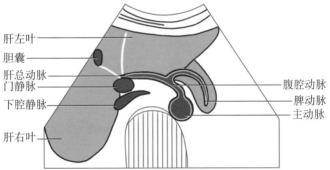

图8-27　剑突下肝总动脉及脾动脉长轴切面

【探查方法】　患者空腹 8 ~ 12h，平卧位，探头横置于剑突下。在显示胰腺横切面后探头略向上扫查于胰腺上缘声束指向后上方，显示肝动脉及脾动脉长轴切面。

【断面结构】　肝总动脉及脾动脉长轴切面，胰腺上缘横切面，腹主动脉及下腔静脉的横切面。

【测量方法及正常值】　测肝总动脉内径及血流速度。正常值：肝总动脉内径（0.39±0.07）cm，肝固有动脉内径（0.33±0.07）cm。

【临床价值】　①在肝移植病人，用此切面观察肝动脉管腔是否通畅，有无吻合口狭窄或血栓形成。②严重的门静脉高压、门静脉阻塞性疾病如门静脉血栓、癌栓形成或闭塞，肝动脉均呈代偿性增粗，血流速度明显加快。③在此切面，可以显示上腹部腹膜后有无淋巴结肿大。这些淋巴结一般位于腹腔动脉、肝动脉或脾动脉的周围。

【附注】　肝动脉 75% ～ 77% 为正常从腹腔动脉发出，但有 23% ～ 25% 为异位起源，称为迷走肝动脉。最常见的为起源于肠系膜上动脉，为 10.7% ～ 11.1%，其次为起源于胃左动脉。如果肝脏没有其他动脉供应时，此种异位起始的肝动脉便称为代替动脉。

（二十八）肝总动脉血流频谱（图 8-28）

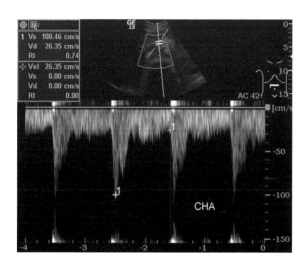

图8-28　肝总动脉血流频谱

【探查方法】　患者空腹 8 ～ 12h，平卧位，于剑突下肝总动脉长轴切面处取血流频谱，声束和血流束间的夹角＜ 60°。

【断面结构】　正常情况下，肝动脉血流频谱为向上三峰，阻力指数较低。

【测量方法及正常值】　脉冲多普勒显示血流频谱，测血流速度数。正常值：(91.1±24.9) cm/s。

【临床价值】　①在肝移植病人，用此切面观察肝动脉管腔是否通畅，有无吻合口狭窄或血栓形成。如果彩超显示血流束明显中断或未显示，肝动脉闭塞则测不到血流信号，提示血管狭窄或闭塞。②在原发性肝癌、门静脉阻塞性疾病如门静脉血栓或癌栓形成，肝动脉均呈代偿性增粗，血流速度明显加快。③在脾大的病人，脾动脉血流速度明显地加快。

（二十九）剑突下肝固有动脉长轴切面（图 8-29）

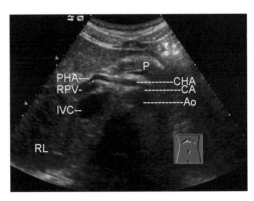

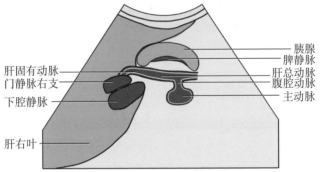

图8-29　剑突下肝固有动脉长轴切面

【探查方法】　患者空腹 8～12h，探头置于剑突下，在显示肝总动脉长轴切面后，向上追踪，在胰头的外侧，肝总动脉分出胃十二指肠动脉后，移行为肝固有动脉。

【断面结构】　第一肝门部，肝固有动脉长轴切面。肝固有动脉自肝总动脉分出，经肝十二指肠韧带上行至第一肝门附近，在此分成肝左右动脉。

【测量方法及正常值】　测肝固有动脉内径，正常值：(0.33±0.07) cm。脉冲多普勒在此切面显示血流频谱，测血流速度。

【临床价值】　①在肝移植病人，用此切面观察肝动脉管腔是否通畅，有无吻合口狭窄、动脉瘤或血栓形成；②在原发性肝癌、门静脉阻塞性疾病如门静脉血栓或癌栓，肝动脉均呈代偿性增粗，血流速度明显加快；③可以显示肝门部有无淋巴结肿大。

【附注】 若在常见类型的肝左右动脉以外，还有另一支异位起始的动脉便称为副肝动脉。

（三十）肝固有动脉血流频谱（图 8-30）

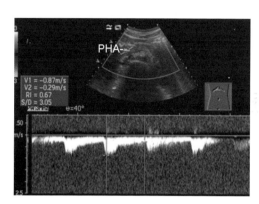

图8-30 肝固有动脉血流频谱

【探查方法】 患者空腹 8 ～ 12h，平卧位，于第一肝门肝固有动脉处取血流频谱，声束和血流束间的夹角应＜ 60°。

【测量方法及正常值】 测血流速度。平均血流速度（37.89±11.22）cm/s，最大血流速度正常值（82.2±20.8）cm/s。

【临床价值】 ①测肝固有动脉血流速度及测算血流量，较肝总动脉能更准确地反映进入肝脏的血流量。②在肝移植病人，肝动脉吻合口狭窄，狭窄段及其远端血流速度加快。如肝动脉闭塞则测不到血流信号。③在原发性肝癌、门静脉阻塞性疾病如门静脉血栓或癌栓形成，肝动脉均呈代偿性增粗，血流速度明显加快，血流量增加。

（三十一）门静脉血流频谱（图 8-31）

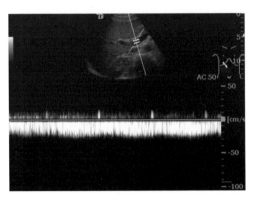

图8-31　门静脉血流频谱

【探查方法】　患者空腹 8 ~ 12h，平卧位。第一肝门纵切面，取样容积通常置于门静脉主干或右支。测门静脉血流频谱，声束和血流束夹角 < 60°，一般在 40° 左右。

【断面结构】　门静脉脉冲多普勒检查特点为连续性低速带状频谱，吸气及站立时血流速度减低，呼气及餐后血流速度加快。

【测量方法及正常值】　在卧位空腹时测量。可以在一个心动周期画包络线，自动显示最大血流速度及平均血流速度，可以单测最大血流速度。正常值 15 ~ 20cm/s，本人一组测值为 （23.8±4.9） cm/s。

【临床价值】　门静脉高压时，门静脉血流速度明显降低，波动消失，频谱低平（19.31±3.60） cm/s；可呈双向血流，显示有反向血流。门静脉内栓子形成时，充满型可完全阻塞血流，门静脉内取不到血流信号；部分阻塞可致狭窄段及狭窄远端血流速度加快。

二、胆囊及胆道系统

（一）右肋缘下经胆囊长轴纵切面（图 8-32）

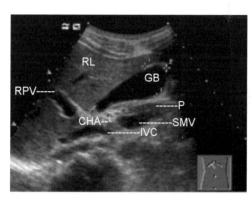

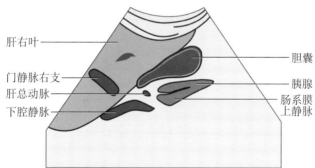

图8-32　右肋缘下经胆囊长轴纵切面

【探查方法】　受检者空腹 8 ~ 12h，平卧位或左侧卧位，探头置于右肋缘下，沿胆囊长轴探查，嘱受检者深吸气使肝脏下移。

【断面结构】　胆囊长轴切面，显示胆囊颈、体及底部；肝右前叶斜切面。

【测量方法及正常值】　测量胆囊长径及宽径。如果胆囊有反折，测长径要分段测量，取其最大长径。宽径在胆囊体部测最大宽径，测量标尺在两侧壁的前缘到前缘或后缘到后缘标尺位于两侧壁上。正常值：长径应 < 9cm，宽径应 < 3.5cm。测量胆囊壁应在充盈正常的情况下，声束垂直于胆囊壁的位置。正常值应 < 0.3cm。

【临床价值】　此切面是探查胆囊的标准切面。确定胆囊的大小，壁是否增厚，有无占位性病变，腔内无回声区是否清晰，有无异常回声。

【附注】　胆囊的解剖位置有一定的变异。常见的变异有：①肝内胆囊；②位于肝右叶后下方；③位于肝左叶后下方；④横位。所以，探头放置位置及方向应根据胆囊解剖位置灵活掌握。

（二）右肋缘下经胆囊体短轴斜切面（图 8-33）

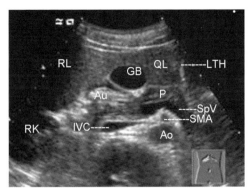

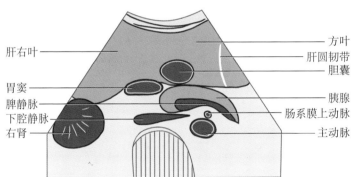

肝右叶　　方叶　　肝圆韧带　　胆囊　　胃窦　　脾静脉　　下腔静脉　　右肾　　胰腺　　肠系膜上动脉　　主动脉

图8-33　右肋缘下经胆囊体短轴斜切面

【探查方法】　患者空腹 8 ～ 12h，平卧位，探头置于右肋缘下。在长轴切面的基础上，探头旋转 90°。

【断面结构】　胆囊体横切面，其右侧为肝右前叶，左侧为左内叶，右后方为胃窦的横切面。其他还可显示右肾、下腔静脉及主动脉的横切面，胰腺、肝圆韧带等结构。

【测量方法】　可以测量胆囊体的宽径，从一侧囊壁到另一侧囊壁。

【临床价值】　①配合胆囊纵切面，可以更全面地观察胆囊体部各个壁，特别是胆囊壁小隆起样病变，可避免漏诊；②可以更好地显示胆囊的最大宽径；③可以很好地观察胆囊体周围结构及其与胆囊的分界。

（三）右肋缘下经胆囊颈短轴斜切面（图 8-34）

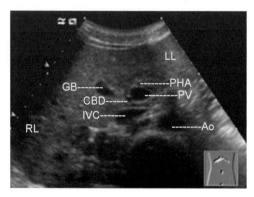

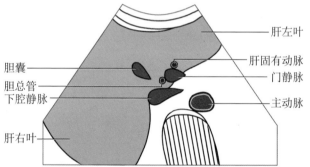

图8-34　右肋缘下经胆囊颈短轴斜切面

【探查方法】　患者空腹 8 ~ 12h，平卧位，在胆囊体部短轴切面的基础上探头向上移。

【断面结构】　胆囊颈短轴斜切面，肝右前叶及左内叶；第一肝门门静脉、肝固有动脉及肝总管的横切面；下腔静脉、腹主动脉及右肾动脉的横切面。

【临床价值】　胆囊颈部有皱襞、弯曲及折叠，长轴切面常不能全面显示，特别是胆囊颈有结石、占位或鉴别胆囊息肉和颈部皱襞时，短轴切面更能清晰显示。此切面还显示了肝固有动脉、胆总管和门静脉三者的毗邻关系。

（四）右肋缘下左右肝管斜切面（图 8-35）

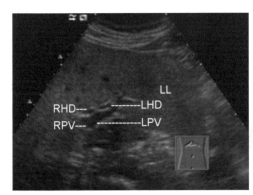

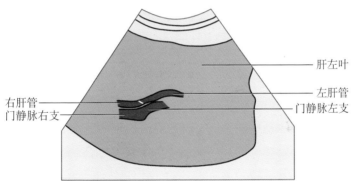

图8-35 右肋缘下左右肝管斜切面

【探查方法】 患者空腹 8 ~ 12h，在剑突下第一肝门横切面的基础上，探头略向右上移，声束指向后上方。

【断面结构】 左右肝管及门静脉左右支的斜切面、肝右前叶、肝左内叶及左外叶、尾状叶斜切面，下腔静脉横切面。

【测量方法及正常值】 测量左肝管及右肝管内径，正常值 < 0.3cm。

【临床价值】 此切面可同时显示左右肝管，提示其有无扩张、狭窄或占位性病变。

（五）右肋间右肝管长轴切面（图 8-36）

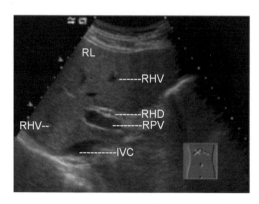

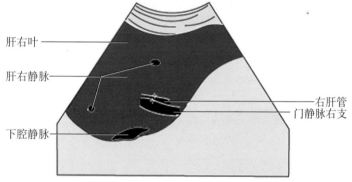

图8-36　右肋间右肝管长轴切面

【探查方法】　患者空腹 8 ~ 12h，平卧位或左侧卧位，探头置于右肋缘上方第 7、8 肋间。

【断面结构】　右肝管、门静脉右支及肝右叶；下腔静脉及肝右静脉斜切面；在肝内胆管扩张的情况下，可以显示右肝内胆管的二级分支。

【测量方法及正常值】　测量右肝管内径，正常值＜ 0.3cm。

【临床价值】　显示右肝内胆管的全长，提示其有无扩张、狭窄或占位性病变。有无肝内占性病变的压迫。

（六）右上腹经胆总管长轴纵切面（图 8-37）

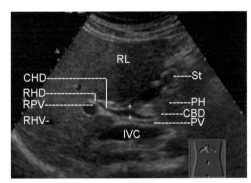

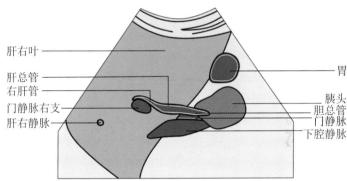

图8-37　右上腹经胆总管长轴纵切面

【探查方法】　患者空腹 8 ～ 12h，平卧位，探头置于右肋缘下，在第一肝门纵切面的基础上探头顺时针旋转 30°，接近和中线平行。

【断面结构】　胆总管纵切面显示十二指肠上段、十二指肠后段及部分胰腺段。肝总管纵切面，门静脉主干及右支、下腔静脉斜切面，胰头斜切面。

【测量方法及正常值】　测量肝总管及胆总管内径。测胆总管内径应在肝门外胆总管最宽的部位，一般在胰腺上段。标尺一置于两侧壁内膜面，测肝总管在肝门处肝内段。胆总管正常值应 < 0.6cm；内径 0.6 ～ 0.8cm 为临界值，一定要随诊观察，或进一步检查；当内径 ≥ 0.8cm 时，诊断胆总管扩张。胆囊切除术后胆总管内径一般较正常情况下宽，且随着时间的延长宽度增加，但一般 < 1.2cm。

【临床价值】　显示肝总管及胆总管全长，提示其有无扩张、狭窄、结石或占位性病变。可显示胆总管梗阻的部位、性质、有无周围病变的压迫。

（七）右上腹胆总管胰腺段及末端纵切面（图 8-38）

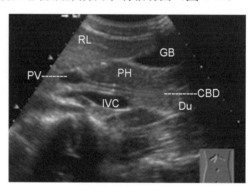

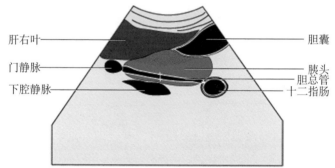

图8-38　右上腹胆总管胰腺段及末端纵切面

【探查方法】　患者空腹 8 ~ 12h，平卧位，探头置于右上腹，在胆总管长轴纵切面的基础上探头顺时针旋转 10°~ 15°。

【断面结构】　胆总管胰腺段纵切面。胰头斜切面。部分受检者可显示胆总管和胰管汇合处纵切面呈梭形膨大。十二指肠斜切面。可以显示下腔静脉、肝右叶及胆囊斜切面。大部分受检者可以显示壶腹部。部分胆总管可直接开口于十二指肠，不形成壶腹。

【测量方法及正常值】　测量胆总管胰腺段及末端内径。胰腺后段的胆总管内径一般较胰腺上段胆总管内径小，一般在 0.3 ~ 0.6cm，> 0.6cm 为增宽（详见 P225）。

【临床价值】　观察胆总管胰腺段、末端壶腹部有无扩张、狭窄、结石或占位性病变。梗阻的部位、性质、有无周围病变的压迫、与胰头病变的关系。胰头部肿大或占位性病变和胆总管的关系。判断胆道梗阻的部位和胰腺的关系。如果胆总管扩张，仅局限于胰腺上段，一般梗阻部位在胰腺水平；如果胰腺上段和胰腺后段的胆总管均扩张，梗阻部位在胆总管末端或壶腹部。

（八）右肋缘下经胰头上部胆总管横切面（图 8-39）

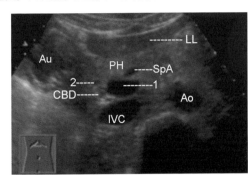

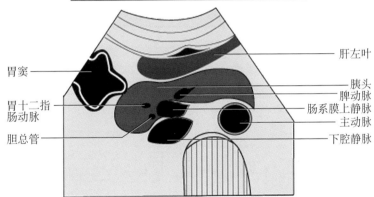

图8-39　右肋缘下经胰头上部胆总管横切面

注：1.肠系膜上静脉和门静脉汇合处；2.胃十二指肠动脉

【探查方法】　患者空腹 8～12h，平卧位，探头置于右肋缘下，如不清晰可以饮水充盈胃作透声窗。

【断面结构】　显示胰头后方的胆总管下段横切面。约 2/3 的人胆总管穿过胰腺，1/3 的人位于胰头的背侧沟内。

【测量方法及正常值】　可以测量此段胆总管的内径，比较准确，误差很小。胰腺后段的胆总管内径一般较胰腺上段胆总管内径小，一般在 0.3～0.6cm，＞ 0.6cm 为增宽。但胆囊切除术后的患者胆总管内径可以＞ 0.6cm。

【临床价值】　胆总管横切面较纵切面能更清晰地显示腔内病变或周围病变的情况及其和周围组织的分界；显示胆总管和胰头的关系；判断胆道梗阻的部位和胰腺的关系。如果胆总管扩张，仅局限于胰腺上段，一般梗阻部位在胰腺水平处；如果胰腺上段和胰腺后段的胆总管均扩张，梗阻部位在胆总管末端或壶腹部。

（九）右肋缘下经胰头中部胆总管下段横切面（图8-40）

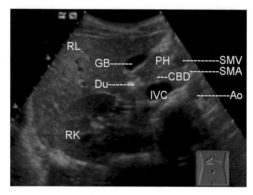

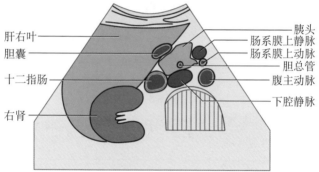

图8-40　右肋缘下经胰头中部胆总管下段横切面

【探查方法】　患者空腹 8 ~ 12h，平卧位，探头置于右肋缘下，如不清晰可以饮水充盈胃作透声窗。

【断面结构】　显示胆总管末端横切面，胰头及下腔静脉横切面。胆总管在此由胰头的后方转向右至胰头和十二指肠降部的沟内，后斜行穿入十二指肠降部内后壁。胆总管位于下腔静脉的前方。

【测量方法及正常值】　一般在胆总管增宽时测此段胆总管内径，正常值 0.3 ~ 0.6cm，> 0.6cm 为异常。但胆囊切除术后的患者胆总管可以扩张。

【临床价值】　显示胆总管下段横切面，对于显示胆道末端结石或鉴别实性占位性病变位于胰头、胆道还是壶腹部很有价值。

三、胰　腺

（一）剑突下胰腺长轴横切面（图 8-41）

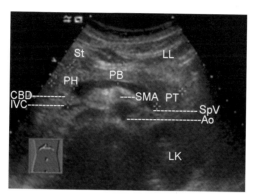

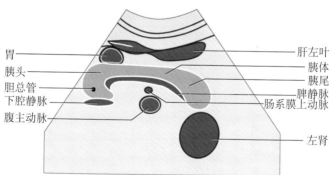

胃　　　　肝左叶
胰头　　　　胰体
胆总管　　　胰尾
下腔静脉　　脾静脉
腹主动脉　　肠系膜上动脉
　　　　　　左肾

图8-41　剑突下胰腺长轴横切面

【探查方法】 患者空腹 8 ~ 12h，平卧位，探头横置于剑突下，呈右低左高。可先寻找脾静脉，其前方即为胰腺。加压、深吸气利用左肝作透声窗或饮水充盈胃作透声窗，胰尾可以利用脾或左肾作声窗。

【断面结构】 胰头、胰体及部分胰尾长轴切面。胰腺的形态呈蝌蚪形、哑铃形及腊肠形。脾静脉长轴切面。下腔静脉、腹主动脉及肠系膜上动脉横切面。肠系膜上动脉的左前方可作为胰头及胰体分界的标志。胰腺正常呈中等回声，但年龄较大或肥胖者回声较强。

【测量方法及正常值】 在下腔静脉前方测胰头前后径，在胰头中部测量横径，两条测量线应垂直，前后径应包括钩突，但不能超过胰切迹。在腹主动脉前方测量胰体前后径，左肾前方测量胰尾前后径。前后径的测量线必须和胰腺长轴垂直。国外报道正常胰头前后径和横径为 (2.7±0.7) cm 及 (2.2±0.3) cm。国内报道胰头前后径 < 2.0cm，可疑肿大 2.1 ~ 2.5cm，> 2.6cm 为异常；胰头的宽径(横径)应 < 3cm。胰体前后径 1.5cm，可疑肿大 1.6 ~ 2.0cm，> 2.1cm 为异常。有个别人胰头前后径可达 3cm 甚至 3.5cm；胰尾的正常值出入比较大，与受检者胰腺的形态有关。一般蝌蚪形胰腺胰尾前后径小，哑铃形胰腺胰尾前后径可以超过 2.0cm。关键要观察内部回声是否均匀，有无异常回声，包膜是否平滑。

【临床价值】 此切面是胰腺的标准切面，能显示胰头、胰体及大部分胰尾。

（二）剑突下胰头上部横切面（图 8-42）

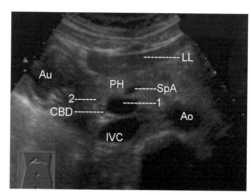

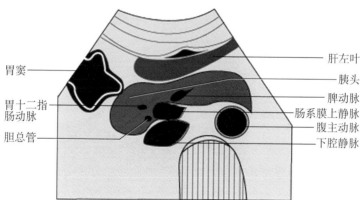

图8-42 剑突下胰头上部横切面

注：1.门静脉和肠系膜上静脉汇合处；2.胃十二指肠动脉

【探查方法】 患者空腹 8 ～ 12h，平卧位，在胰腺标准长轴切面的基础上，探头略向右移并上翘。

【断面结构】 显示胰头中上部、胆总管及胰后段横切面。

【测量方法及正常值】 可以测量胆总管胰头段的内径。正常值 0.3 ～ 0.6cm，＞ 0.6cm 为扩张（详见 P225）。

【临床价值】 ①观察胰头的形态大小及内部回声。②观察胆总管形态，确定梗阻在胆总管的哪一段；观察胆总管和胰腺的关系及胰腺病变和胆总管的关系。

（三）剑突下胰头下部横切面（图8-43）

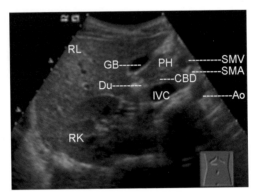

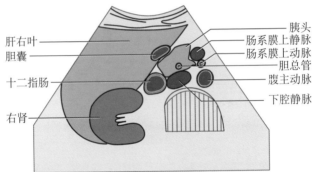

图8-43　剑突下胰头下部横切面

【探查方法】　患者空腹 8 ~ 12h，平卧位，在胰腺标准长轴切面的基础上，探头略向右下移。

【断面结构】　显示胰头下部，胆总管末端横切面，此切面胆总管已经向右走行位于胰头的右半部，并和胰管汇合为膨大的壶腹部。当胰管扩张时，有时在此切面可以显示两管的汇合。显示下腔静脉横切面。

【临床价值】　观察胰头下部、胆总管末端及壶腹部形态结构，是壶腹癌和胰头癌鉴别的必需切面，也是胆总管末端结石的观察切面，有时会比纵切面显示更清晰。

（四）右上腹胰头纵切面（图 8-44）

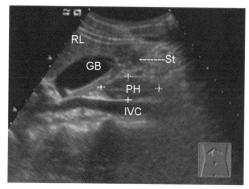

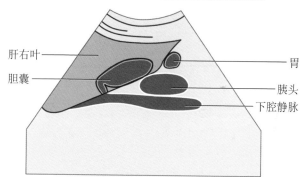

肝右叶
胆囊
胃
胰头
下腔静脉

图8-44 右上腹胰头纵切面

【探查方法】 患者空腹 8 ~ 12h，平卧位，探头竖置于剑突下偏右，于下腔静脉前方纵切胰头。

【断面结构】 胰头纵切面，下腔静脉纵切面，胆囊斜切面，胃斜切面，肝右叶纵切面。

【测量方法及正常值】 测量胰头的上下径及前后径。国外报道一组正常胰头上下径（3.6±1.2）cm，正常前后径（2.2±0.3）cm。国内报道胰头前后径＜ 2.0cm，2.1 ~ 2.5cm 可疑肿大，＞ 2.6cm 为异常；上下径有一定的个体差异。

【临床价值】 观察胰头是否肿大，特别是上下径是否增大；边界是否清晰规整；和周围脏器的分界是否清晰。

（五）剑突下胰体纵切面（图 8-45）

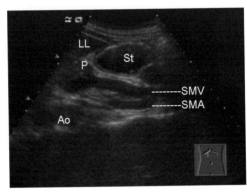

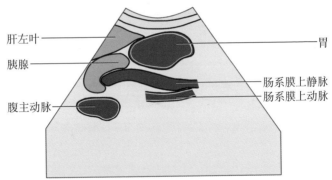

图8-45　剑突下胰体纵切面

【探查方法】　患者一般应空腹 8～12h，平卧位，探头竖置于剑突下偏左，于腹主动脉前方纵切胰体。在胰腺显示不清晰的情况下可以饮水充盈胃作透声窗。此切面图为饮水后胃充盈情况下所做。

【断面结构】　胰体纵切面，腹主动脉斜轴切面。

【测量方法及正常值】　测量胰体上下径及前后径。正常值均＜2cm。

【临床价值】　观察胰体是否肿大，特别是上下径是否增大；边界是否清晰规整，与周围脏器的分界是否清晰。

（六）左上腹胰尾斜切面（图 8-46）

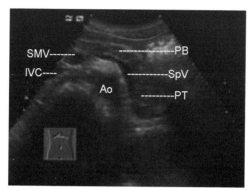

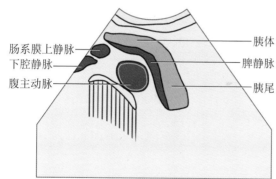

图8-46　左上腹胰尾斜切面

【探查方法】　受检者空腹 8 ～ 12h，平卧位，探头置于剑突下偏左，显示全部胰尾长轴切面。胰尾位于胃的后方。由于其前方胃内气体的干扰，不是所有的受检者均能显示胰尾。加压、饮水充盈胃作透声窗、深吸气利用左肝作透声窗、变换体位利用脾或左肾作透声窗，可提高显示率。

【断面结构】　胰尾斜切面、脾静脉长轴切面，胰尾的前方为胃底，左侧为脾门，后方为左肾中部。

【测量方法及正常值】　在腹主动脉的左侧测量胰尾前后径。胰尾前后径因人而异。

【临床价值】　由于常规的胰腺横切面不能完全显示胰尾，必须专门扫查此切面以显示胰尾全貌。胰岛细胞瘤、胰腺囊腺瘤多位于此。

（七）左肋间经左肾、脾脏及胰尾斜切面（图 8-47）

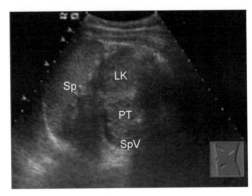

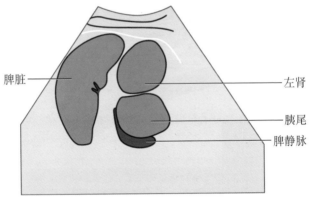

脾脏

左肾

胰尾

脾静脉

图8-47　左肋间经左肾、脾脏及胰尾斜切面

【探查方法】　患者空腹 8 ～ 12h，右侧卧位，探头横置于左侧第 8 ～ 10 肋间。

【断面结构】　显示左肾及脾脏及胰尾斜切面，脾静脉长轴切面。

【临床价值】　观察左肾、脾脏及胰尾三者之间的关系。判断左上腹肿物的准确位置。

四、脾　脏

（一）左肋间脾脏长轴切面（图 8-48）

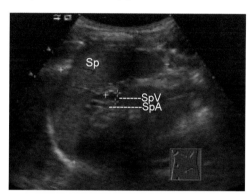

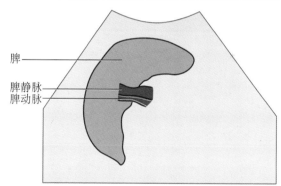

图8-48　左肋间脾脏长轴切面

【探查方法】　患者空腹 8～12h，右侧卧位，探头置于左季肋部第 10 或第 9 肋间，与肋间平行向上下方向做扇形扫查。

【断面结构】　显示脾脏长轴切面，以清晰显示脾门部血管及脾脏最大长径为标准切面。显示左膈下间隙、脾左肾间隙。

【测量方法及正常值】　选择最大长径及有脾门部血管的切面为测量的标准切面，测量脾脏厚径和长径。厚径需测脾的最大径，即从脾门到膈顶部包膜；长径需测脾的实际长度，即从脾门处到上下极的脏面长度之和。正常脾脏的长径应＜12cm，厚度 2～4cm。

【临床价值】　为脾脏的标准切面，观察脾脏的大小、形态及内部回声。

（二）左肋间脾脏长轴切面显示副脾（图 8-49）

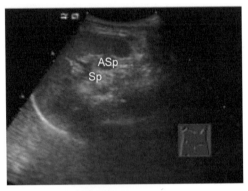

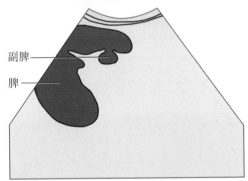

图8-49　左肋间脾脏长轴切面显示副脾

【探查方法】　患者空腹 8 ～ 12h，右侧卧位，探头置于左季肋部第 9 或第 10 肋间，和肋间平行向上下方向做扇形扫查。

【断面结构】　显示左肋间脾脏长轴切面，脾下极内侧和脾组织相连的低回声结节为副脾。

【临床价值】　副脾为脾的先天发育异常，但对人体无任何不良影响。发生率在 10% ～ 30%。发生部位依次为：脾门、脾血管、胰尾部网膜后、沿胃大弯的大网膜等。超声显像发现的多位于脾门附近，和脾脏相连，回声和脾脏相同，周围的包膜和脾脏包膜延续。

（三）左肋间脾脏短轴切面（图 8-50）

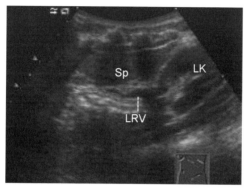

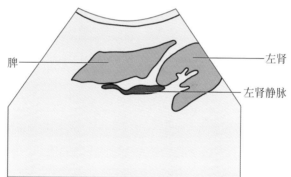

脾　　左肾

左肾静脉

图8-50　左肋间脾脏短轴切面

【探查方法】　患者空腹 8 ～ 12h，右侧卧位，探头置于左季肋部第 9 或第 10 肋间，与肋间垂直，和脾长轴垂直，做上下扫查。

【断面结构】　显示脾脏的横切面及左肾上极的横切面。

【临床价值】　观察脾内及脾周结构是否正常，脾肾之间的界线。

（四）左肋间脾肾斜切面（图8-51）

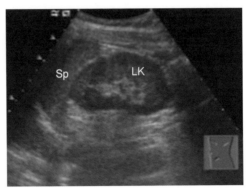

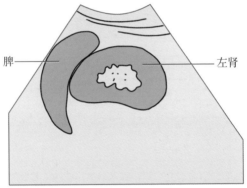

脾 —— 左肾

图8-51　左肋间脾肾斜切面

【探查方法】　患者空腹 8～12h，右侧卧位，探头置于左季肋部第 10 或 11 肋间，即在脾脏标准切面的基础上向下移一个肋间。

【断面结构】　显示脾脏斜切面及左肾的斜切面，两者紧密相邻。

【临床价值】　观察脾脏和左肾的关系。左肾上腺或腹膜后占位病变可以使脾肾分离。

（五）脾静脉长轴切面（图 8-52）

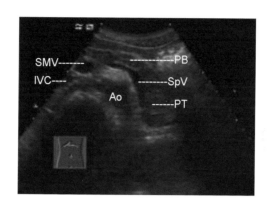

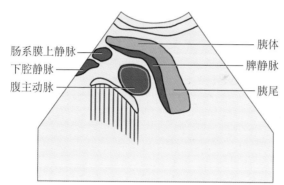

图8-52　脾静脉长轴切面

【探查方法】　患者空腹 8 ～ 12h，平卧位，探头横置于剑突下，横切显示胰后段脾静脉。探头向左下移在左肋缘下显示胰尾后方的脾静脉。

【断面结构】　脾静脉长轴切面，胰腺长轴切面，腹主动脉、肠系膜上静脉及下腔静脉横切面。

【测量方法及正常值】　在胰尾脾静脉最宽处测脾静脉内径，正常值＜ 0.8cm。在此处或脾门处测血流频谱。脾静脉血流频谱为连续低速血流，随呼吸略有波动。

【临床价值】　观察脾静脉是否增宽、内有无血栓。

（六）脾动脉血流波形（图 8-53）

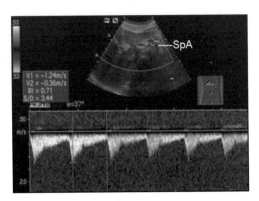

图8-53　脾动脉血流波形

【探查方法】　患者空腹 8～12h，平卧位，最好选位于胰尾后段的脾动脉或脾门处脾脏长轴切面取血流频谱，声束与血流间的夹角为 40°～60°。

【断面结构】　脾动脉血流频谱呈单向，收缩期达峰值，舒张期速度较低。

【测量方法及正常值】　测峰值血流速度，RI，PI。

【临床价值】　脾大，脾动脉血流速度可以增加。脾动脉栓塞术后，脾动脉血流速度下降。

五、胃　肠

（一）左肋缘下食管下段胃连接部长轴切面（图 8-54）

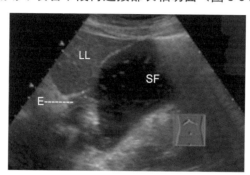

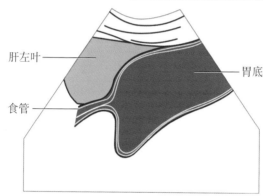

图8-54　剑突下食管下段胃连接部长轴切面

【探查方法】　患者空腹 8 ~ 12h，平卧位，饮水 800 ~ 1000ml，探头斜置于剑突下左侧，向左上扫查。

【断面结构】　食管下段、贲门及部分胃底纵切面。正常胃壁及食管为四层结构：黏膜、黏膜下层、固有肌层及浆膜层。而黏膜由黏膜层及黏膜肌层组成。在图像放大的情况下，正常胃及食管为五层强弱不等的线状回声组成，回声呈强、弱、强、弱、强。从胃黏膜侧起第一层强回声为黏膜和胃内液体的界面反射，第二层低回声为黏膜肌层，第三层强回声黏膜下层，第四层低回声为固有肌层，第五层强回声为浆膜层。

【测量方法及正常值】　测量食管的厚度。正常单层食管壁厚应 < 0.4cm，双层厚度应 < 0.8cm。

【临床价值】 观察食管下段、贲门及部分胃底壁是否增厚，黏膜层及浆膜层是否光滑平整。

（二）剑突下食管胃连接部短轴切面（图8-55）

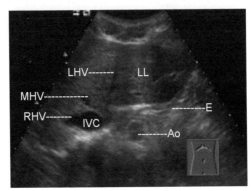

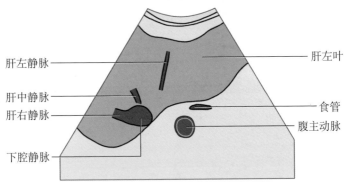

图8-55　剑突下食管胃连接部短轴切面

【探查方法】 受检者空腹 8～12h，饮水 800～1000ml，充盈胃及十二指肠，平卧位，探头横置于剑突下左侧，与食管长轴切面垂直。

【断面结构】 显示食管的横切面，位于肝静脉韧带裂后端的左缘，呈扁平的回声，分别为强、弱、强、弱、强，两侧的强回声为浆膜面，两条低回声为黏膜下层及肌层，中央的条状强回声为食管的黏膜面。

【测量方法及正常值】 测量食管壁的厚度。正常单层食管壁厚应＜0.4cm，双层厚度应＜0.8cm。

【临床价值】 食管下段及贲门壁是否增厚，黏膜面及浆膜面是否光滑平整，与周围脏器的关系。

（三）左上腹胃底和高位胃体斜切面（图 8-56）

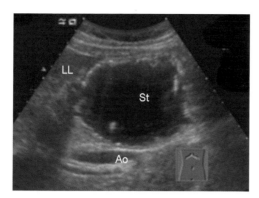

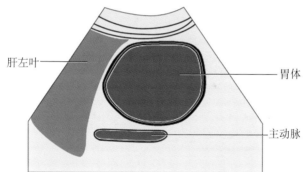

肝左叶

胃体

主动脉

图8-56　左上腹胃底和高位胃体斜切面

【探查方法】　受检者空腹 8 ～ 12h，饮水 800 ～ 1000ml，充盈胃及十二指肠，平卧位，探头斜置于剑突下左侧，近似与左肋缘平行。

【断面结构】　胃底和高位胃体横切面，腹主动脉及肝左叶斜切面。胃底黏膜面往往不光滑，可见许多突起的稍强回声团，为胃皱襞的横切面。

【测量方法及正常值】　测量胃底部胃壁的厚度。正常胃壁厚 0.3 ～ 0.5cm，0.5cm ～ 0.6cm 为临界值，≥ 0.6cm 为异常。

【临床价值】　观察胃底及胃体壁，特别是前后壁及胃小弯和大弯侧胃壁。

（四）左肋间经脾脏胃底斜切面（图 8-57）

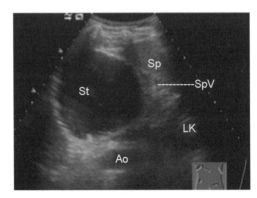

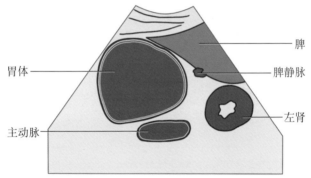

图8-57　左肋间经脾脏胃底斜切面

【探查方法】　受检者空腹 8 ~ 12h，饮水 800 ~ 1000ml，充盈胃及十二指肠，平卧位，探头斜置于左侧第 8 ~ 10 肋间，向左扫查。

【断面结构】　胃底斜切面，其左前方为脾脏的斜切面，左后方为左肾的斜切面，后方为腹主动脉的斜切面。

【测量方法及正常值】　测量胃底胃壁的厚度。正常胃壁厚 3 ~ 5mm，5 ~ 6mm 为临界值，> 6mm 为异常。

【临床价值】　通过脾脏做透声窗，可以清晰显示胃底特别是和脾肾相邻的左侧壁。

（五）上腹部胃体长轴切面（图 8-58）

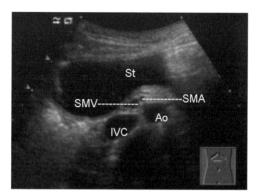

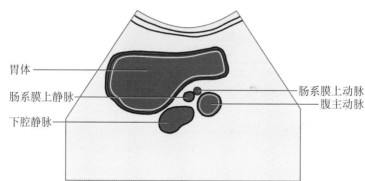

图8-58 上腹部胃体长轴切面

【探查方法】 受检者空腹 8 ~ 12h，饮水 800 ~ 1000ml，充盈胃及十二指肠，平卧位，探头沿胃长轴方向斜置于上腹部。

【断面结构】 胃体长轴切面。显示胃体前后壁，后方为胰腺体尾部，左后方为左肾。

【测量方法及正常值】 测胃体壁厚度。正常胃壁厚 3 ~ 5mm，5 ~ 6mm 为临界值，可以随访观察，> 6mm 为异常。

【临床价值】 观察胃体形态结构，与周围脏器的关系。探头向上移可以显示胃小弯的位置，确定有无胃下垂。

（六）上腹部胃体短轴切面（图 8-59）

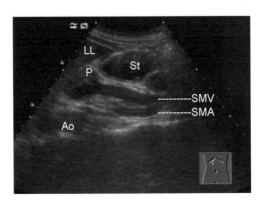

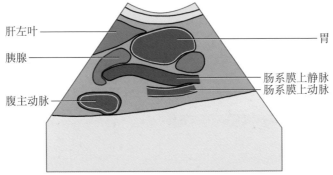

图8-59　上腹部胃体短轴切面

【探查方法】　受检者空腹 8 ～ 12h，饮水 800 ～ 1000ml，充盈胃及十二指肠，平卧位，探头斜置于上腹部，与长轴切面垂直。

【断面结构】　胃体短轴切面。

【测量方法及正常值】　测胃体部胃壁厚度。正常胃壁厚 3 ～ 5mm，5 ～ 6mm 为临界值，≥ 6mm 为异常。

【临床价值】　观察胃体形态结构，特别是胃大弯及胃小弯。

（七）胃角部横切面（图 8-60）

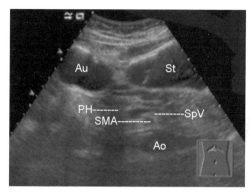

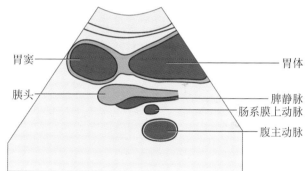

图8-60　胃角部横切面

【探查方法】　受检者空腹 8 ～ 12h，饮水 800 ～ 1000ml，充盈胃及十二指肠，平卧位，探头斜置于上腹部。

【断面结构】　显示胃窦和胃体，中间由胃角相连构成一个"∞"字形结构。

【临床价值】　此切面可同时显示胃角及胃体，对于确定胃的位置、形态及病变的定位都有价值。

（八）右上腹胃窦纵切面（图 8-61）

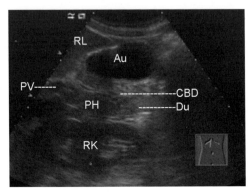

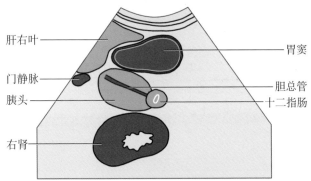

图8-61　右上腹胃窦纵切面

【探查方法】　受检者空腹 8 ～ 12h，快速饮水 800 ～ 1000ml，充盈胃及十二指肠，平卧位，探头斜置于右上腹。

【断面结构】　胃窦纵切面，胰头纵切面，部分右肝及胆囊斜切面及胆总管胰腺段纵切面。

【测量方法及正常值】　测量胃窦壁厚。胃窦壁的厚度略大于胃底及体部，一般应＜ 0.6cm。

【临床价值】　观察胃窦形态结构，与周围脏器的关系。

（九）右肋缘下幽门及十二指肠球部斜切面（图 8-62）

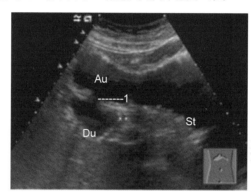

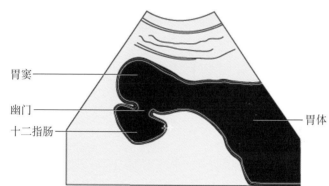

图8-62　右肋缘下幽门及十二指肠球部斜切面

注：1.幽门

【探查方法】　受检者空腹 8 ～ 12h，快速饮水 800 ～ 1000ml，充盈胃及十二指肠，平卧位，探头斜置于右肋缘下，向右上扫查。

【断面结构】　显示胃窦、幽门及十二指肠球部斜切面。正常十二指肠球部为三角形或栗子形，壁光滑。

【测量方法及正常值】　可以测量十二指肠壁厚、幽门壁厚。正常十二指肠壁厚应＜ 0.49cm，0.5 ～ 0.6cm 为临界值，当≥ 0.6cm 时，提示壁增厚。小儿幽门壁环状肌厚度＜ 0.3cm，当≥ 0.3cm 时为异常。成年人幽门壁肌层厚应＜ 0.6cm。小儿幽门管长＞ 1.6cm 为异常，直径＞ 1.4cm 为异常。

【临床价值】　可以观察胃窦、幽门管及十二指肠球部的形态及结构，诊断十二指肠球部病变、幽门肥厚、狭窄等。肠系膜上动脉综合征时可显示此处扩张。

（十）右上腹十二指肠降部横切面（图 8-63）

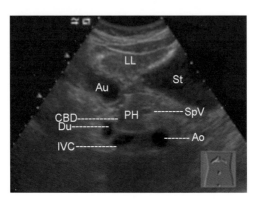

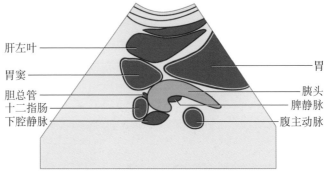

图8-63　右上腹十二指肠降部横切面

【探查方法】　受检者空腹 8 ～ 12h，饮水 800 ～ 1000ml，充盈胃及十二指肠，平卧位，探头横置于右上腹显示胰头及十二指肠横部。

【断面结构】　显示胃窦、胰头及十二指肠降部横切面，下腔静脉及腹主动脉。

【临床价值】　可以观察胃窦、幽门及十二指肠降部。十二指肠乳头部肿瘤较大时可在此部位显示。肠系膜上动脉综合征时可显示此处扩张。

（十一）上腹部十二指肠横部横切面（图 8-64）

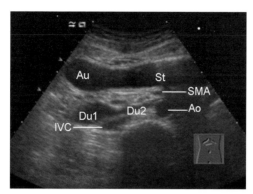

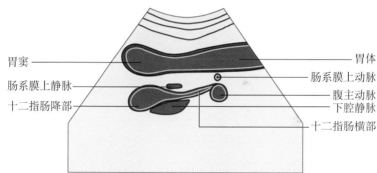

图8-64　上腹部十二指肠横部横切面

注：Du1.十二指肠降部；Du2.十二指肠横部

【探查方法】　能清洁灌肠最好。受检者快速饮水 1000ml 以上，平卧位，探头横置于右上腹。

【断面结构】　显示胰腺下部长轴切面，十二指肠横部、下腔静脉及腹主动脉横切面。

【临床价值】　十二指肠横部位于胰头后下方，其远端位于肠系膜上动脉和腹主动脉之间。两动脉之间的夹角变小，可压迫肠腔导致局部狭窄，产生肠系膜上动脉综合征，其近端肠腔扩张、淤滞。

（十二）上腹部空肠长轴切面（图 8-65）

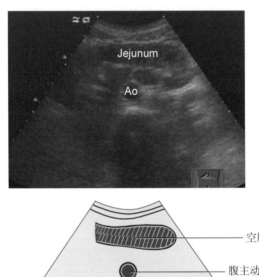

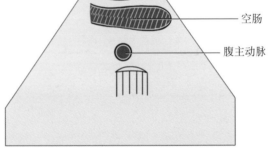

空肠

腹主动脉

图8-65　上腹部空肠长轴切面

【探查方法】　能清洁灌肠最好。受检者快速饮水 1000ml 以上，使肠腔充盈，平卧位，探头竖置于左上腹。

【断面结构】　空肠长轴切面，显示内侧壁有较多的绒毛及皱襞呈梳状结构。

【测量方法及正常值】　测量空肠壁厚度，正常肠壁厚应为 0.3 ～ 0.4cm，0.4 ～ 0.49mm 为临界值，≥ 5mm 为异常。但必须在肠腔完全充盈的情况下。

【临床价值】　空肠位于腹腔脐周部、左上腹及左下腹。可用于诊断肠壁肿瘤、肥厚、肠梗阻等。

（十三）左下腹部升结肠长轴切面（图 8-66）

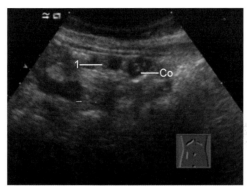

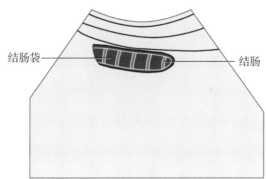

图8-66　左下腹部升结肠长轴切面

注：1.结肠袋

【探查方法】　能清洁灌肠最好。受检者必须快速饮水 1000ml 以上，平卧位，探头竖置于右下腹。

【断面结构】　升结肠长轴切面，黏膜面光滑，长轴切面可见结肠袋呈节段性分隔，为肠皱襞。

【测量方法及正常值】　测量肠壁的厚度。正常肠壁厚 0.3 ~ 0.4cm，0.4 ~ 0.49cm 为临界值，≥ 0.5cm 为异常。

【临床价值】　可用于诊断肠壁肿瘤、肥厚、肠梗阻等。横结肠及降结肠的形态与其相同。

（十四）下腹部直肠横切面（图8-67）

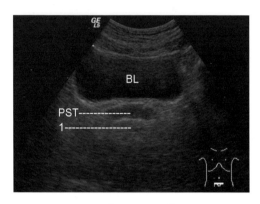

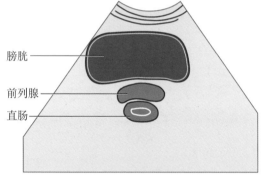

膀胱

前列腺

直肠

图8-67　下腹部直肠横切面

注：1.直肠

【探查方法】　能清洁灌肠最好。在充盈膀胱的情况下，在耻骨联合上探查。

【断面结构】　直肠横切面，呈圆形环状结构。男性直肠位于前列腺的后方。

【测量方法及正常值】　测量直肠壁的厚度。正常单侧直肠壁厚0.3～0.4cm，0.4～0.49cm为临界值。

【临床价值】　诊断直肠壁占位性病变、增厚性病变，直肠周围病变侵犯直肠。

（张　梅）

第 9 章

腹部血管

· AA	arcuate artery	弓形动脉
· Ao	aorta	主动脉
· Au	antrum	胃窦
· AV	arcuate vein	弓形静脉
· Bo	bowel	肠管
· C	cortex	皮质
· CA	celiac artery	腹腔动脉
· CBD	common bile duct	胆总管
· CHA	common hepatic artery	肝总动脉
· CIA	common iliac artery	髂总动脉
· CIV	common iliac vein	髂总静脉
· CL	caudate lobe	尾状叶
· Dia	diaphragm	膈
· EIA	external iliac artery	髂外动脉
· EIV	external iliac vein	髂外静脉
· GB	gaubladder	胆囊
· HA	hapatic artery	肝动脉
· IIA	internal iliac artery	髂内动脉
· IIV	internal iliac vein	髂内静脉
· ILA	interlobar artery	叶间动脉
· ILLA	interlobular artery	小叶间动脉
· ILLV	interlobular vein	小叶间静脉

· ILV	interlobar vein	叶间静脉
· IVC	inferior vena cava	下腔静脉
· LHV	left hepatic vein	肝左静脉
· L	liver	肝
· LK	left kidney	左肾
· LL	left liver	肝左叶
· LTH	ligament teres hepatis	肝圆韧带
· LRA	left renal artery	左肾动脉
· LRV	left renal vein	左肾静脉
· M	medulla	髓质
· MHV	medium hepatic vein	肝中静脉
· P	pancreas	胰腺
· PH	pancreatic head	胰头
· PHA	proper hepatic artery	肝固有动脉
· PN	neck of pancreas	胰颈
· PV	portal vein	门静脉
· QL	quadrate lobe	方叶
· RHV	right hepatic vein	肝右静脉
· RK	right kidney	右肾
· RL	right liver	肝右叶
· RPV	right portal vein	门静脉右支
· RRA	right renal artery	右肾动脉
· RRV	right renal vein	右肾静脉
· RS	renal sinus	肾窦
· SA	segmental artery	段动脉
· SMA	superior mesenteric artery	肠系膜上动脉
· SMV	superior mesenteric vein	肠系膜上静脉
· S	spine	脊椎
· Sp	spleen	脾
· SpA	splenic artery	脾动脉
· SpV	splenic vein	脾静脉
· SV	segmental vein	段静脉

第一节　动脉系统

一、腹主动脉

（一）腹正中腹主动脉长轴矢状切面（图 9-1）

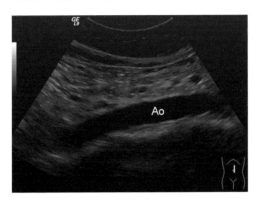

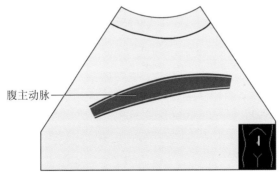

腹主动脉

图9-1　腹正中腹主动脉长轴矢状切面

【扫查方法】　受检者禁食 8h 以上，仰卧位，在腹正中线偏左 1 ～ 2cm 处连续性纵切扫查。

【断面结构】　腹主动脉长轴矢状面，从上到下管径逐渐变细，可见管壁的搏动。

【测量方法及正常值】　腹主动脉显示清晰者可显示动脉壁为三层结构。在最大矢状切面上测量腹主动脉前后径，测量方法为从一侧管壁外缘到对侧管壁外缘。腹主动脉管径自上而下均匀性变小，男性大于女性，腹主动脉下段管径的正常值为：男性（2.0±0.25）cm，女性（1.7±0.15）cm。管腔内径的测量方法为一侧壁的内膜与管腔界面至对侧壁的内膜与管腔界面之间的距离。如有管腔狭窄，计算狭窄率，狭窄率 =（血管内径 – 狭窄处最小内径）÷ 血管内径。

【临床价值】　此切面可观察腹主动脉长轴矢状面的全长，前后径是否有扩张或狭窄，管径较正常值扩张达 50% 以上可诊断动脉瘤；管径增大 < 50% 时称为动脉扩张。动脉瘤形成后需定期监测其大小。观察管壁的结构改变，大动脉炎累及腹主动脉时，可见管壁增厚，内径减小；动脉粥样硬化斑块形成的患者，内膜 - 中层常不均匀增厚且回声改变。

（二）侧腰部腹主动脉长轴冠状切面（图 9-2）

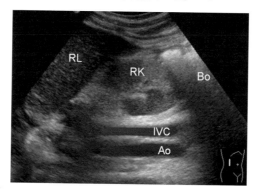

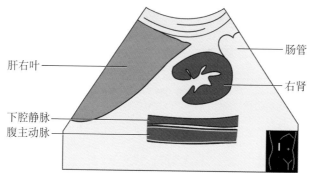

肝右叶

下腔静脉
腹主动脉

肠管

右肾

图9-2　侧腰部腹主动脉长轴冠状切面

【扫查方法】　患者可采取左或右侧卧位，通过肝、右肾或脾、左肾作为透声窗，从前到后进行扫查；动脉走行扭曲时需调整探头方向获得真正的动脉长轴切面。

【断面结构】　腹主动脉长轴冠状切面及伴行的下腔静脉长轴冠状切面。

【测量方法及正常值】　在最大长轴冠状切面上测量腹主动脉左右径，测量方法为从一侧管壁外缘到对侧管壁外缘。腹主动脉下段管径的正常值：男性 (2.0 ± 0.25) cm，女性 (1.7 ± 0.15) cm。

【临床价值】　此切面主要用于因过度肥胖、腹胀及大量腹水而导致腹主动脉探查困难，常规探测方法难以清晰显示腹主动脉者，可在此切面观察腹主动脉长轴管壁及管腔情况，同时观察下腔静脉的管腔及血流情况。

【附注】　腹主动脉管径的测量存在一定误差，且主动脉管径越大，测量误差越大，0.5cm 以下的差异一般认为无统计学意义，在各测量值中，以长轴矢状面的前后径测值最为准确。

（三）腹正中腹主动脉横切面（图 9-3）

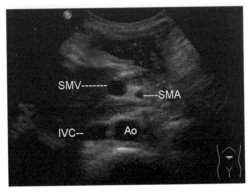

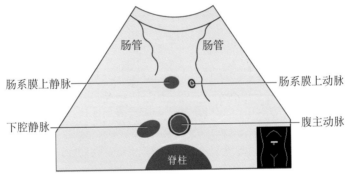

图9-3　腹正中腹主动脉横切面

【扫查方法】　常规检查患者应取仰卧位，在腹正中线连续性横切扫查。

【断面结构】　腹主动脉、下腔静脉肠系膜上动脉及肠系膜上静脉横切面。腹主动脉显示清晰者可显示动脉壁的三层结构。

【测量方法】　在横切面上测量腹主动脉前后径及左右径，测量方法均为从一侧管壁外缘到对侧管壁外缘。

【临床价值】　此切面可观察腹主动脉横切面的全长，通过连续扫查和测量可确定不同病因导致的管径扩张或狭窄，观察动脉粥样硬化斑块，测量残余管腔的大小。

【附注】　超声测量的轴向分辨率优于侧向分辨率，因此横切面上前后径测量的误差较左右径测量误差小。前后径和左右径中，以测值大者作为腹主动脉管径。对于残余管腔的测量，横切面与纵切面测量误差均较大，结合彩色多普勒超声有助于减小误差，相对而言，横切面的测值较纵切面更准确。

（四）腹主动脉彩色多普勒血流图（图 9-4）

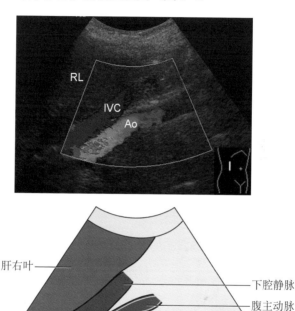

图9-4　腹主动脉彩色多普勒血流图（见彩图30）

【扫查方法】　受检者禁食 8h 以上，仰卧位，在腹正中线偏左 1 ~ 2cm 处连续纵切扫查。在显示腹主动脉二维图像后，采用彩色多普勒观察，检查时需进行增益、流速及滤波的调节。纵切观察时，如声束血流夹角过大影响血流显示，可在探头尾侧加压。

【断面结构】　腹主动脉长轴冠状切面及伴行的下腔静脉长轴冠状切面。腹主动脉长轴切面，血流方向为由头侧到尾侧，充满整个管腔，中心血流明亮，近管壁处血流较暗淡；冠状切面和横切面上显示腹主动脉和下腔静脉血流方向相反。

【临床价值】　通过彩色血流图对腹主动脉血流进行大致观察，确定有无局限性或弥漫性的管腔狭窄，狭窄段血流束变细，严重时狭窄处可见杂色血流，彩色多普勒有助于确定狭窄部位和狭窄处血流方向。对于回声很低的斑块和动脉瘤内的附壁血栓，彩色多普勒的观察有助于确定病变的厚度和对残余管腔进行准确测量。

（五）腹主动脉血流波形（图 9-5）

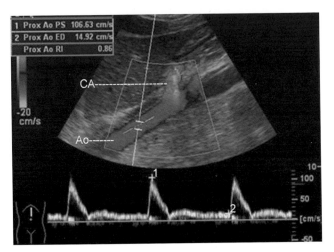

图9-5　腹主动脉血流波形（见彩图31）

【扫查方法】　受检者禁食 8h 以上，仰卧位，在腹正中线偏左 1 ~ 2cm 处连续纵切扫查。显示腹主动脉长轴后，采用彩色多普勒观察，调节至血流显示良好，进行频谱多普勒检查。探头应尾侧加压使声束血流夹角尽量减小。

【断面结构】　腹主动脉长轴切面，血流方向为由头侧到尾侧。

【测量方法及正常值】　腹主动脉血流频谱在收缩期上升陡直、频带较窄，有清晰的频窗，形态随部位不同而有差别，近段频谱显示舒张期有一定程度的正向血流，远段频谱显示舒张早期有一反向波。峰值流速（PSV）尚无一定的公认标准，文献报道在 50 ~ 110cm/s，从近端到远端流速略降低。

【临床价值】　腹主动脉狭窄时，狭窄段 PSV 增高，远段 PSV 减低，且频谱显示远段收缩期加速度减小，加速时间延长，频谱圆钝。计算肾动脉与腹主动脉峰值流速比值（RAR）时，腹主动脉的 PSV 测量位置为肠系膜上动脉开口远端 1cm 处。

二、腹腔动脉及其分支

(一) 腹腔动脉长轴矢状切面 (图 9-6)

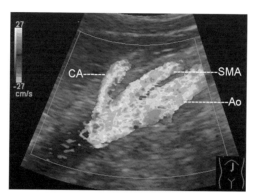

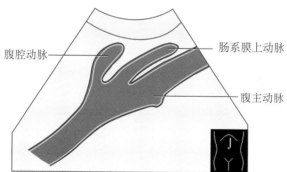

图9-6　腹腔动脉长轴矢状切面 (见彩图32)

【扫查方法】　一般检查前患者应禁食 8h 以上，仰卧位，探头纵置于剑突下中线偏左 1～2cm 处，显示腹主动脉长轴后，可见腹腔动脉起始于腹主动脉前壁，为腹主动脉的第一分支。腹胀、肥胖患者检查时需适当加压。

【断面结构】　腹腔动脉，腹主动脉，肠系膜上动脉，肝脏左叶。

【测量方法及正常值】　在此切面可测量腹腔动脉起始段管径，一般为 (0.79 ± 0.19) cm，主干长度为 0.5～3cm。正常腹腔动脉内为层流。

【临床价值】　腹腔动脉狭窄多位于起始段。在此切面上可测量腹腔动脉起始段管径，观察管壁回声是否正常，测量残余管腔直径。彩色多普勒血流图可为诊断管腔狭窄提供依据，狭窄处呈杂色血流信号；如有闭塞，闭塞段管腔内无血流信号。

【附注】　由于腹腔动脉位置较深，超声常难以显示动脉壁厚度及结构，因此难以准确测量动脉内径和狭窄时残余管腔，对于动脉狭窄的诊断以频谱峰值流速测量为主。

（二）腹腔动脉脉冲多普勒血流波形（图 9-7）

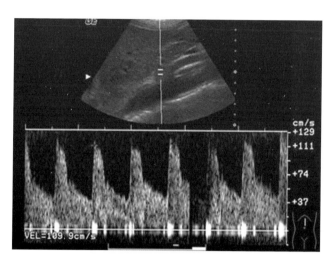

图9-7　腹腔动脉脉冲多普勒血流波形

【扫查方法】　一般检查前患者应禁食 8h 以上，仰卧位，探头纵置于剑突下中线偏左 1 ~ 2cm 处，显示腹腔动脉长轴后，取样容积置于距起始部 0.5 ~ 1.0cm 处管腔中央，肥胖患者检查时需适当加压，尽量减少呼吸干扰。

【测量方法】　禁食时腹腔动脉血流为低阻的二相波形，具有较高的舒张期血流，餐后流速减低且阻力增高。超声诊断显著狭窄的主要参数为峰值流速，因此测量时应准确调节角度校正线。

【临床价值】　腹腔动脉无症状性狭窄的发生率约为 22%。内径减少 70% 以上的腹腔动脉狭窄的诊断标准为峰值流速 > 200cm/s，同时频谱形态改变，表现为频窗消失，频谱充填。

（三）腹腔动脉变异（图9-8）

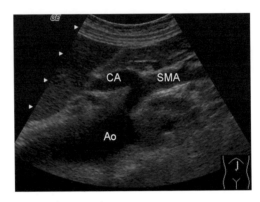

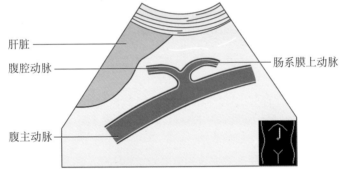

肝脏

腹腔动脉

肠系膜上动脉

腹主动脉

图9-8　腹腔动脉变异

【扫查方法】　一般检查前患者应禁食8h以上，仰卧位，探头纵置于剑突下中线偏左1～2cm处。腹胀、肥胖患者检查时需适当加压。

【断面结构】　腹主动脉，腹腔动脉，肠系膜上动脉。显示腹主动脉长轴后，可见腹腔动脉起始于腹主动脉前壁，为腹主动脉的第一分支，腹腔动脉与肠系膜上动脉共干起自腹主动脉。

【临床价值】　不到1%的正常人可见腹腔动脉与肠系膜上动脉共干起自腹主动脉。如果肠系膜上静脉异位起源于腹腔动脉，腹腔动脉严重狭窄时可引起肠系膜缺血症状。

（四）剑突下肝总动脉及脾动脉长轴切面（图9-9）

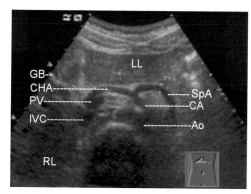

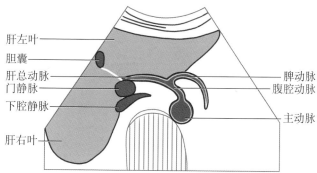

图9-9　剑突下肝总动脉及脾动脉长轴切面

【探查方法】　患者空腹 8 ~ 12h，平卧位，探头横置于剑突下。在显示胰腺横切面后探头略向上扫查于胰腺上缘声束指向后上方，显示肝动脉及脾动脉长轴切面。

【断面结构】　肝总动脉及脾动脉长轴切面，胰腺上缘横切面，腹主动脉及下腔静脉的横切面。

【测量方法及正常值】　测肝总动脉及脾动脉内径及血流速度。正常值：肝总动脉管径（0.42±0.24）cm，脾动脉管径（0.48±0.26）cm。

【临床价值】　①在肝移植患者，用此切面观察肝动脉管腔是否通畅，有无吻合口狭窄或血栓形成；②在原发性肝癌、门静脉阻塞性疾病如门静脉血栓或癌栓，肝动脉均呈代偿性增粗，血流速度明显加快；③在脾肿大的病人，脾动脉血流速度明显加快；④在此切面，可以显示上腹部腹膜后有无淋巴结肿大。

这些淋巴结一般位于腹腔动脉、肝动脉或脾动脉的周围。

【附注】 肝动脉有75%～77%为正常从腹腔动脉发出,但有23%～25%为异位起源,称为迷走肝动脉。最常见的为起源于肠系膜上动脉,为10.7%～11.1%;其次为起源于胃左动脉。如果肝脏没有其他动脉供应时,此种异位起始的肝动脉便称为代替动脉。

（五）肝总动脉血流波形（图9-10）

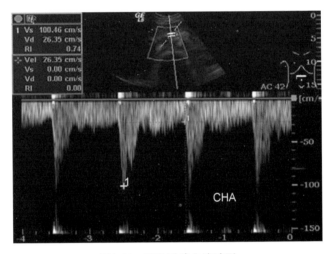

图9-10　肝总动脉血流波形

【探查方法】 患者空腹8～12h,平卧位,于剑突下肝总动脉长轴切面处取血流频谱,声束和血流束间的夹角＜60°。

【测量方法及正常值】 脉冲多普勒显示血流频谱,测血流速度及阻力指数。血流速度正常值:(91.1±24.9) cm/s,阻力指数较低。

（六）剑突下肝固有动脉长轴切面（图 9-11）

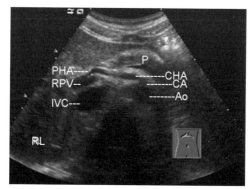

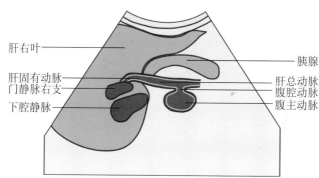

图9-11　剑突下肝固有动脉长轴切面

【探查方法】　患者空腹 8 ~ 12h，探头置于剑突下，在显示肝总动脉长轴切面后，向上追踪，在胰头的外侧，肝总动脉分出胃十二指肠动脉后，移行为肝固有动脉。

【断面结构】　第一肝门部，肝固有动脉长轴切面。肝固有动脉自肝总动脉分出，经肝十二指肠韧带上行到第一肝门附近，在此分成肝左右动脉。

【测量方法及正常值】　测肝固有动脉内径，正常值（0.33±0.07）cm。脉冲多普勒在此切面显示血流频谱，测血流速度。

【临床价值】　①在肝移植病人，用此切面观察肝固有动脉管腔是否通畅，有无吻合口狭窄、动脉瘤或血栓形成；②在原发性肝癌、门静脉阻塞性疾病如门静脉血栓或癌栓、门静脉高压等，肝固有动脉均呈代偿性增粗，血流速度明显加快；③可以显示肝门部有无淋巴结肿大。

（七）肝固有动脉血流波形（图 9-12）

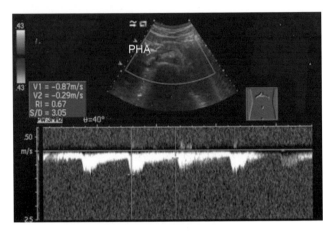

图9-12　肝固有动脉血流波形

【探查方法】　患者空腹 8 ～ 12h，平卧位，于第一肝门肝固有动脉处取血流频谱，声束和血流束间的夹角应＜ 60°。

【测量方法及正常值】　测最大血流速度、平均血流速度。最大血流速度(82.2 ± 20.8) cm/s，平均血流速度正常值（37.89 ± 11.22）cm/s。

三、肠系膜上动脉

（一）肠系膜上动脉起始段横切面（图 9-13）

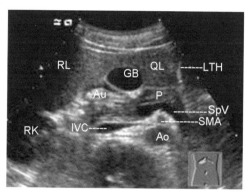

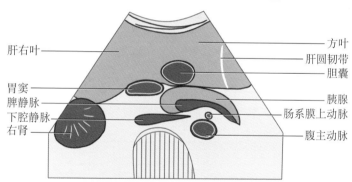

图9-13　肠系膜上动脉起始段横切面

【扫查方法】　一般检查前受检者应禁食 8h 以上，仰卧位，探头横置于剑突下，显示胰腺横切面后，向下扫查，在胰腺后方观察。腹胀、肥胖患者检查时需适当加压。

【断面结构】　肠系膜上动脉、腹主动脉及下腔静脉横切面，胰腺横切面，脾静脉及左肾静脉长轴切面。

【测量方法】　在此切面测肠系膜上动脉内径。

【临床价值】　在此切面有利于定位肠系膜上动脉，在此基础上进行肠系膜上动脉的长轴扫查。

（二）肠系膜上动脉横切面（图9-14）

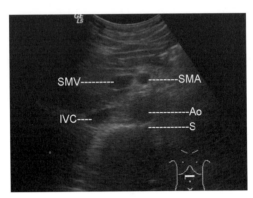

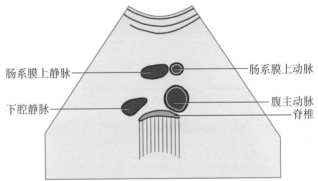

图9-14　肠系膜上动脉横切面

【扫查方法】　探头横置于剑突下，在显示肠系膜上动脉起始段横切面后，探头向下移扫查。

【断面结构】　显示肠系膜上动脉和肠系膜上静脉伴行的横切面。

【测量方法】　在此切面测肠系膜上动静脉内径。

【临床价值】　在此切面有利于定位肠系膜上动脉，在此基础上进行肠系膜上动脉的长轴扫查。

（三）肠系膜上动脉长轴矢状切面（图 9-15）

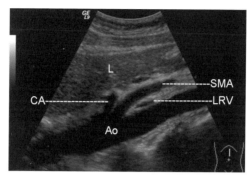

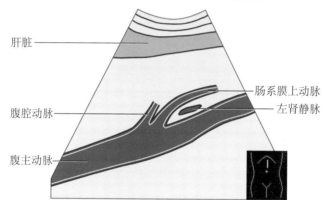

图9-15 肠系膜上动脉长轴矢状切面

【扫查方法】 一般检查前受检者应禁食 8h 以上，仰卧位，探头置于剑突下，沿腹正中线偏左 1 ~ 2cm 处纵切扫查；或在横切面基础上旋转探头获得长轴切面。

【断面结构】 肠系膜上动脉，腹腔动脉，腹主动脉，左肾静脉。肠系膜上动脉起始部上缘距离腹腔动脉开口处下缘 1 ~ 6mm。

【测量方法及正常值】 在此切面测量肠系膜上动脉起始段管径，约 0.77cm，进食后可增宽；还可测量肠系膜上动脉与腹主动脉夹角，正常为 40° ~ 60°。

【临床价值】 动脉粥样硬化患者累及肠系膜上动脉时，可见管壁上的斑块样强回声以及血流束狭窄和射流；肠系膜上动脉闭塞时，在此切面管腔内无血流显示。肠系膜上动脉与腹主动脉夹角过小也可压迫十二指肠横部，引起肠系膜上动脉压迫综合征；也可以压迫左肾静脉，引起左肾静脉压迫综合征，即"胡桃夹"现象。腹膜后肿物可将肠系膜上动脉抬高，使二者夹角增大，有助于确定肿物是否来源于腹膜后。

（四）肠系膜上动脉血流波形（图 9-16）

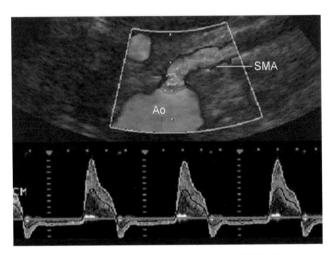

图9-16　肠系膜上动脉血流波形（见彩图33）

【扫查方法】　一般检查前受检者应禁食 8h 以上，仰卧位，探头置于剑突下，沿腹正中线偏左 1 ～ 2cm 处纵切扫查；或在横切面基础上旋转探头获得长轴切面。

【断面结构】　肠系膜上动脉长轴，腹主动脉长轴。

【测量方法及正常值】　测量位置为肠系膜上动脉起始段，超声诊断显著狭窄的主要参数为峰值流速，因此测量时应准确调节角度校正线。如有狭窄则测量狭窄段射流最明显处。禁食后肠系膜上动脉频谱为三相波形，峰值流速（119.6±22.8）cm/s。餐后肠系膜上动脉峰值流速明显增加，餐后 45min，峰值流速可增加至基础值 2 倍左右，频谱反向波消失。

【临床价值】　肠系膜上动脉狭窄患者，禁食时狭窄处峰值流速明显高于正常人，舒张早期反向波消失。肠系膜上动脉 70% 以上狭窄的诊断标准为峰值流速 ≥ 275cm/s。餐后狭窄处峰值流速增高不明显。

【附注】　肠系膜上动脉狭窄小于 70% 时通常无明显临床表现，且不会导致流速的明显升高。肠系膜缺血的最重要表现为动脉峰值流速增高，波形分析、舒张期血流改变、餐前餐后血流改变等指标的临床价值有限。腹主动脉与肠系膜上动脉流速比值临床意义不大。

四、肾动脉

（一）腹正中横切面显示双肾动脉主干（图 9-17）

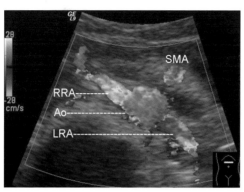

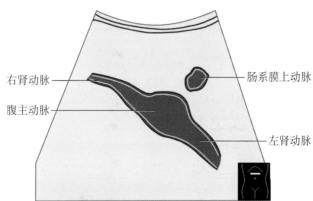

图9-17 腹正中横切面显示双肾动脉主干（见彩图34）

【扫查方法】　患者空腹，仰卧位。采用 2.5 ～ 3.5MHz 探头，探头置于上腹部。纵切显示肠系膜上动脉起始部后，探头转为横切，向足侧移动，在肠系膜上动脉起始部远端 1 ～ 2cm 处腹主动脉侧壁可显示双侧肾动脉开口，然后进一步观察肾动脉主干；或先显示肾静脉长轴和下腔静脉横切面后，在其后方寻找肾动脉。探头应适当加压，并采用交叉探测的方法（从腹主动脉一侧探测对侧肾动脉），减小声束血流夹角。

【断面结构】　腹主动脉横切面，左、右肾动脉长轴，肠系膜上动脉横切面。

【测量方法及正常值】　此切面可测量双侧肾动脉管径，正常为 4 ～ 7mm。可同时显示双侧肾动脉血流充盈情况，正常应为层流；如声束血流夹角可调整至＜ 60°，可在此切面进行频谱测量。

【临床价值】　肾动脉狭窄时可见狭窄段杂色（彩色混叠）血流，流速增高，动脉粥样硬化引起的肾动脉狭窄常累及起始段。

【附注】　此切面常因肾动脉近段声束血流夹角过大导致血流信号充盈欠佳及流速测值偏大。

（二）侧腰部冠状切面显示肾动脉（图 9-18）

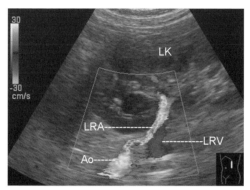

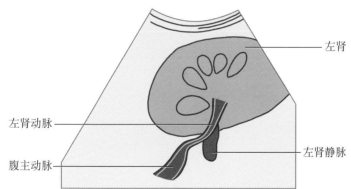

左肾

左肾动脉

腹主动脉

左肾静脉

图9-18　侧腰部冠状切面显示肾动脉（见彩图35）

【扫查方法】　受检者侧卧位，根据受检者体型不同将探头置于腋前、腋中、腋后线肋间或第 12 浮肋下，冠状切面上以肾脏为透声窗显示肾动脉全长，可先显示腹主动脉，在其侧壁找到肾动脉开口后顺血流方向追踪肾动脉，也可在肾门处找到肾动脉，逆血流方向追踪至其起始部。

【断面结构】　肾冠状切面，肾动脉，腹主动脉，肾静脉，肾内各级动脉分支。

【测量方法及正常值】　此切面可测量肾动脉管腔，正常内径为 4 ～ 7mm。可显示一侧肾动脉血流充盈情况，正常应为层流；如声束血流夹角调整至＜ 60°，可在此切面进行频谱测量。

【临床价值】　在此切面上声束血流夹角较小，流速测量较准确，主要观察肾动脉主干血流及频谱测量。肾动脉狭窄时狭窄段呈杂色血流，流速增高。此切面也可显示双肾静脉，急性血栓形成时静脉管径增宽，内充满低回声，血流信号消失。

（三）右肋缘下横切面显示右肾动脉、静脉（图9-19）

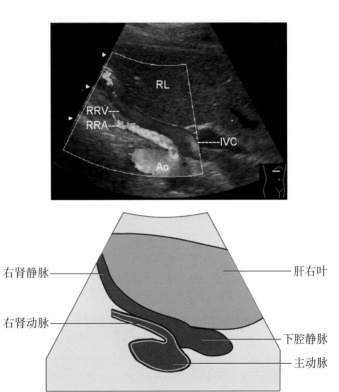

图9-19　右肋缘下横切面显示右肾动、静脉长轴彩色血流图（见彩图36）

Atlas of Human Body Ultrasound Scanning

【扫查方法】　患者仰卧位或左侧卧位，探头横置于右前腹肋间或肋缘下，声束指向正后方、后上方或后下方，在下移的肝脏后方寻找右肾静脉和下腔静脉，进一步在其后方寻找右肾动脉长轴切面和腹主动脉横切面，部分人还能同时显示左肾动脉近段。

【断面结构】　肝脏，右肾动脉，右肾静脉，右肾横切面，腹主动脉，下腔静脉；左肾动脉有时可同时显示。

【测量方法及正常值】　此切面可测量右肾动脉管径，正常为 4 ~ 7mm；如声束血流夹角调整至＜ 60°，可在此切面进行频谱测量。

【临床价值】　此横切面充分利用肝脏作透声窗，可使右肾动脉全程清晰显示，可较好地显示肾动脉的血流充盈情况，有时还可观察动脉管壁的结构，有助于采用形态学指标来诊断肾动脉疾病。此切面的声束血流夹角较小，流速测量较准确。但此方法对左肾动脉探测帮助不大。此切面也可显示右肾静脉全长，有助于静脉血栓的诊断。

（四）双肾冠状切面观察并测量肾内动脉分支（图9-20）

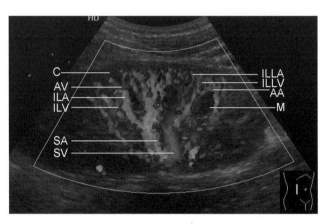

图9-20　双肾冠状切面观察并测量肾内动脉分支（见彩图37）

【扫查方法】　受检者侧卧位，探头置于侧腰部，调整探头显示肾脏最大冠状切面。

【断面结构】　肾冠状切面，肾内动脉各级分支（段动脉、叶间动脉、弓形动脉、小叶间动脉）。正常情况下肾内动脉各级分支显示清晰，呈树状分布，均匀分布于肾脏各部分。

【临床价值】　肾动脉主干闭塞时肾内无血流信号显示，慢性期肾脏缩小；肾动脉分支闭塞时可见肾脏局部血流信号缺失。肾静脉主干栓塞时，急性期肾内静脉血流信号消失，动脉分支阻力增高，肾脏增大，侧支建立后无明显改变；肾静脉分支栓塞，可见肾内局限性静脉血流信号缺失。肾动脉主干严重狭窄时，肾内血流信号分布稀疏，颜色暗淡，肾内动脉分支频谱可呈小慢波表现。慢性肾功能不全患者肾内血流信号分布常较稀疏。

（五）正常肾动脉主干及其分支的典型血流波形（图 9-21）

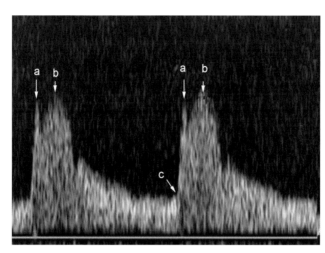

图9-21　正常肾动脉主干及其分支的典型血流波形

【扫查方法】　峰值流速是诊断肾动脉疾病的重要参数，而肾动脉狭窄多发生于起始段，因此最好在右前腹肋间或肋缘下横切，或侧腰部冠状切面记录峰值流速。注意取样线应与射流方向一致而不是与血管壁平行。

【断面结构】　肾动脉典型频谱的特点为低阻型，具有早期收缩峰（a）和晚期收缩峰（b）。

【测量方法及正常值】　以频谱的最高点为峰值流速的测量点（b），阻力指数（RI）测量点为 b 点和舒张末期（c），c 点和早期收缩峰顶点（a）为测量收缩早期加速度（AC）和收缩早期加速时间（AT）的起止点。正常成年人肾动脉峰值流速 < 100cm/s；RI 正常为 0.55 ～ 0.70；收缩早期加速度（AC）> 3m/s^2，加速时间（AT）< 0.07s。

【临床价值】　一般认为，峰值流速 ≥ 180cm/s 及 RAR（肾动脉腹主动脉峰值流速比值）≥ 3.5 可用于诊断内径减少 ≥ 60% 的肾动脉主干狭窄。狭窄下游动脉频谱的收缩早期加速度和加速时间是诊断肾动脉狭窄的间接指标，收缩早期加速时间延长（≥ 0.07s），加速度 ≤ 3m/s^2 及阻力指数 < 0.5 对诊断有血流动力学意义的肾动脉主干狭窄较有价值。

（六）不同类型正常肾动脉波形收缩早期加速度和加速时间（图9-22）

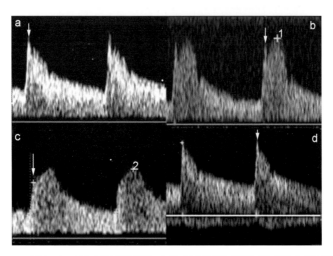

图9-22 不同类型正常肾动脉波形收缩早期加速度和加速时间

【扫查方法】 在侧腰部肾脏冠状面上，段动脉和叶间动脉血流流向探头，流速测量较准确。当肾动脉主干狭窄时，叶间动脉已无射流成分，可作为下游的常规测量部位，如测量困难，可用段动脉代替。弓形动脉和小叶间动脉频谱测量欠可靠。对于肾内不同部位获取的频谱，以形态改变最异常者进行测量。频谱不稳定，难以获取3个连续同样的频谱时，最好选择最趋于正常的频谱测量。

【断面结构】 正常肾动脉频谱可分为4型：早期收缩峰高于晚期收缩峰（a）；早期收缩峰低于晚期收缩峰（b）；早期收缩峰缺失（c）；晚期收缩峰缺失（d）。

【测量方法】 收缩早期加速度和加速时间的测量方法为从收缩期频谱起始处至收缩早期波峰的顶点处或收缩早期波峰消失处（图a～d中箭头所指处），但当这些特征不能辨认时，测量中止点则选择收缩期频谱最高点。

【临床价值】 狭窄下游动脉频谱的收缩早期加速度和加速时间是诊断肾动脉狭窄的间接指标。当肾动脉主干显示困难时，正确测量下游动脉的收缩早期加速度和加速时间可间接判断肾动脉主干是否有异常。

（七）副肾动脉彩色血流图（图9-23）

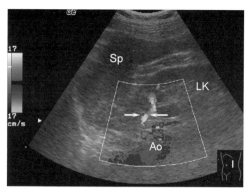

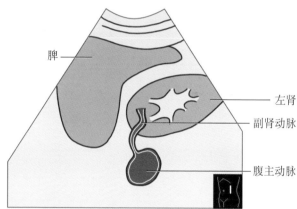

图9-23　副肾动脉彩色血流图（见彩图38）

注：箭头所指为副肾动脉

【扫查方法】　受检者侧卧位，侧腰部冠状切面上以肾为透声窗时较易显示副肾动脉。

【断面结构】　副肾动脉长轴切面，腹主动脉横切面，肾脏长轴切面。

【测量方法】　副肾动脉管径小于主肾动脉，频谱特点与肾动脉相似。

【临床价值】　副肾动脉可起于肾动脉主干或腹主动脉，多在肾上、下极入肾，走行不固定，超声有时难以发现，检查时应注意肾上、下极内侧有无入肾的动脉，副肾动脉出现率高达 41.8%，左侧尤为多见。副肾动脉本身可出现狭窄并引起高血压，因此正确显示副肾动脉有助于明确诊断。主肾动脉和副肾动脉之一存在可引起血流动力学改变的狭窄时，可导致肾内不同动脉供血区的动脉分支频谱形态不同。

（八）肾动脉先天性细小（图9-24）

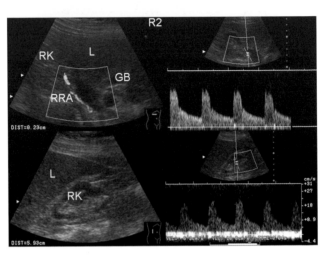

图9-24　肾动脉先天性细小

【扫查方法】　经腹正中或侧腰部扫查均可。

【断面结构】　管径普遍细小的肾动脉长轴切面，肾脏长轴切面。

【测量方法及正常值】　肾脏可小于正常，但结构清晰，皮质回声正常。肾动脉流速正常或偏低，频谱形态正常。

【临床价值】　慢性肾动脉狭窄、慢性肾病均可引起肾脏缩小，需与肾动脉先天性细小伴发的肾脏体积小相鉴别，后者肾脏结构和肾动脉频谱形态均正常，可与前者鉴别。

五、髂动脉

髂动脉纵切面（图 9-25）

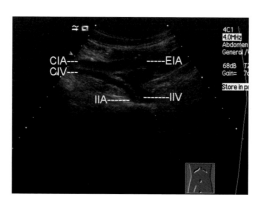

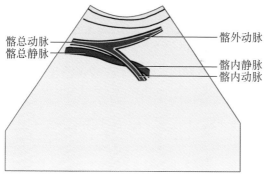

A

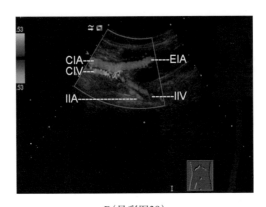

B(见彩图39)

图9-25　髂动脉纵切面

【探查方法】　采用凸阵探头，探头频率：成年人尤其是肥胖者可选择3.5MHz，小儿及较瘦者可选择5MHz。最好能禁食8～12h。患者平卧位，探头斜置于左下或右下腹部。在彩超的引导下髂总动脉很容易显示。

【断面结构】　髂总动脉纵切面，远端分支为髂内动脉及髂外动脉。

【测量方法】　髂总动脉及髂内外动脉内径，内膜厚度，多普勒血流速度。

【临床价值】　可检测动脉粥样硬化斑块所致狭窄、大动脉纤维化、外压性狭窄等疾病。

第二节　静脉系统

一、下腔静脉

（一）剑突下下腔静脉纵切面（图 9-26）

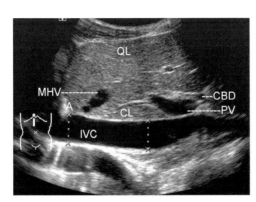

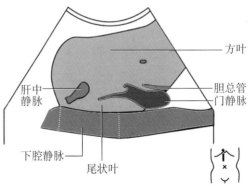

图9-26　剑突下下腔静脉纵切面

【探查方法】　患者取平卧位，探头竖置于剑突下中线稍向右斜。

【断面结构】　下腔静脉肝后段（相当长轴切面）、方叶及尾状叶纵切面，膈顶及第二肝门附近的肝组织。

【测量方法及正常值】　可测量下腔静脉右心房入口处及肝后段前后径。一般情况下，管径横径大于前后径，管径随呼吸运动周期而变化，并可见管壁搏动。近右心房处可见一生理性狭窄。吸气时前后径变窄，呼气时前后径增宽。上段：肾静脉开口以上至肝静脉开口以下，左右径 2.0 ～ 2.4cm，前后径 1.0 ～ 1.3cm；中段（肾动脉水平）：左右径 1.8 ～ 2.1cm，前后径 0.9 ～ 1.2cm；下段：双肾静脉开口以下，左右径 0.7 ～ 0.9cm，前后径 0.9 ～ 1.1cm。

【临床价值】　诊断下腔静脉狭窄、扩张、阻塞、占位性病变如布 - 加综合征、下腔静脉血栓、瘤栓等。显示下腔静脉和周围脏器的毗邻关系。下腔静脉属于腹膜后结构，出现在其周围的病变属于腹膜后病变。

（二）剑突下下腔静脉横切面（图 9-27）

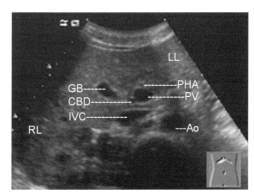

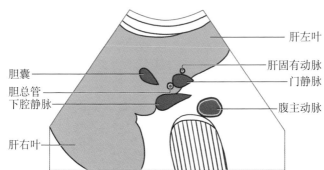

图9-27 剑突下下腔静脉横切面

【探查方法】 患者取平卧位，探头横置于剑突下中线稍向右斜。

【断面结构】 下腔静脉肝后段横切面，腹主动脉、门静脉、肝动脉及胆总管的横切面，肝脏斜切面。

【测量方法】 可测量该段下腔静脉横径及前后径。一般情况下，管腔横径大于前后径。

【临床价值】 与下腔静脉纵切面相结合，诊断下腔静脉本身及相邻脏器疾病。

（三）下腔静脉多普勒血流波形（图9-28）

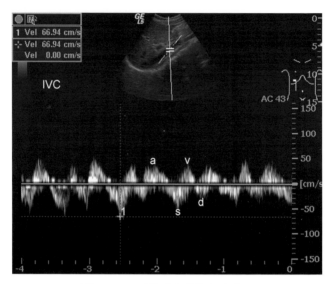

图9-28　下腔静脉多普勒血流波形

【探查方法】　患者取平卧位，探头竖置于剑突下中线位置，稍向右斜，可以通过肝脏作声窗。

【断面结构】　下腔静脉近心段血流频谱呈三相型或四相型。s波：心室收缩期，右心房容积扩大，压力降低，血液从下腔静脉流入右心房。v波：等容舒张期，右心房压力持续增高，血流反向流入下腔静脉。d波：舒张期，三尖瓣开放，右心房压力低，下腔静脉血流入右心房。a波：右心房收缩，血液倒流入下腔静脉。下腔静脉远心段受心脏舒缩的影响很小，频谱表现为连续前向血流，波幅变化较小。

【测量方法】　测量峰值血流速度，判断血流方向是否正常。

【临床价值】　诊断各种下腔静脉狭窄、扩张、阻塞、占位性病变。狭窄段血流可呈持续单向高速湍流波形；右心衰竭可使下腔静脉内径增宽，期相性波动幅度减弱；合并三尖瓣关闭不全时，右心室收缩时可出现反向的s波；肝硬化可使期相性波动幅度减弱。

二、肠系膜上静脉

（一）肠系膜上静脉横切面（图 9-29）

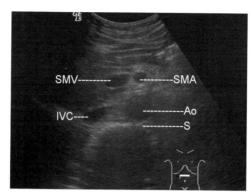

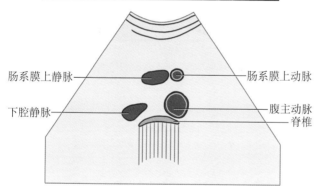

图9-29　肠系膜上静脉横切面

【扫查方法】　一般检查前受检者应禁食 8h 以上，仰卧位，探头横置于剑突下，显示胰腺横切面后，向下扫查，在胰腺后方观察。腹胀、肥胖患者检查时需适当加压。

【断面结构】　肠系膜上动、静脉、腹主动脉及下腔静脉横切面，胰腺横切面。

【测量方法】　在此切面测肠系膜上静脉横径及前后径。加压后肠系膜上静脉管腔可被压瘪。

【临床价值】　此切面有利于定位肠系膜上静脉，在此基础上进行肠系膜上静脉的长轴扫查。肠系膜上静脉血栓形成时静脉管腔增宽，横切面加压后管腔不能压瘪。

（二）肠系膜上静脉纵切面（图9-30）

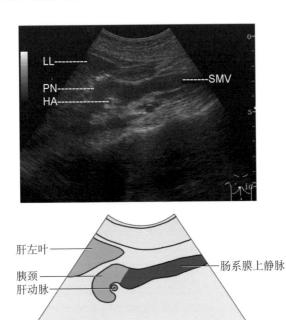

图9-30　肠系膜上静脉纵切面

Atlas of Human Body Ultrasound Scanning

【扫查方法】　一般检查前受检者应禁食 8h 以上，仰卧位，探头竖置于剑突下，显示胰腺横切面后，向下扫查，在胰腺后方观察，显示脾静脉与肠系膜上静脉汇合处或肠系膜上静脉横切面后，旋转探头，显示静脉长轴切面。腹胀、肥胖患者检查时需适当加压。

【断面结构】　肠系膜上静脉纵切面，胰颈纵切面，肝动脉横切面。

【测量方法及正常值】　在此切面上肠系膜上静脉为带状无回声，自上至下管径逐渐减小，可在此切面测量静脉前后径，其值一般 < 0.9cm。应同时观察血流方向和管腔充盈情况，测量静脉流速。正常时肠系膜上静脉内血流充盈好，为向肝血流，频谱为单相连续性频谱，与门静脉频谱相似。

【临床价值】　观察肠系膜上静脉管腔有无狭窄、闭塞或血栓形成。门静脉高压时肠系膜上静脉有可能血流反向。血栓形成时静脉前后径明显增宽，无血流显示，横切面加压后管腔不能压瘪。肠系膜上静脉远段常由于垂直于声束，难以显示血流信号，检查时应注意调整探头角度，有助于该段血流的显示，避免误诊为栓塞。

三、肾静脉

（一）上腹部偏左侧横切面显示左肾静脉长轴（图9-31）

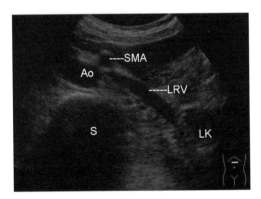

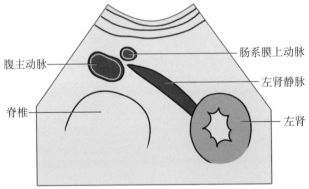

腹主动脉 —— 肠系膜上动脉

—— 左肾静脉

脊椎 —— 左肾

A.偏左侧横切面

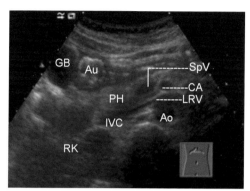

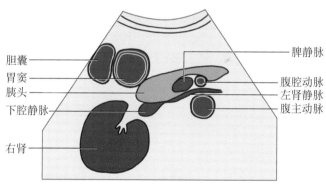

胆囊 — 脾静脉

胃窦 — 腹腔动脉

胰头 — 左肾静脉

下腔静脉 — 腹主动脉

右肾

B.正中横切面

图9-31　上腹部横切面显示左肾静脉长轴

【扫查方法】　与腹正中横切面显示肾动脉方法相似，肾静脉位于肾动脉前方，二者位置较为固定，在探头头侧或尾侧加压可使左肾静脉二维图像及血流显示更清晰。

【断面结构】　腹主动脉横切面，下腔静脉横切面，左肾静脉主干，肠系膜上动脉，有时可显示左肾动脉。腹正中横切面有利于显示左肾静脉近心段及其与下腔静脉的连接，正中偏左侧横切面有利于显示左肾静脉远心段长轴及其内部血流充盈情况。

【测量方法及正常值】　左肾静脉位于腹主动脉和肠系膜上动脉之间的部分内径较小；位于腹主动脉左侧的部分，管径在成年人多为1cm以上。肾静脉血流内为层流，频谱为连续性平坦波形；左肾静脉在肠系膜上动脉与腹主动脉夹角中的一段由于受压后管径变小，流速常增快；腹主动脉左侧段流速较低。

【临床价值】　肾静脉主干血栓或瘤栓形成时肾静脉内为低回声，管腔增宽，无血流信号显示，血栓或瘤栓均有可能延伸入下腔静脉内。如仅为管腔部分栓塞，可观察到病变段血流充盈缺损。仰卧位左肾静脉狭窄远心端扩张部位内径与腹主动脉和肠系膜上动脉之间的狭窄部位内径的比值≥3；或脊柱后伸位15～20min后，该比值≥4，同时狭窄段流速增快而扩张段流速减低，可考虑诊断"胡桃夹"现象。

（二）右肋缘下横切面显示右肾静脉（图 9-32）

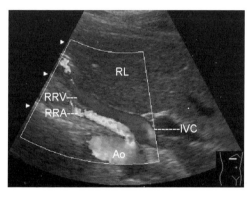

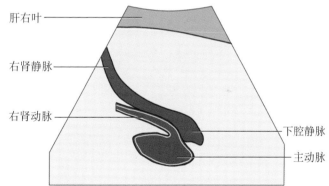

肝右叶

右肾静脉

右肾动脉

下腔静脉

主动脉

图9-32　右肋缘下横切面显示右肾静脉彩色血流图（见彩图40）

【扫查方法】　检查方法与右肋缘下横切面显示右肾动脉方法相似，右肾静脉位于右肾动脉前方，在探头头侧加压可使右肾静脉二维图像及血流显示更清晰。

【断面结构】　腹主动脉横切面，下腔静脉横切面，右肾静脉主干，右肾，有时可显示右肾动脉。

【测量方法及正常值】　右肾静脉内径约 1cm。频谱受下腔静脉扑动和呼吸影响而有波动。

【临床价值】　主要观察是否有部分或完全性栓塞。肾静脉主干血栓或瘤栓形成时肾静脉内为低回声，管腔增宽，无血流信号显示，血栓或瘤栓均有可能延伸入下腔静脉内。如仅为管腔部分栓塞，可观察到病变段血流充盈缺损。

四、髂静脉

（一）髂静脉纵切面二维声像图（图9-33）

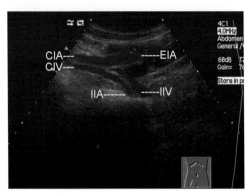

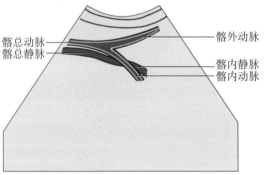

图9-33　髂静脉纵切面二维声像图

（二）髂静脉纵切面彩色血流图（图 9-34）

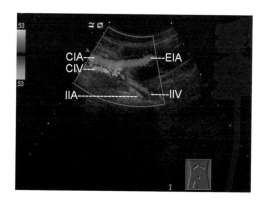

图9-34　髂静脉纵切面彩色血流图

【扫查方法】　与髂动脉扫查方法相似，髂静脉与同名动脉伴行，位置较固定。

【断面结构】　髂总静脉纵切面，远端分支为髂内静脉及髂外静脉。

【测量方法】　可测量髂总静脉及髂内、外静脉内径，观察血流方向及充盈情况，测量血流速度。髂内静脉位置常较深，管壁显示不清，此时难以测量内径。

【临床价值】　可诊断血栓形成、外压性狭窄等。下肢静脉血栓性病变时，一般应向上追踪观察髂外及髂总静脉。髂总静脉或其近心段静脉梗阻时，髂内、外静脉均有可能血流反向并经侧支血管回流。

五、肝静脉

（一）经右肋缘下三支肝静脉长轴切面（图9-35）

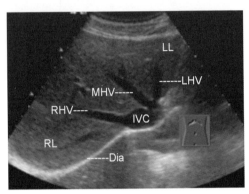

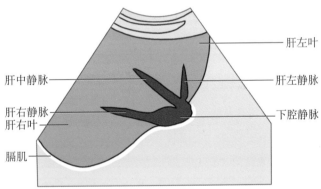

图9-35　右肋缘下三支肝静脉及下腔静脉切面

（二）肝静脉多普勒血流波形（图 9-36）

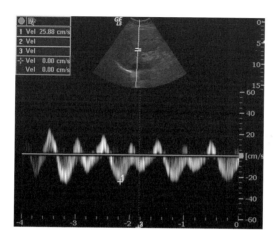

图9-36　肝静脉多普勒血流波形

【探查方法】　患者空腹 8 ～ 12h，平卧位，探头置于剑突下中线右侧，右声束指向右后上方。多普勒取样容积置于肝静脉中央，校正角度和血管平行。

【断面结构】　显示第二肝门下腔静脉横切面，三支肝静脉汇入下腔静脉的斜切面。肝静脉的走行方向由肝脏周边向肝后上方第二肝门处下腔静脉内汇流，所以在经右肋缘下或剑突下探查频谱主要为负向波。呈两负一正三相波或两负两正四相波。

【测量方法及正常值】　测量三支肝静脉内径。最好在距汇入下腔静脉 1 ～ 2cm处测量，标尺置于两侧管壁上。肝左静脉内径 0.5 ～ 0.9cm，肝中静脉内径 0.5 ～ 0.9cm，肝右静脉内径 0.4 ～ 0.9cm。测肝静脉负向波最大血流速度，正常值报道较少，为（28.45±9.75）cm/s。

【临床价值】　①诊断肝静脉病变，如狭窄（如布 - 加综合征）、扩张或栓子、外压性移位；②一切影响肝脏实质硬度改变的疾病均可引起肝静脉频谱的异常，如肝硬化、重度脂肪肝；③一切影响右心房压力的疾病如右心衰竭，均可引起肝静脉频谱的异常；④三尖瓣反流可引起肝静脉频谱的异常。

（徐钟慧）

第 10 章

泌尿系统及男性生殖系统

- BL   bladder   膀胱
- Ep   epididymis   附睾
- K   kidney   肾
- LEP   left epididymis   左侧附睾
- LK   left kidney   左肾
- LTS   left testis   左侧睾丸
- Ps   psoas major   腰大肌
- PST   prostate   前列腺
- REP   right epididymis   右侧附睾
- RK   right kidney   右肾
- RL   right liver   肝右叶
- RRV   right renal vein   右肾静脉
- RSV   right spermatic vein   右侧精索静脉
- RTS   right testis   右侧睾丸
- Sc   scrotum   阴囊
- SC   spermatic cord   精索
- Sp   spleen   脾
- SV   spermatic vein   精索静脉
- SV   seminal vesicle   精囊
- Tes   testis   睾丸

一、双　肾

（一）侧腰部右肾冠状切面（图 10-1）

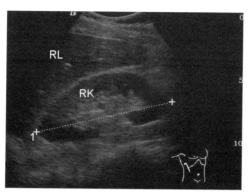

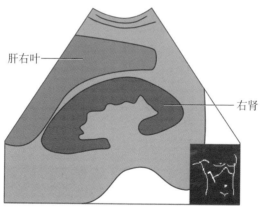

肝右叶

右肾

A

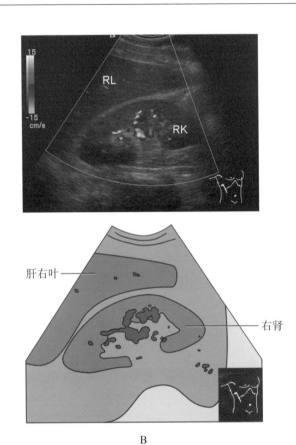

B

图10-1　侧腰部右肾冠状切面声像图、示意图和彩色血流图

【探查方法】 患者取仰卧位或左侧卧位，在腋后线第 9 或第 10 肋间做冠状切面扫查。右肾以肝脏作透声窗，如上极显示不清晰，可以嘱受检者深吸气使脏器下移。

【断面结构】 右肾冠状切面及右肝斜切面。肾冠状切面显示包膜、肾实质及肾窦。实质由皮质和髓质组成。皮质在外层，其延伸到各椎体之间的部分称肾柱。髓质由放射状排列的椎体组成，椎体回声低于皮质，尖端指向肾门，即肾乳头。肾窦又称集合系统，位于肾中央的不规则稍强回声区，包括肾盂、肾盏、肾内血管及脂肪。

【测量方法及正常值】 测肾长径，长为 10 ~ 12cm。测皮质厚度，正常值范围在 0.8 ~ 1.0cm，儿童及 60 岁以上老年人皮质较薄。实质厚度 1.5 ~ 2.5cm。

【临床价值】 诊断肾弥漫性病变及占位性病变。肾盂发育畸形、肾盂积水。鉴别右上腹占位性病变的来源。

【附注】 肾柱肥大需与肾实性占位性病变鉴别，前者和肾皮质回声相同，并和肾皮质相连，后者和肾皮质有分界，回声有差异。肾盏内可以有少量的无回声区，需和肾囊肿区别，前者的无回声区一般为多发，不规则，围绕肾盂整齐排列并和肾盂相通。

（二）右上腹右肾脏横切面（图10-2）

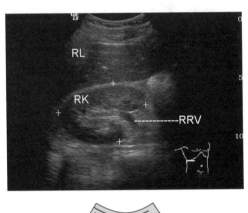

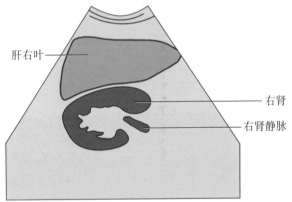

肝右叶

右肾

右肾静脉

图10-2　右上腹右肾脏横切面

【探查方法】　患者取仰卧位或左侧卧位，在腋后线第9或第10肋间做横切扫查。探头上下移动。

【断面结构】　显示肾脏的横切面、肾门结构。其后方为腰大肌横切面，前方为肝右叶的横切面。

【测量方法及正常值】　测量肾脏前后径和横径。正常肾横径5～6cm，前后径3～4cm。

【临床价值】　对于位于肾包膜下或突出于包膜外的病变如囊肿，此切面较长轴切面显示更清晰。显示腰大肌病变。鉴别肾上极病变和肝右叶病变。显示肾门病变。

（三）右上腹肝肾纵切面（图 10-3）

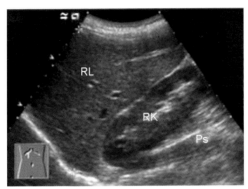

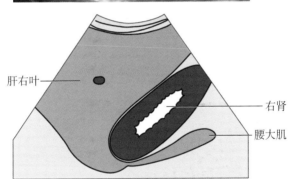

图10-3　右上腹肝肾纵切面

【探查方法】　受检者空腹 8 ～ 12h，平卧位，探头竖置于右肋缘下锁骨中线外侧约 1cm 处，探头需与水平线垂直。嘱受检者深吸气使肝脏下移。显示出肝右叶最大前后径同时显示右肾纵切面为标准切面。

【断面结构】　肝右叶纵切面，右肾纵切面。右后叶下方和肾上极之间为右肝肾隐窝。

【测量方法及正常值】　可以测量右肾长径，正常值 10 ～ 12cm，老年人随着年龄的增长，长径及皮质的厚度会缩小。

【临床价值】　仰卧时，肝右叶肾隐窝是小骨盆以上的腹腔最低点，腹腔内的液体易积聚于此。正常情况下，肝右叶的脏面和右肾上极紧贴。右上腹膜后大的占位病变可造成肝肾分离。鉴别占位性病变来自肝、肾还是腹膜后，可以让病人深呼吸，肝脏会随着呼吸而移动，位于肾脏和腹膜后病变则不移动。

（四）经背部右肾长轴切面（图 10-4）

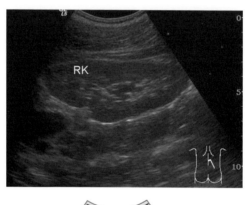

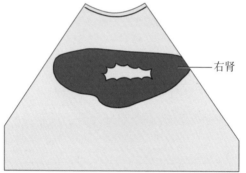

——右肾

图10-4　经背部右肾长轴切面

【探查方法】　患者俯卧位，于背部做纵切面扫查。

【断面结构】　肾脏长轴切面显示皮质及集合系统结构。

【测量方法及正常值】　测肾脏长径、皮质厚度。正常值：长径 10 ~ 12cm，皮质厚范围是 0.8 ~ 1.0cm，实质厚度 1.5 ~ 2.5cm。

【临床价值】　此切面用于腹部气体多，经腹探查肾脏显示不清晰的受检者。

Atlas of Human Body Ultrasound Scanning

（五）侧腰部左肾冠状切面（图 10-5）

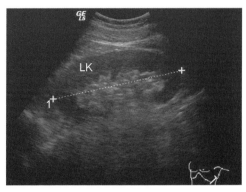

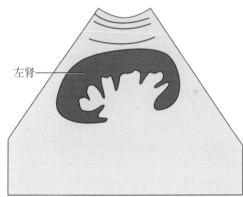

左肾

图10-5　侧腰部左肾冠状切面

【探查方法】　患者取仰卧位或右侧卧位，在腋后线第 9 或第 10 肋间做冠状切面扫查。可以以脾脏作透声窗，如上极显示不清晰，可以嘱受检者深吸气使脏器下移。

【断面结构】　左肾冠状切面及脾下极斜切面。切面内结构同右肾。

【测量方法及正常值】　测肾长径、皮质厚度。正常值：长径 10 ～ 12cm，皮质厚度 0.8 ～ 1.0cm。实质厚度约 1.5 ～ 2.5cm。

【临床价值】　诊断肾弥漫性及占位性病变、肾盂发育畸形、肾盂积水。

（六）左上腹左肾横切面（图 10-6）

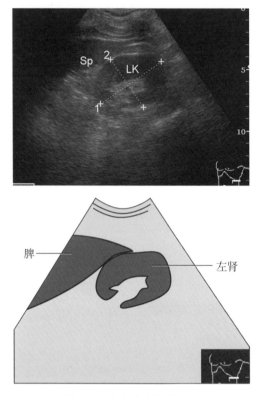

脾 —— 左肾

图10-6　左上腹左肾横切面

【探查方法】　患者取仰卧位，左上腹做横切扫查。探头上下移动。

【断面结构】　显示肾脏的横切面、肾门结构。其后方为腰大肌横切面，前方为脾脏下极横切面。

【测量方法及正常值】　测量肾脏前后径和横径。正常值：横径 5～6cm，前后径 3～5cm。

【临床价值】　对于位于肾包膜下或突出于包膜外的病变如囊肿，此切面较长轴切面显示更清晰。显示腰大肌病变。鉴别左肾、肾上极病变，胰尾病变，腹膜后病变及脾脏病变。显示肾门病变。

（七）经背部左肾长轴切面（图 10-7）

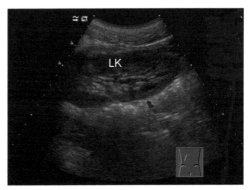

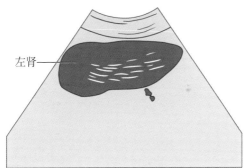

左肾

图10-7 经背部左肾长轴切面

【探查方法】 患者取俯卧位，于背部做纵切面扫查。

【断面结构】 肾脏长轴切面显示皮质及集合系统结构。

【测量方法及正常值】 测肾脏长径、皮质厚度。正常值见前述。

【临床价值】 此切面用于腹部气体多或肥胖经腹探查肾脏显示不清晰的受检者。

（八）肾脏纵切面显示双肾盂（图10-8）

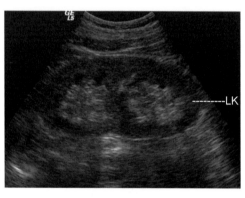

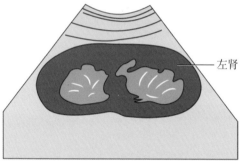

左肾

图10-8　肾脏纵切面显示双肾盂

【探查方法】　患者取侧卧位，在腋后线第9或第10肋间做冠状切面扫查。如上极显示不清晰，可以嘱受检者深吸气使脏器下移。

【断面结构】　右肾冠状切面。正常情况下肾盂位于肾中部呈略强回声。双肾盂显示为肾盂结构的略强回声中部不连续，低回声带将肾盂回声分隔为两部分。

【临床价值】　双肾盂为先天发育畸形，一般情况下对健康影响不大。

二、膀 胱

（一）耻骨联合上膀胱纵切面（图 10-9）

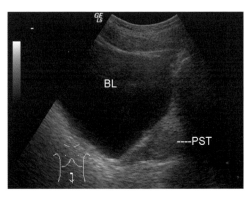

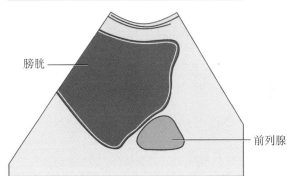

膀胱————

————前列腺

图10-9 耻骨联合上膀胱纵切面

【探查方法】 患者必须充分充盈膀胱，仰卧位，下腹部耻骨联合上纵行扫查。

【断面结构】 膀胱纵切面，其形态因膀胱的充盈程度而异。呈三角形，上方为顶部，下方为底部，膀胱三角区位于后下方，由两侧输尿管口和尿道内口组成。

【测量方法及正常值】 测壁厚。测上下径及前后径。测量膀胱容量：（上下径 × 前后径 × 横径）×0.523（尿多时）；残余尿：（上下径 × 前后径 × 横径）× 0.7（尿少时）。膀胱壁厚 2 ~ 3mm，正常膀胱排尿后基本上无残余尿。

【临床价值】 诊断膀胱壁占位性病变，多发于三角区；诊断膀胱腔内病变；测膀胱容量、残余尿量等。

（二）耻骨联合上膀胱横切面（图 10-10）

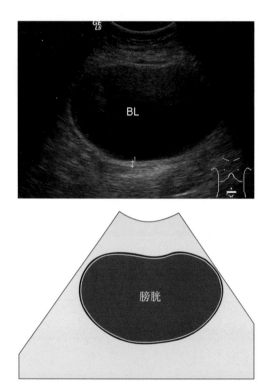

图10-10　耻骨联合上膀胱横切面

【探查方法】　患者必须充分充盈膀胱，仰卧位，下腹部耻骨联合上横行扫查。

【断面结构】　膀胱横切面。膀胱由四层结构组成：黏膜、黏膜下层、肌层及浆膜。而黏膜由黏膜层及黏膜肌层组成。在图像放大的情况下，正常膀胱壁回声为五层强弱不等的线状回声组成，回声呈强、弱、强、弱、强。第一层强回声为黏膜表面和膀胱内液体界面的反射，第二层低回声为黏膜肌层，第三层强回声为黏膜下层，第四层低回声为肌层，第五层强回声为浆膜层。

【测量方法及正常值】　测壁厚。测膀胱宽径和前后径。膀胱壁正常解剖厚约1mm，但在声像图测其厚可达 2 ～ 3mm。正常膀胱的容量为 350 ～ 500ml，最大可达 800ml，尿潴留时可达 1000 ～ 2000ml，膀胱容量测量最常用的公式是 $V=0.523 \times D_1 \times D_2 \times D_3$，此公式适用于尿多时。当尿少时可用 $V=0.7 \times D_1 \times D_2 \times D_3$。$D_1$、$D_2$ 及 D_3 分别为上下径、前后径及横径。横切面的横径可预测膀胱的容积，见表 10-1。正常 78% 的人残余尿量 < 5ml，100% 的人残余尿量 < 12ml。膀胱残余尿量 > 50ml 为异常。

表 10-1　用横切径线预测膀胱容积

横切直径范围（cm）	膀胱容积（CC）
1.0 ～ 3.5	50
3.5 ～ 5.5	100
4.0 ～ 6.5	150
5.5 ～ 8.0	200

（引自：Henriksson I，Marsal K.Bedside ultrasound diagnosis of residual urine volume. Arch Gynecol，1982，231：129-133.）

【临床价值】　诊断膀胱壁占位性病变、膀胱腔内病变；测量膀胱容量、残余尿量等；观察输尿管口形态，膀胱无回声区是否清晰。

【附注】　注意膀胱内伪像与病变的鉴别。

三、前列腺

（一）耻骨联合上前列腺纵切面（图 10-11）

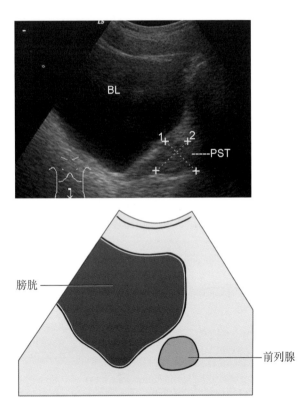

图10-11　耻骨联合上前列腺纵切面

注：1. 前列腺上下径；2. 前列腺前后径

【探查方法】　患者必须充分充盈膀胱，仰卧位，于下腹部耻骨联合上纵行扫查。

【断面结构】　前列腺纵切面，前上方及尿道周围分别为前区及中央区，后下方为周缘区。膀胱颈、尿道内口及尿道前列腺段。

【测量方法及正常值】　测前列腺的上下径及前后径。国内正常值分别为 3cm 及 2 ～ 2.5cm；国外统计的正常值分别为 2 ～ 4cm 及 2.1 ～ 3.4cm。

Atlas of Human Body Ultrasound Scanning

【临床价值】　观察前列腺的大小形态、内部回声及包膜是否连续平滑。注意中央区有无钙化，周缘区有无结节，包膜有无凸起。前列腺癌易发生在周缘区。

（二）耻骨联合上前列腺斜冠状切面（图 10-12）

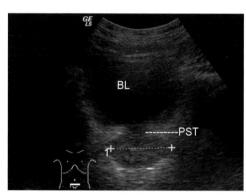

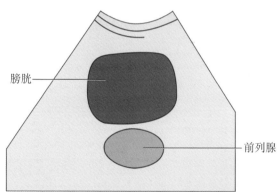

图10-12　耻骨联合上前列腺斜冠状切面

注：1.前列腺横径

【探查方法】　患者必须充分充盈膀胱，仰卧位，于下腹部耻骨联合上横向扫查。

【断面结构】　前方及尿道周围分别为前区及中央区部分，后及后外侧为周缘区。

【测量方法及正常值】　测前列腺的横径。正常值：国内为 4cm，＞ 4cm 提示前列腺增大；国外为 5cm，＞ 5cm 提示前列腺增生增大。

【临床价值】　观察前列腺的大小、形态、内部回声及包膜是否连续平滑。注意中央区有无钙化，周缘区有无结节。

（三）经直肠前列腺横切面（图 10-13）

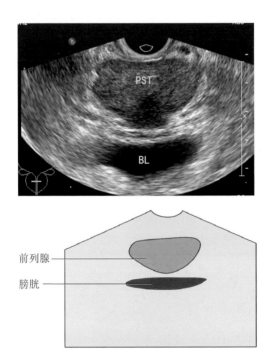

图10-13　经直肠前列腺横切面

【探查方法】　患者左侧卧位，两腿屈曲，先将乳胶手套（或避孕套）内装少许的耦合剂，然后套在直肠探头上，横置经肛门缓慢插入直肠。

【断面结构】　显示贴近探头一侧为前列腺的后壁，向前依次为前列腺及膀胱。

【测量方法】　测前列腺的横径。

【临床价值】　较经腹部超声更能清晰显示前列腺的边缘及内部结构。

（四）经直肠前列腺纵切面（图 10-14）

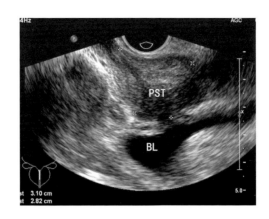

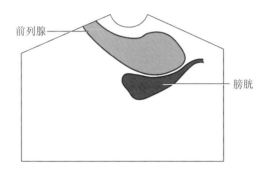

图10-14　经直肠前列腺纵切面

【探查方法】　同前切面，在此切面的基础上，探头旋转90°。

【断面结构】　前列腺、膀胱及尿道的纵切面。前方为膀胱，后方为前列腺。

【测量方法】　测量前列腺的上下径及前后径。

【临床价值】　较经腹部超声能更清晰显示前列腺的边缘及内部结构。

（五）耻骨联合上精囊腺横切面（图10-15）

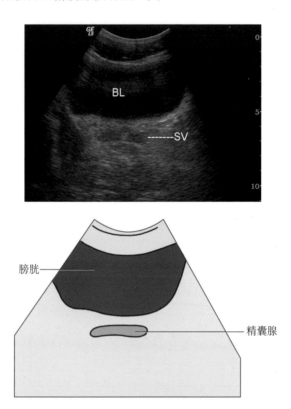

图10-15　耻骨联合上精囊腺横切面

【探查方法】　患者必须充分充盈膀胱。仰卧位，于下腹部耻骨联合上横切扫查。在显示前列腺横切面后探头向上显示精囊腺的横切面。

【断面结构】　显示精囊腺的横切面。呈两侧对称的长条状低回声结构，有包膜。

【测量方法及正常值】　测精囊腺的大小。正常值：长 4 ～ 5cm，宽 1 ～ 1.2cm。

【临床价值】　观察精囊腺弥漫性病变及占位性病变。

四、睾丸、附睾及精索

（一）睾丸长轴切面（图 10-16）

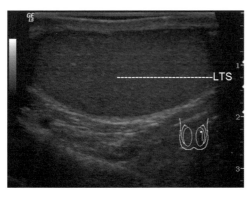

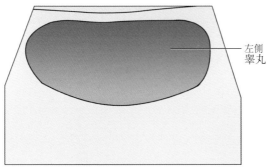

图10-16　睾丸长轴切面

【探查方法】　受检者取仰卧位，用纸巾将阴茎上提至前腹壁，可嘱患者用手固定，探头纵置于阴囊前方扫查。

【断面结构】　睾丸纵切面，呈卵圆形。

【测量方法及正常值】　可以测量睾丸上下径及前后径。正常睾丸大小为 4cm × 3cm × 2cm。

【临床价值】　可用于诊断睾丸肿瘤、外伤、炎症、睾丸扭转、鞘膜积液等。

（二）睾丸横切面（图 10-17）

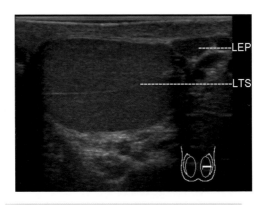

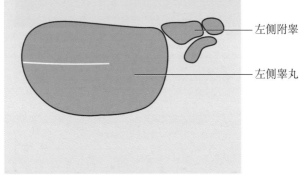

图10-17　睾丸横切面

【探查方法】　受检者取仰卧位，用纸巾将阴茎上提至前腹壁，可嘱患者用手固定，探头横置于阴囊前方上下扫查。

【断面结构】　睾丸横切面，呈圆形、卵圆形。中间的线状强回声为白膜。附睾体部横切面。

【测量方法】　可以测量睾丸横径及前后径。

【临床价值】　可用于观察双侧阴囊壁层、睾丸、附睾形态及大小，诊断睾丸肿瘤、外伤、炎症、睾丸扭转、鞘膜积液等。

（三）双侧睾丸横切面（图 10-18）

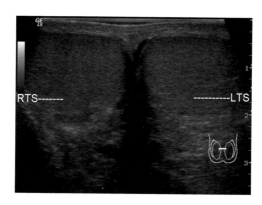

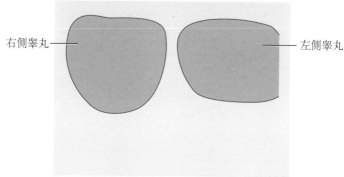

图10-18　双侧睾丸横切面

【探查方法】　受检者取仰卧位，用纸巾将阴茎上提至前腹壁，可嘱患者用手固定，探头横置于阴囊前方上下扫查。

【断面结构】　双侧睾丸横切面，呈圆形、卵圆形，白膜。双侧附睾体部横切面。

【测量方法】　可以测量双侧睾丸横径及前后径。

【临床价值】　可用于对比观察双侧阴囊壁层、睾丸、附睾形态及大小，内部回声，观察双侧睾丸周围液体多少，诊断睾丸肿瘤、外伤、炎症、睾丸扭转、鞘膜积液等。

（四）附睾头纵切面（图 10-19）

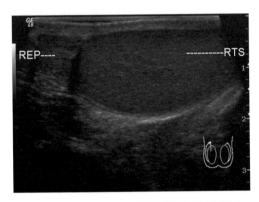

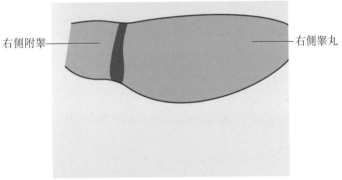

右侧附睾　　　　　　　　　　　　　　　　右侧睾丸

图10-19　附睾头纵切面

【探查方法】　受检者取仰卧位，用纸巾将阴茎上提至前腹壁，可嘱患者用手固定，探头纵置于阴囊前方扫查。

【断面结构】　附睾头纵切面呈三角形或半月形，位于睾丸后上方，并可显示睾丸上部。

【测量方法及正常值】　可以测量附睾头上下径及前后径。上下径约 1cm。

【临床价值】　可用于诊断附睾头囊肿、肿瘤、炎症、鞘膜积液等。

（五）附睾尾纵切面（图 10-20）

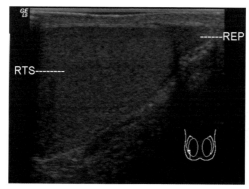

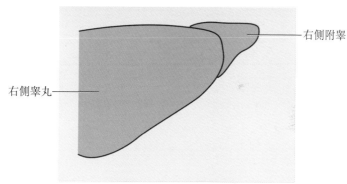

图10-20　附睾尾纵切面

【探查方法】　受检者取仰卧位，用纸巾将阴茎上提至前腹壁，可嘱患者用手固定，探头纵置于阴囊下方扫查。

【断面结构】　附睾尾纵切面，并可显示睾丸下部。

【测量方法及正常值】　可以测量附睾尾上下径及前后径。上下径约 0.5cm。

【临床价值】　可用于诊断附睾尾肿瘤、炎症、鞘膜积液等。

（六）精索纵切面（图10-21）

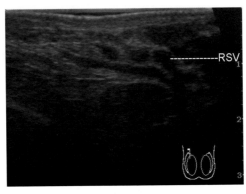

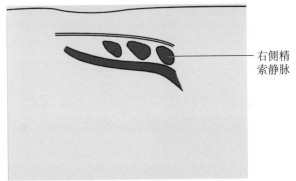

右侧精
索静脉

图10-21　精索纵切面

【探查方法】　受检者取站立位或仰卧位，用纸巾将阴茎上提至前腹壁，可嘱患者用手固定，探头纵置于阴囊上方扫查。

【断面结构】　蔓状静脉丛、睾丸静脉、睾丸动脉等。

【测量方法及正常值】　可以测量精索蔓状静脉丛内径，睾丸静脉内径。正常静脉内径 0.5 ～ 1.5mm，最大值 1.8mm。

【临床价值】　可用于诊断精索静脉曲张、隐睾、鞘膜积液（精索鞘膜积液、睾丸精索鞘膜积液）等。

（张　梅　李宪坤　刘　俭）

第 11 章

腹膜后间隙及肾上腺

· AA	abdominal aorta	腹主动脉
(SAG)	(suprarenal gland)	
· AG	adrenal gland	肾上腺
· Ao	aorta	主动脉
· Au	antrum	胃窦
· CA	celiac artery	腹腔动脉
· CBD	common bile duct	胆总管
· CHA	common hepatic artery	肝总动脉
· CHD	common hepatic duct	肝总管
· DAo	descending aorta	降主动脉
· Dia	diaphragm	膈肌
· Du	duodenum	十二指肠
· E	esophagus	食管
· GB	gallbladder	胆囊
· HA	hepatic artery	肝动脉
· IVC	inferior vena cave	下腔静脉
· LA	left atrium	左心房
· LAG	left adrenal gland	左肾上腺
· LK	left kidney	左肾
· LL	left liver	肝左叶
· LRA	left renal artery	左肾动脉
· LRV	left renal vein	左肾静脉

· P	pancreas	胰腺
· PB	pancreatic body	胰体
· PH	pancreatic head	胰头
· PHA	proper hepatic artery	肝固有动脉
· Ps	psoas major	腰大肌
· PT	pancreatic tail	胰尾
· PV	portal vein	门静脉
· RA	renal artery	肾动脉
· RAG	right adrenal gland	右肾上腺
· RK	right kidney	右肾
· RL	right liver	肝右叶
· RPV	right portal vein	门静脉右支
· RRA	right renal artery	右肾动脉
· RRV	right renal vein	右肾静脉
· RV	renal vein	肾静脉
· SpA	spleen artery	脾动脉
· SMA	superior mesenteric artery	肠系膜上动脉
· SMV	superior mesenteric vein	肠系膜上静脉
· S	spine	脊椎
· Sp	spleen	脾
· SpA	splenic artery	脾动脉
· SpV	splenic vein	脾静脉
· St	stomach	胃

一、腹膜后间隙

　　腹膜后间隙为一个潜在的大间隙，上界为横膈，下界为盆膈，侧界相当于双侧第 12 肋间至髂嵴的垂直线。间隙的前面为壁腹膜、右肝裸区、十二指肠、升结肠以及直肠的腹膜后部分。间隙的后面为后腹壁、腰大肌、腰方肌。腹膜后间隙的主要内容物有腹主动脉、下腔静脉及它们的一些重要分支、胰腺、部分十二指肠、肾上腺、肾及输尿管等；有交感神经干、节，以及脊椎神经；还有淋巴结及淋巴管。其前方为腹腔，阻力很小，所以出血和感染很易大面积的扩散，肿瘤也可快速生长。

　　由于是潜在的间隙，超声探查不能直接显示，需依靠腹膜后脏器和血管以及脏器间的毗邻位置进行定位，在腹部自上而下横向扫查。从侧腰部纵向或横向扫查。由于间隙前有胃肠等脏器的气体干扰，一般情况下，用胰腺或肾作透声窗。

（一）上腹部经胰腺上缘横切面 （图 11-1）

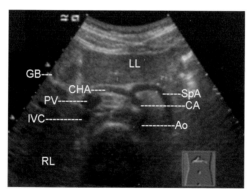

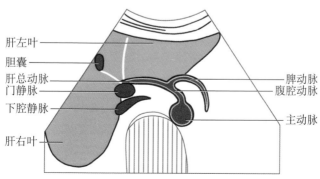

图11-1　上腹部经胰腺上缘横切面

【探查方法】 受检者空腹，平卧位，探头横置于剑突下，在显示胰腺横切面后，探头略向上移于胰腺上缘，声束指向后上方，显示肝动脉及脾动脉长轴切面。

【断面结构】 显示上腹腹膜后结构。腹腔动脉、肝总动脉及脾动脉长轴切面，胰腺上缘横切面，腹主动脉及下腔静脉的横切面。

【临床价值】 腹腔动脉位于腹膜后，上腹部腹膜后病变位于其周围。胆系、胃肠等肿瘤的转移、淋巴瘤等导致的上腹腹膜后淋巴结肿大，均可以在此切面显示。

（二）上腹部经胰腺腹膜后横切面（图 11-2）

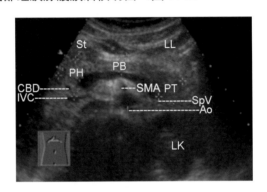

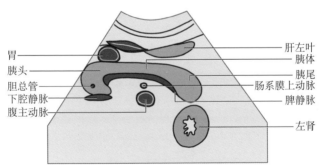

图11-2 上腹部经胰腺腹膜后横切面

【探查方法】 受检者空腹，平卧位，探头横置于剑突下，显示胰腺及其周围结构的横切面。

【断面结构】 显示此切面的腹膜后结构。胰腺、胆总管下段、肠系膜上动脉、腹主动脉及下腔静脉的横切面，脾静脉及右肾动脉长轴切面。以上结构均位于腹膜后。

【临床价值】 胰腺及其后方的血管及淋巴结、淋巴管结构均属于腹膜后间隙。其周围的病变均来自上腹部腹膜后，包括淋巴结肿大、占位性病变、积液等。

（三）左上腹膜后横切面（图 11-3）

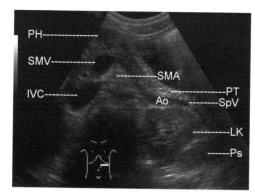

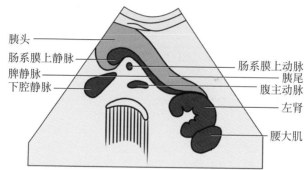

图11-3　左上腹膜后横切面

【探查方法】　受检者空腹，平卧位，探头横置于左上腹部横向扫查。

【断面结构】　腹主动脉、下腔静脉、肠系膜上动脉及静脉的横切面，胰体尾长轴切面，左肾横切面，左侧腰大肌横切面。

【临床价值】　以上切面所显示的脏器均为腹膜后器官，在其周围的病变均为腹膜后病变。

（四）右上腹膜后横切面（图 11-4）

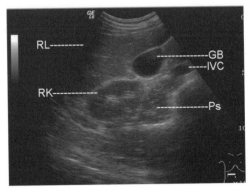

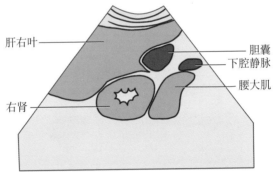

图11-4　右上腹膜后横切面

【探查方法】　受检者空腹，平卧位，探头横置于右上腹部横向扫查。

【断面结构】　显示位于腹膜后的下腔静脉、右肾及右侧腰大肌横切面。

【临床价值】　位于右肾及右侧腰大肌周围的病变均为腹膜后病变。此切面还可显示位于右上腹腔内肝肾之间的病变，如占位性病变可引起肝肾分离。平卧位时肝肾之间的间隙称肝肾隐窝，肝肾隐窝位置最低，腹腔液体可以集中于肝肾之间即肝肾隐窝处腹腔。

（五）经腹主动脉长轴腹膜后纵切面（图 11-5）

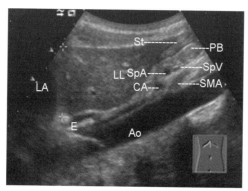

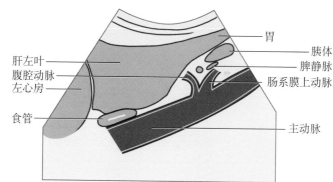

图11-5　经腹主动脉长轴腹膜后纵切面

【探查方法】　受检者空腹，平卧位，探头纵置于上腹部纵向扫查。

【断面结构】　腹主动脉、腹腔动脉及肠系膜上动脉纵切面，肝左叶纵切面。

【临床价值】　腹主动脉、腹腔动脉及肠系膜上动脉均位于腹膜后。在上述血管周围的病变均属于腹膜后病变。肠系膜上动脉和腹主动脉之间的夹角很小，上腹腹膜后淋巴结肿大可使此夹角抬高。

（六）上腹腹膜后横切面（图11-6）

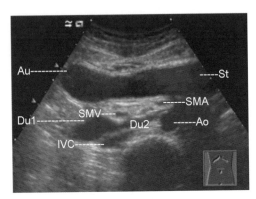

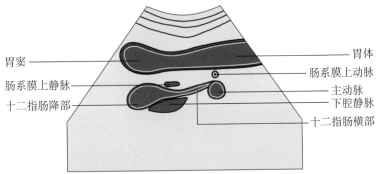

图11-6　上腹腹膜后横切面

【探查方法】　受检者空腹，平卧位，探头横置于剑突下，在显示胰腺横切面后探头向下滑动于脐上水平扫查。

【断面结构】　肠系膜上动脉、腹主动脉及下腔静脉的横切面。此切面图为饮水后充盈胃及十二指肠后所做，所以还可以显示位于腹膜后的十二指肠降部横切面及十二指肠横部的长轴切面。

【临床价值】　以上结构有助于判断病变是否位于上腹部腹膜后，包括淋巴结肿大、占位性病变、积液等。

二、肾上腺

（一）经右肋间或右肋缘下右肾上腺纵切面（图 11-7）

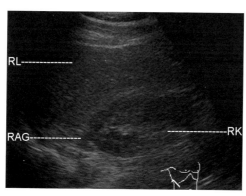

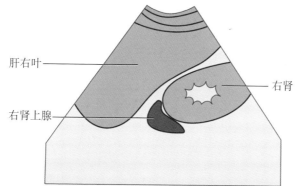

图11-7　经右肋间或右肋缘下右肾上腺纵切面

【探查方法】 受检者最好空腹，左侧卧位，探头斜置于右侧腋前线或腋前线和腋中线之间的第 9～11 肋间，显示出肝右后叶及右肾冠状切面后，以肝脏作透声窗，声束向右肾上极的内上方扫查。显示下腔静脉斜切面后肾上腺位于其后外侧。

【断面结构】 右肾上腺位于右肾上极的内上方，附着于肾上极。中部切面呈三角形的低回声区，只扫查到上部或一侧则显示为"月牙形"。其左侧为下腔静脉的斜切面。

【测量方法及正常值】 测长径及厚径。正常值：长径（3.3±0.14）cm，厚径（0.73±0.18）cm。

【临床价值】 诊断右肾上腺肿大、占位性病变等。

【附注】 受患者胖瘦、腹腔气体多少及医师的技术熟练程度的影响，肾上腺的显示率不是 100%。若在此切面显示不够清晰可以选用仰卧位或俯卧位探查。超声检查不是检查肾上腺的最佳影像学方法。

（二）经左肋间左肾上腺纵切面（图 11-8）

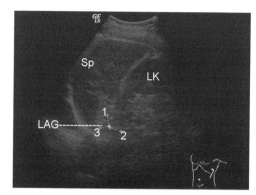

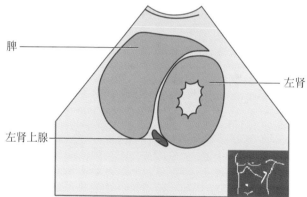

图11-8　经左肋间左肾上腺纵切面

【探查方法】　受检者最好空腹，右侧卧位，探头斜置于左侧腋前线或腋前线和腋中线之间的第 9 ～ 11 肋间，显示出左肾冠状切面后，以脾脏作透声窗，声束向左肾上极的内上方扫查。可以饮水用胃作透声窗。若在此切面显示不够清晰，可以选用仰卧位或俯卧位探查。显示腹主动脉斜切面后，肾上腺位于其后外侧。

【断面结构】　左肾上腺位于左肾上极的内上方，呈"月牙形"的低回声区，其右侧为腹主动脉的斜切面。

【测量方法及正常值】　测长径及厚径。长径：(2.29±0.11) cm，厚径：(0.61±0.15) cm。

【临床价值】　诊断左肾上腺肿大、占位性病变等。

【附注】　受患者胖瘦、腹腔气体多少及医师的技术熟练程度的影响，肾上腺的显示率不是 100%。超声检查不是最佳影像学方法。

（张　梅）

第12章

女性生殖系统

· BL	urinary bladder	膀胱
· CL	corpus luteum	黄体
· CLC	corpus luteum cyst	黄体囊肿
· Cx	cervix	宫颈
· D	douglas	子宫直肠陷窝，又称道格拉斯窝
· E	endometrium	子宫内膜
· LOv	left ovary	左卵巢
· Ov	ovary	卵巢
· ROv	right ovary	右卵巢
· Ut	uterus	子宫

第一节　子　宫

一、经腹扫查子宫

（一）儿童期子宫纵切面（图 12-1）

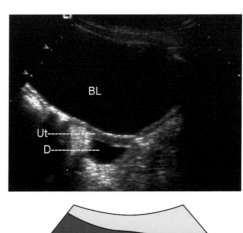

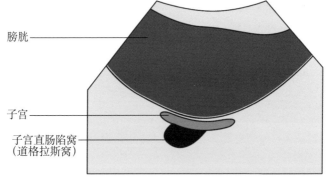

膀胱 ————

子宫 ————

子宫直肠陷窝 ————
（道格拉斯窝）

图12-1　儿童期子宫纵切面

【扫查方法】　充盈膀胱，探头纵向置于下腹部，声束方向经过子宫正中纵切面。

【断面结构】　充盈的膀胱及子宫纵切面。子宫后方的无回声区为子宫直肠窝（道格拉斯窝）。

【测量方法及正常值】　测量子宫长径与前后径。长径是自宫底表面至宫颈内口处的长度，正常值 2.0 ～ 3.3cm；前后径是与上下径相垂直的最大前后距离，正常值 0.5 ～ 1.0cm。

【临床价值】　纵切面是了解子宫大小与形态是否正常的最重要切面。其后方的子宫直肠陷窝又称道格拉斯窝，英文也有两个名称，分别是 Douglas 或 cul-de-sac。它是人体腹腔的位置最低点，当腹腔内有渗液、出血或感染时，各种液体常聚集于此。

（二）儿童期子宫横切面（图 12-2）

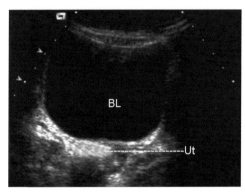

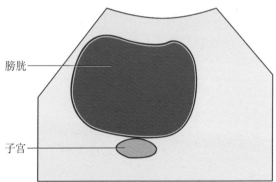

图12-2　儿童期子宫横切面

【扫查方法】　探头横向置于下腹部腹壁表面，声束方向经过子宫体最大横切面。

【断面结构】　充盈的膀胱及子宫横切面。

【测量方法】　测量子宫的左右径，也就是子宫的宽度。

【临床价值】　此横切面是了解子宫大小与形态是否正常的另一个重要切面。

（三）育龄期妇女前位子宫纵切面（图 12-3）

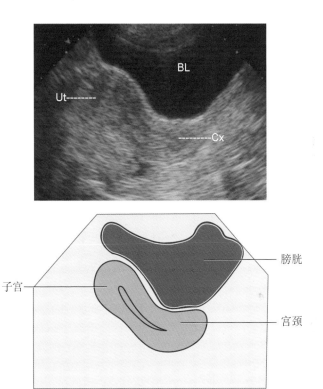

图12-3　育龄期妇女前位子宫纵切面

【扫查方法】　探头纵向置于下腹部腹壁表面，声束方向经过子宫正中纵切面。

【断面结构】　膀胱及子宫的纵切面，位于子宫中央的强回声线是宫腔线。

【测量方法及正常值】　在此断面上测量子宫长径与前后径。长径是自宫底表面至宫颈内口处的长度，正常值 5 ~ 7cm；前后径是与长径相垂直的最大前后距离，正常值 3 ~ 4cm。

【临床价值】　纵切面是判断子宫位置、了解子宫大小与形态是否正常的最重要切面。

（四）育龄期妇女前位子宫横切面（图 12-4）

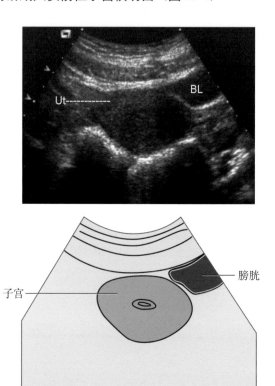

图12-4　育龄期妇女前位子宫横切面

【扫查方法】　探头横向置于下腹部腹壁表面，声束方向经过子宫体最大横切面。

【断面结构】　膀胱及子宫的横切面，左侧是子宫右侧壁，右侧是子宫左侧壁。

【测量方法及正常值】　在此断面上主要是测量子宫的左右径，也就是子宫的宽度，正常值 4.5 ～ 5.5cm。

【临床价值】　横切面是了解子宫大小与形态是否正常的另一个重要切面。

（五）育龄期妇女中位子宫纵切面（图 12-5）

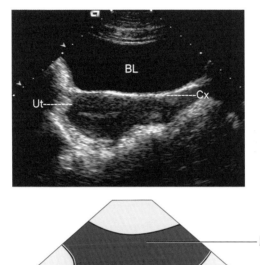

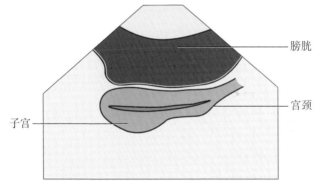

图12-5 育龄期妇女中位子宫纵切面

【扫查方法】 探头纵向置于下腹部腹壁表面，声束方向经过子宫正中纵切面。

【断面结构】 膀胱及子宫纵断面，左侧朝向头顶方向的是宫底，右侧是宫颈，位于子宫中央的强回声线是宫腔线。

【测量方法及正常值】 在此断面上测量子宫长径与前后径。长径是自宫底表面至宫颈内口处的长度，正常值 5 ~ 7cm；前后径是与长径相垂直的最大前后距离，正常值 3 ~ 4cm。

【临床价值】 纵切面是判断子宫位置、了解子宫大小与形态是否正常的最重要切面。

（六）育龄期妇女中位子宫横切面（图 12-6）

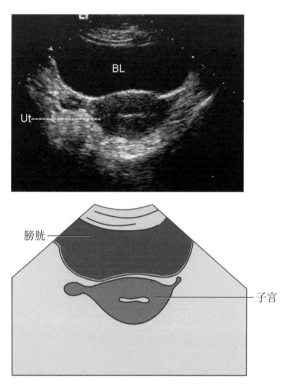

图12-6　育龄期妇女中位子宫横切面

【扫查方法】　探头横向置于下腹部腹壁表面，声束方向经过子宫体最大横切面。

【断面结构】　腹壁下方的无回声区是充盈的膀胱，其后方是子宫，左侧是子宫右侧壁，右侧是子宫左侧壁，位于子宫中央的强回声线是宫腔线。

【测量方法及正常值】　在此切面上测量子宫横径。正常值 4.5 ~ 5.5cm。

【临床价值】　横切面是判断子宫位置、了解子宫大小与形态是否正常的最重要切面。

（七）育龄期妇女后位子宫纵切面（图 12-7）

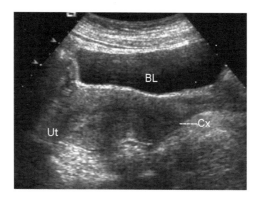

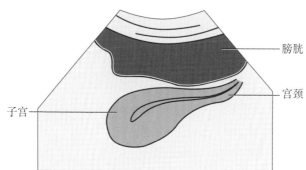

图12-7　育龄期妇女后位子宫纵切面

【扫查方法】　探头纵向置于下腹部腹壁表面，声束方向经过子宫正中纵切面。

【断面结构】　腹壁下方的无回声区是充盈的膀胱，其后方是子宫，左侧朝向后背方向的是宫底，右侧是宫颈，位于子宫中央的强回声带是子宫内膜。

【测量方法及正常值】　在此断面上测量子宫长径与前后径。长径是自宫底表面至宫颈内口处的长度，正常值 5 ~ 7cm；前后径是与长径相垂直的最大前后距离，正常值为 3 ~ 4cm。

【临床价值】　纵切面是判断子宫位置、了解子宫大小与形态是否正常的最重要切面。

（八）育龄期妇女后位子宫横切面（图 12-8）

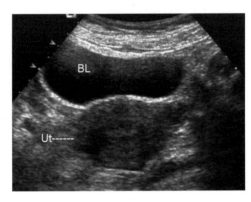

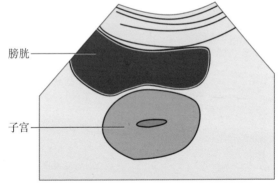

膀胱

子宫

图12-8　育龄期妇女后位子宫横切面

【扫查方法】　探头横向置于下腹部腹壁表面，声束方向经过子宫体最大横切面。

【断面结构】　腹壁下方的无回声区是充盈的膀胱，其后方是子宫，左侧是子宫右侧壁，右侧是子宫左侧壁，位于子宫中央的强回声带是子宫内膜。

【测量方法及正常值】　在此断面上主要是测量子宫的左右径，也就是子宫的宽度，正常值 4.5 ～ 5.5cm。

【临床价值】　横切面是判断子宫位置、了解子宫大小与形态是否正常的最重要切面。

Atlas of Human Body Ultrasound Scanning

（九）绝经后的老年子宫纵切面（图 12-9）

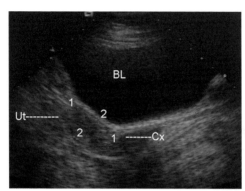

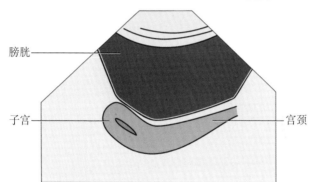

图12-9 绝经后的老年子宫纵切面

【扫查方法】 探头纵向置于下腹部腹壁表面，声束方向经过子宫正中纵切面。

【断面结构】 腹壁下方的无回声区是充盈的膀胱，其后方是子宫，左侧略朝向腹壁方向的是宫底，右侧是宫颈，宫腔线或子宫内膜常显示不清。

【测量方法】 测量方法同育龄期子宫，其长径与前后径随绝经年限的延长逐渐缩小。

【临床价值】 纵切面是判断子宫位置、了解子宫大小与形态是否正常的最重要切面。

（十）绝经后的老年子宫横切面（图 12-10）

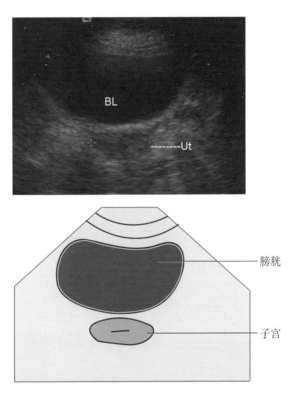

图12-10　绝经后的老年子宫横切面

【扫查方法】　探头横向置于下腹部腹壁表面,声束方向经过子宫体最大横切面。

【断面结构】　腹壁下方的无回声区是充盈的膀胱,其后方是子宫,左侧是子宫右侧壁,右侧是子宫左侧壁,宫腔线或子宫内膜常显示不清。

【测量方法】　测量方法同育龄期子宫,其横径随绝经年限的延长逐渐缩小。

【临床价值】　横切面是判断子宫位置、了解子宫大小与形态是否正常的最重要切面。

二、经阴道扫查子宫

（一）育龄期妇女前位子宫的纵切面（图 12-11）

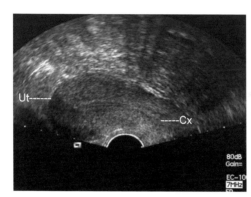

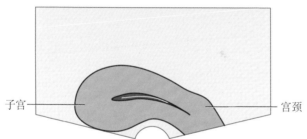

图12-11　育龄期妇女前位子宫的纵切面

【扫查方法】　探头置于阴道内，声束方向经过子宫正中纵切面。

【断面结构】　朝向左侧腹壁方向的是子宫底，下方紧贴探头的是子宫前壁，朝向右侧后背方向的是宫颈，位于子宫中央的强回声线是宫腔线。

【测量方法及正常值】　在此断面上测量子宫长径与前后径。长径是自子宫底表面至宫颈内口处的长度，正常值 5 ~ 7cm；前后径是与长径相垂直的最大前后距离，正常值 3 ~ 4cm。

【临床价值】　经阴道纵切面扫查是了解子宫大小与形态是否正常的最重要切面，此切面显示的子宫内膜明显较经腹超声显示更清晰，所以也是了解子宫内膜及宫腔内情况的最重要切面之一。

（二）育龄期妇女前位子宫的横切面（图 12-12）

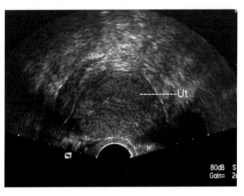

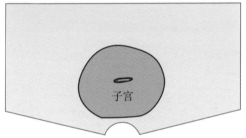

图12-12　育龄期妇女前位子宫的横切面

【扫查方法】　探头置于阴道内，声束方向经过子宫体横切面。

【断面结构】　朝向左侧的是子宫右侧壁，下方紧贴探头的是子宫前壁，朝向右侧的是子宫左侧壁，位于子宫中央的强回声线是宫腔线。

【测量方法及正常值】　在此断面上主要是测量子宫的左右径，也就是子宫的宽度，正常值 4.5～5.5cm。

【临床价值】　经阴道横切面扫查是了解子宫大小与形态是否正常的另一个重要切面，同时也是了解子宫内膜及宫腔内情况的重要切面。

（三）育龄期妇女中位子宫的纵切面（图 12-13）

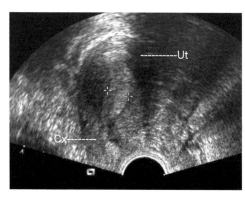

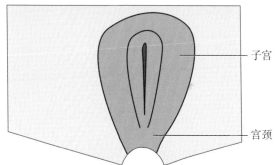

图12-13　育龄期妇女中位子宫的纵切面

【扫查方法】　探头置于阴道内，声束方向经过子宫正中纵切面。
【断面结构】　朝向左侧的是子宫前壁，下方紧贴探头的是宫颈，朝向右侧的是子宫后壁，朝向上方的是子宫底，位于子宫中央的强回声带是子宫内膜。

（四）育龄期妇女中位子宫的冠状切面（图 12-14）

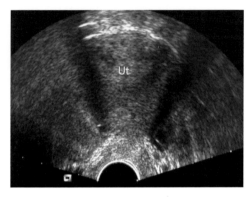

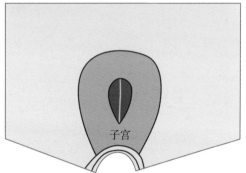

图12-14　育龄期妇女中位子宫的冠状切面

【扫查方法】　探头置于阴道内，声束方向经过子宫体冠状切面。

【断面结构】　朝向左侧的是子宫右侧壁，下方紧贴探头的是宫颈，朝向右侧的是子宫左侧壁，位于子宫中央的强回声区是子宫内膜。

（五）育龄期妇女后位子宫的纵切面（图 12-15）

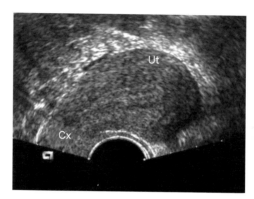

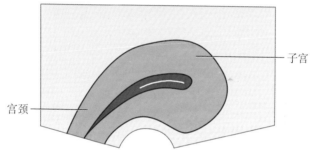

图12-15　育龄期妇女后位子宫的纵切面

【扫查方法】　探头置于阴道内，声束方向经过子宫正中纵切面。

【断面结构】　朝向右侧腹壁方向的是宫颈，下方紧贴探头的是子宫后壁，朝向左侧后背方向的是子宫底，位于子宫中央的强回声线是宫腔。

【临床价值】　阴道纵切面是了解子宫大小与形态是否正常的最重要切面，同时也是了解子宫内膜及宫腔内情况的最重要切面之一。

（六）育龄期妇女后位子宫的横切面（图 12-16）

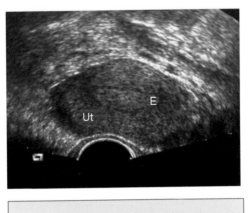

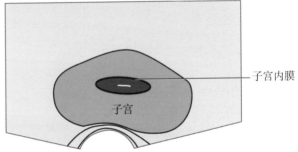

图12-16　育龄期妇女后位子宫的横切面

【扫查方法】　探头置于阴道内，声束方向经过子宫体横切面。

【断面结构】　朝向左侧的是子宫右侧壁，下方紧贴探头的是子宫后壁，朝向右侧的是子宫左侧壁，位于子宫中央的强回声区是子宫内膜。

【临床价值】　阴道横切面是了解子宫大小与形态是否正常的另一个重要切面，同时也是了解子宫内膜及宫腔内情况的重要切面。

（七）育龄期妇女增殖期子宫内膜（图12-17）

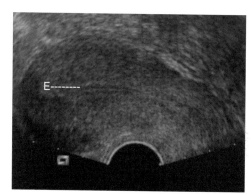

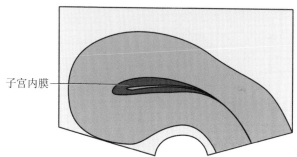

图12-17　育龄期妇女增殖期子宫内膜

【扫查方法】　探头置于阴道内，声束方向经过子宫体纵切面及横切面扫查。

【断面结构】　位于子宫中央的三条强回声线之间的窄条状低回声区是增殖期子宫内膜，正中央的强回声线是宫腔线。

【测量方法及正常值】　子宫内膜厚度的测量一般是在纵切面上进行，测量的是两层子宫内膜厚度，也就是在垂直于宫腔线的方向测量子宫中央两条外侧腔回声线之间的厚度。增殖期的子宫内膜比较薄，回声也比较低且均匀一致。增殖期子宫内膜呈线状，渐增厚至 1 ~ 3mm。

【临床价值】　观察子宫内膜的厚度与回声可以对子宫内膜的病变进行诊断。如果增殖早期的内膜明显增厚，且回声及厚度不均匀一致，很可能有子宫内膜增生。宫腔线的部位如出现偏强回声团，有可能为子宫内膜息肉。

（八）育龄期妇女分泌期子宫内膜（图 12-18）

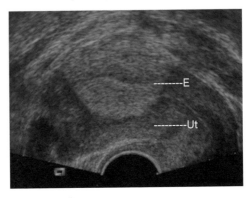

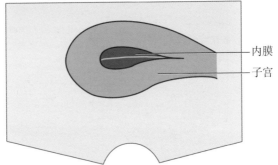

内膜

子宫

图12-18　育龄期妇女分泌期子宫内膜

【扫查方法】　探头置于阴道内，声束方向经过子宫体纵切面及横切面扫查。

【断面结构】　位于子宫中央的强回声区是分泌期子宫内膜，正中央的强回声线此时可能不是很清晰。

【测量方法及正常值】　分泌期的子宫内膜比较厚，回声也比较强。一般情况下分泌期内膜的回声是均匀一致的，分泌晚期的内膜有可能回声及厚度不均匀一致。分泌期子宫内膜厚 6 ～ 14mm。

【临床价值】　分泌晚期的内膜明显增厚，其回声及厚度不均匀一致时并不一定表示有子宫内膜增生。若临床有症状怀疑此病，则应在下次月经刚刚干净时复查以排除误诊。

（九）绝经后老年子宫的纵切面（图 12-19）

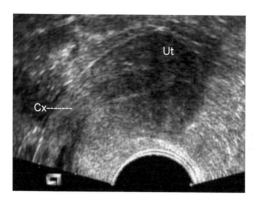

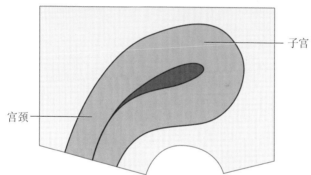

子宫

宫颈

图12-19　绝经后老年子宫的纵切面

【扫查方法】　探头置于阴道内，声束方向经过子宫体纵切面。

【断面结构】　朝向左侧的是宫颈及前壁，下方紧贴探头的是子宫后壁，朝向右侧的是子宫底部，位于子宫中央的强回声线是宫腔线。

【测量方法及正常值】　测量方法同前述。绝经后子宫随绝经时间的延长逐渐缩小，肌壁回声的均匀性下降，子宫内膜变薄，一般厚度不超过 5mm。

【临床价值】　绝经后子宫多为中位或后位，经阴道扫查能更好地观察了解子宫大小与形态，同时也能更好地了解子宫内膜及宫腔内情况。

（十）绝经后老年子宫的横切面（图 12-20）

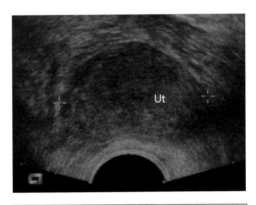

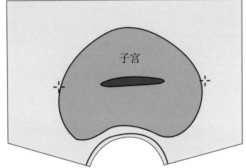

图12-20　绝经后老年子宫的横切面

【扫查方法】　探头置于阴道内，声束方向经过子宫体横切面。

【断面结构】　朝向左侧的是子宫右侧壁，朝向右侧的是子宫左侧壁，位于子宫中央的强回声线是宫腔线。

【测量方法】　测量方法同育龄期子宫，其横径随绝经年限的延长逐渐缩小。

【临床价值】　横切面是判断子宫位置、了解子宫大小与形态是否正常的最重要切面。

第二节　卵　巢

一、经腹扫查卵巢

（一）儿童期卵巢（图 12-21）

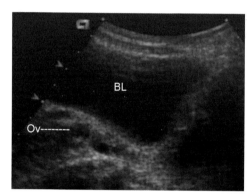

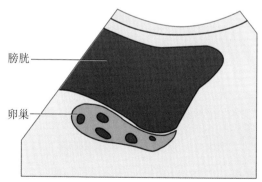

图12-21　儿童期卵巢

【扫查方法】　探头置于下腹部腹壁表面横向、纵向或斜向进行多角度及多切面扫查，声束方向经过膀胱声窗后显示卵巢最大切面。

【断面结构】　腹壁下方的无回声区是充盈的膀胱，其后方是卵巢，卵巢内可见卵泡形成的卵圆形无回声区，大小不等。

【测量方法及正常值】　儿童期卵巢较小，12 岁以前卵巢容积为 2cm³，内含有

多个最大直径 ≥ 0.4cm 的卵泡，卵泡最大直径甚至可达 0.9cm。

【临床价值】 超声检查发现了正常卵巢可除外卵巢疾病，未显示正常卵巢也不能据此认为卵巢缺如或发育不良。

（二）育龄期妇女卵泡期卵巢（图 12-22）

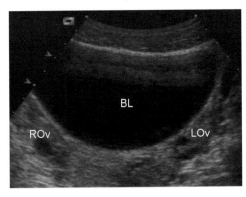

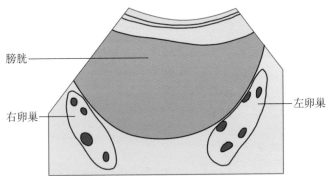

图12-22　育龄期妇女卵泡期卵巢

【扫查方法】　探头置于下腹部腹壁表面，进行多角度及多切面扫查，声束方向经过膀胱声窗后显示卵巢最大切面。

【断面结构】　腹壁下方的无回声区是充盈的膀胱，其左后方是右卵巢，其右后方是左卵巢，双卵巢内可见卵泡形成的卵圆形无回声区，大小不等，最大卵泡的最大直径可超过 2.0cm。

【测量方法及正常值】　卵巢的测量包括卵巢大小、卵泡数量及最大卵泡的大小。卵巢大小是在互相垂直的两个最大切面测量长、宽、厚三个径，其大小随卵泡数量及优势卵泡大小的变化而变化，长径可超过 3cm。

【临床价值】　超声检查发现了正常卵巢可除外卵巢疾病，未显示正常卵巢也不能据此认为卵巢缺如。通过对卵泡数量及大小的检查可了解是否患有多囊卵巢，了解卵泡发育情况并监测排卵。

（三）育龄期妇女黄体期卵巢（图 12-23）

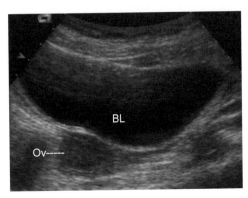

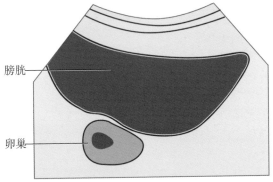

图12-23 育龄期妇女黄体期卵巢

【扫查方法】 探头置于下腹部腹壁表面进行多角度及多切面扫查，声束方向经过膀胱声窗后显示卵巢最大切面。

【断面结构】 腹壁下方的无回声区是充盈的膀胱，其后方偏左是右卵巢，卵巢内的厚壁囊性结构就是黄体，黄体内的透声性一般较差。

【测量方法】 黄体的大小及形态会有一些差异，其大小测量无临床意义。

【临床价值】 超声检查发现了黄体可提示卵巢已排卵。

（四）育龄期妇女卵巢黄体囊肿（图 12-24）

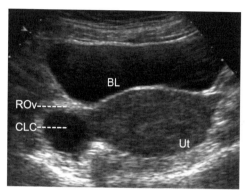

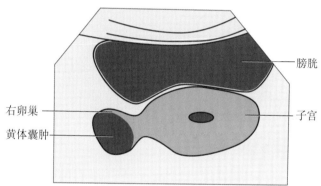

图12-24　育龄期妇女卵巢黄体

【扫查方法】　探头置于下腹部腹壁表面进行多角度及多切面扫查，声束方向经过膀胱声窗后显示卵巢囊肿最大切面。

【断面结构】　腹壁下方的无回声区是充盈的膀胱，其后方偏左是右卵巢，卵巢内的囊肿就是黄体囊肿。

【测量方法及正常值】　黄体囊肿的大小、形态及内部回声有时差异较大，月经干净后会逐渐缩小消失。黄体囊肿一般不超过 5cm，也有少数例外者。

【临床价值】　超声检查偶然发现的囊肿有可能是生理性囊肿，如黄体囊肿，诊断卵巢肿瘤需慎重，必要时随访观察一段时间后再下诊断意见。

(五) 绝经后卵巢（图 12-25）

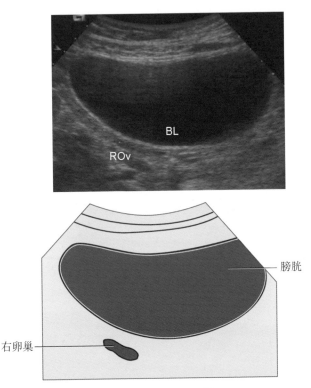

图12-25　绝经后卵巢

【扫查方法】　探头置于下腹部腹壁表面进行多角度及多切面扫查，声束方向经过膀胱声窗后可显示位于其后方的卵巢。

【断面结构】　腹壁下方的无回声区是充盈的膀胱，其后方略偏左的低回声结节是卵巢，卵巢内的卵泡在此阶段多已消失。

【测量方法】　绝经后卵巢萎缩变小，一般无须测量其大小。

【临床价值】　经腹超声检查常常因卵巢变小不能显示，属正常状态。

二、经阴道扫查卵巢

（一）育龄期妇女卵泡期卵巢（图 12-26）

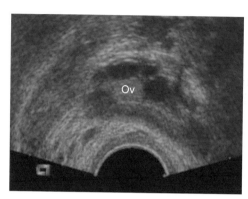

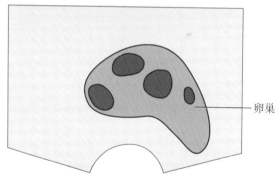

图12-26　育龄期妇女卵泡期卵巢

【扫查方法】　探头置于阴道内，在子宫两侧进行矢状切面、冠状切面等多切面扫查。

【断面结构】　卵巢呈椭圆形，内可见多个大小不等的卵泡无回声区。

【测量方法及正常值】　卵泡期的优势卵泡随时间的延长逐渐长大，成熟卵泡最大径可超过 2.0cm。

【临床价值】　经阴道超声追踪检查，可监测优势卵泡的生长发育情况，并帮助判断排卵时间，指导不孕症的治疗。

（二）育龄期妇女黄体期卵巢（图 12-27）

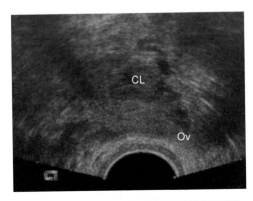

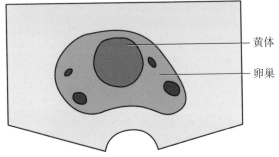

黄体

卵巢

图12-27　育龄期妇女黄体期卵巢

【扫查方法】 探头置于阴道内，在子宫两侧进行矢状切面、冠状切面等多切面扫查。

【断面结构】 卵巢呈椭圆形，内可见黄体呈类圆形类实性结构，回声不均。

【测量方法】 黄体大小、结构及回声变异很大，其大小测量无临床意义。

【临床价值】 超声检查发现了黄体可提示卵巢已排卵。

（三）育龄期妇女黄体囊肿（图 12-28）

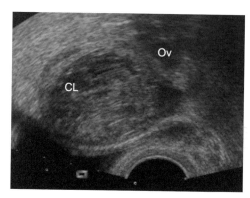

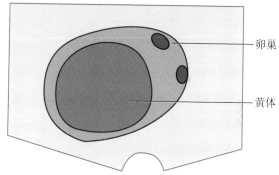

卵巢

黄体

图12-28　育龄期妇女黄体囊肿

【扫查方法】　探头置于阴道内，在子宫两侧进行矢状切面、冠状切面等多切面扫查。

【断面结构】　黄体囊肿多呈圆形或椭圆形，囊壁多较厚，内部可呈无回声，也可呈网络状回声，有时还可见絮状回声在探头触动囊肿时漂浮于囊腔内。

【测量方法】　黄体囊肿大小及回声变异很大，合并囊腔内出血时声像图表现更为复杂，易与卵巢肿瘤相混淆，应特别注意鉴别。

【临床价值】　黄体囊肿是生理性囊肿，可自行消失，超声明确诊断可避免不必要的手术。

（四）绝经后卵巢（图 12-29）

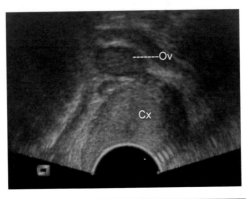

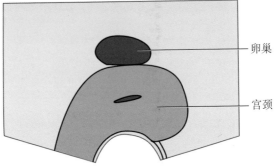

图12-29　绝经后卵巢

【扫查方法】　探头置于阴道内，在子宫两侧进行矢状切面、冠状切面等多切面扫查。

【断面结构】　卵巢呈椭圆形，体积缩小，其内部的卵泡常常消失，呈实性低回声结构。

【测量方法】　绝经后卵巢的大小及内部结构差异也很大，有些绝经后卵巢内仍可见卵泡样小无回声区。

【临床价值】　超声检查发现了体积缩小的卵巢可除外卵巢异常，超声检查未显示卵巢也属正常情况。

（汪龙霞）

第 13 章

正常妊娠

· Ao	aorta	主动脉
· AAo	ascending aorta	升主动脉
· AAr	aortic arch	主动脉弓
· AF	amniotic fluid	羊水
· AG	adrenal gland	肾上腺
· AmC	amniotic cavity	羊膜腔
· BL	bladder	膀胱
· Bo	bowel	肠管
· BPD	biparietal diameter	双顶径
· CB	cerebellum	小脑
· CP	cerebral peduncle	大脑脚
· CRL	crown-rump length	顶臀径长度
· CSP	cavum of septum pellucidum	透明隔腔
· Cx	cervix	宫颈
· DAo	descending aorta	降主动脉
· DA	ductus arteriosus	动脉导管
· DV	ductus venosus	静脉导管（catheter）
· DVP	deepest volume pool	羊水池最大深度
· EMB	embryonic tissue	胚胎组织
· F	fetus	胎儿
· FA	fetal abdomen	胎儿腹部
· FB	fetal body	胎体
· FrB	frontal bone	额骨
· FH	fetal head	胎头
· FLL	Fetal lower limb	胎儿下肢

· FL（F）		股骨
· GA	geststional age	孕龄
· GS	gestational sac	妊娠囊
· HC	head circumference	头围
· HL（H）		肱骨
· HT	heart	心脏
· IVC	inferior vena cava	下腔静脉
· L	liver	肝脏
· L-H	left hand	左手
· L-F	left foot	左足
· L-L	left lung	左肺
· LA	left atrium	左心房
· LEG	leg	腿
· LLV	left lateral ventricle	左侧侧脑室
· LRA	left renal artery	左肾动脉
· LV	left ventricle	左心室
· MCA	middle cerebral artery	大脑中动脉
· MVP	maximum vertical pocket	最大羊水深度
· M	mouth	嘴
· N	nose	鼻子
· NB	nasal bone	鼻骨
· NF	nuchal folder	颈项软组织层
· NT	nuchal translucency	颈项透明层
· OC	occipital bone	枕骨
· OR	orbit	眼眶
· P	pupil	瞳孔
· PA	pulmonary artery	肺动脉
· PF	posterior cranial fossa	颅后窝
· PL	placenta	胎盘
· PSV	peak systolic velocity	收缩期峰值血流速度
· Ra	radius	桡骨
· R-F	right foot	右足

·	RIB	rib	肋骨
·	R-H	right hand	右手
·	R-L	right lung	右肺
·	RLV	right lateral ventricle	右侧侧脑室
·	RA	right atrium	右心房
·	RPA	right pulmonary artery	右肺动脉
·	RRA	right renal artery	右肾动脉
·	RV	right ventrical	右心室
·	S.P.	septium pellucidum	透明隔
·	S	spine	脊椎
·	St	stomach	胃
·	SVC	superior vena cave	上腔静脉
·	T	thalmus	丘脑
·	U	ulna	尺骨
·	UA	umbilical artery	脐动脉
·	UC	umbilical cord	脐带
·	Ut	uterus	子宫
·	UtW	uterine wall	子宫壁
·	UV	umbilical vein	脐静脉
·	YS	yolk sac	卵黄囊

一、早期妊娠

（一）妊娠 5 周多，子宫纵切面，显示妊娠囊（图 13-1）

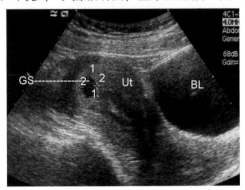

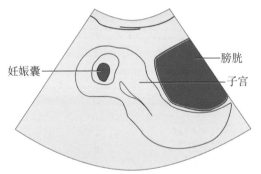

图13-1　妊娠5周多，子宫纵切面，显示妊娠囊

【扫查方法】　患者平卧位，充盈膀胱，将探头纵向置于腹中线耻骨联合上方。

【断面结构】　子宫纵切面，妊娠囊纵切面。

【测量方法及正常值】　在此切面测量子宫的长径、前后径，妊娠囊的长径及前后径。正常值见表 13-1。

表 13-1　妊娠囊平均直径与孕龄的关系

预测的平均妊娠囊（mm）	孕龄（周）	预测的平均妊娠囊（mm）	孕龄（周）	预测的平均妊娠囊（mm）	孕龄（周）
10	5.0	27	7.5	44	9.9
11	5.2	28	7.6	45	10.0
12	5.3	29	7.8	46	10.2
13	5.5	30	7.9	47	10.3
14	5.6	31	8.0	48	10.5
15	5.8	32	8.2	49	10.6
16	5.9	33	8.3	50	10.7
17	6.0	34	8.5	51	10.9
18	6.2	35	8.6	52	11.0
19	6.3	36	8.8	53	11.2
20	6.5	37	8.9	54	11.3
21	6.6	38	9.0	55	11.5
22	6.8	39	9.2	56	11.6
23	6.9	40	9.3	57	11.7
24	7.0	41	9.5	58	11.9
25	7.2	42	9.6	59	12.0
26	7.3	43	9.7	60	12.2

（引自：Hellman LM，Kobayashi M，Fillisti L，et al.Growth and development of the human fetus prior to the twentieth week of gestation.Am J Obstet Gynecol，1969，103（6）：789-800.）

【临床价值】　早期妊娠囊的重要特征为双膜结构，即内层为羊膜，外层为绒毛膜，均为稍强回声环，两环之间为低回声带。观察妊娠囊的大小、形态及张力情况。

（二）妊娠 5 周多，子宫横切面，显示妊娠囊（图 13-2）

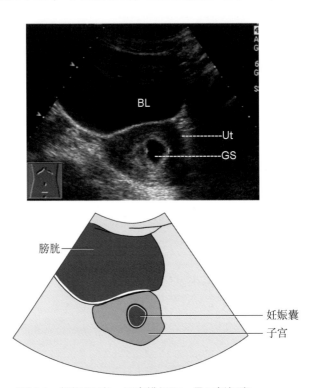

图13-2　妊娠5周多，子宫横切面，显示妊娠囊

【扫查方法】　患者平卧位，充盈膀胱，暴露下腹部，将探头横（水平）置于腹中线耻骨联合上方。

【断面结构】　子宫横切面，妊娠囊横切面。

【测量方法及正常值】　在此切面测量子宫的横径、前后径，妊娠囊的横径及前后径。正常值见表 13-1。

【临床价值】　在此切面可以观察到妊娠囊的大小、形态及张力情况，左右侧卵巢有无黄体及黄体的大小，有无异常回声。

（三）妊娠 5 ～ 6 周，子宫及妊娠囊纵切面（图 13-3）

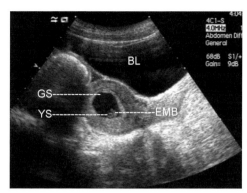

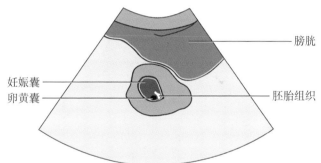

图13-3　妊娠5～6周，子宫及妊娠囊纵切面

【扫查方法】　患者平卧位，膀胱适度充盈，暴露下腹部，将探头纵向置于腹中线耻骨联合上方。

【断面结构】　子宫纵切面，妊娠囊纵切面，卵黄囊（YS）及胚胎组织（EMB）。

【测量方法及正常值】　在此切面测量子宫的长径、前后径，妊娠囊的长径及前后径，卵黄囊的内径，胚胎组织是否出现。6 周时妊娠囊的直径为 15 ～ 20cm。

【临床价值】　5 周时可以观察到妊娠囊内的卵黄囊的圆形回声，卵黄囊是宫内妊娠的标志，可排除宫内假妊娠囊，在 9 周时开始缩小，并入脐带。观察胚胎组织的长度，原始心管的搏动次数、节律。

（四）妊娠 6 ～ 7 周（图 13-4）

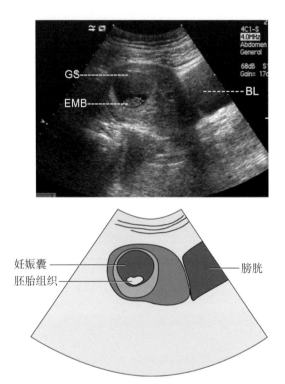

图13-4　妊娠6～7周妊娠囊

【扫查方法】　患者平卧位，膀胱适度充盈，暴露下腹部，将探头纵向置于腹中线耻骨联合上方。

【断面结构】　子宫纵切面，可显示胚胎组织及胎心搏动。

【测量方法】　在此切面测量妊娠囊及胚胎组织的大小。脉冲多普勒可以探测到胎心搏动。

【临床价值】　根据以上探测指标判定胚胎是否存活，发育是否正常，妊娠囊和胚胎组织两者的比例是否正常，和孕周是否一致。6周以后羊膜腔逐渐占据胚外体腔，故妊娠囊内主要为羊膜腔。

（五）孕 8 ～ 9 周，妊娠囊及胎儿（图 13-5）

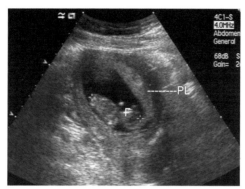

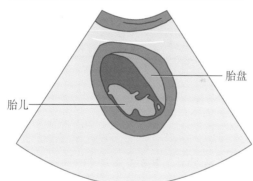

图13-5　妊娠8～9周，妊娠囊及胎儿

【扫查方法】　患者平卧位，膀胱适度充盈，暴露下腹部，将探头纵向置于腹中线耻骨联合上方。

【断面结构】　子宫纵切面和胎儿冠状切面，可显示头颅、胸腹及上肢。

【测量方法】　在此切面可测量胎儿顶臀径，卵黄囊。

【临床价值】　8 周末，胎儿初现雏形，此时胎头可显示颅骨环，依此可排除有无脑畸形；观察胎儿心率、心律。8 周后胎盘开始形成，呈均匀的半月形较强回声。

（六）妊娠9周，胎儿颅脑横切面（图13-6）

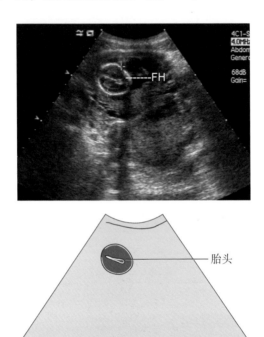

图13-6　妊娠9周，胎儿颅脑横切面

【扫查方法】　患者平卧位，膀胱适度充盈，暴露下腹部，将探头纵向置于腹中线耻骨联合上方。在显示胎儿长轴切面后，探头旋转90°，横切颅脑。

【断面结构】　可显示颅骨环及脑中线。

【测量方法】　在此切面可测量胎儿双顶径（BPD）。

【临床价值】　可显示颅骨环是否存在，是否完整，依此可排除有无脑畸形或颅骨部分缺损。

（七）妊娠 10 ～ 12 周，妊娠囊及胎儿（图 13-7）

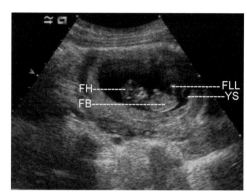

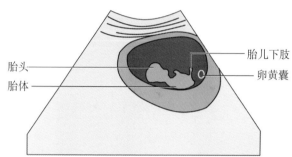

图13-7　妊娠10～12周，妊娠囊及胎儿

【扫查方法】　患者平卧位，膀胱适度充盈，暴露下腹部，将探头纵向置于腹中线耻骨联合上方。

【断面结构】　子宫纵切面和胎儿长轴切面，可显示已经成形的胚儿，头颅、四肢及脊柱均可见。

【测量方法】　在此切面测量胎囊及顶臀径（CRL），CRL 在新生儿也称坐高。脉冲多普勒可以探测到胎心搏动。

【临床价值】　根据以上探测指标判定胚胎是否存活，发育是否正常，头臀径可以推测胎龄，判断与妊娠周是否一致。

（八）妊娠 10 ～ 12 周，胎儿冠状切面（图 13-8）

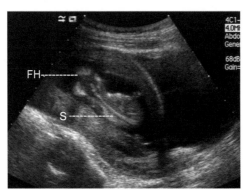

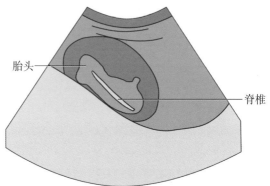

图13-8　妊娠10～12周，胎儿冠状切面

【扫查方法】　患者平卧位，膀胱适度充盈，暴露下腹部，将探头置于腹中线耻骨联合上方。

【断面结构】　子宫纵切面和胎儿冠状切面，可显示头颅、脊柱、胸腹及上肢。

【测量方法】　在此切面可观察脊柱的串珠样强回声是否排列整齐。

【临床价值】　妊娠 10 ～ 12 周时可以清晰显示脊柱结构。在此切面或胎儿矢状切面，重点观察脊柱排列是否整齐，连续性是否完好，特别是骶椎骨。胎儿主要器官均已形成。

（九）胎儿长轴正中矢状切面（图 13-9）

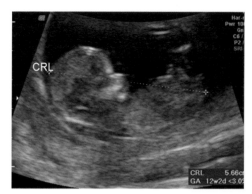

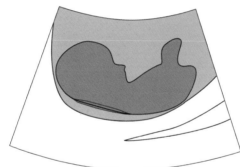

图13-9　胎儿长轴正中矢状切面

【扫查方法】　移动探头显示胎儿长轴正中矢状切面。

【断面结构】　显示胎儿头部、侧面轮廓与躯干部，并显示鼻骨。

【测量方法】　从胎头顶部至胎儿尾端测量最大顶臀径长度（CRL），要求胎儿呈自然弯曲状态，不过度俯曲，不仰伸。

【临床价值】　早孕期顶臀长是判断胎龄较准确的指标，最佳妊娠周为 7～10 周，因为此时的胎儿头臀边界清晰，胎体运动相对较少。同时，顶臀长也是准确测量颈项透明层（NT）的必备条件，只有顶臀长在 45～84mm 时才测量 NT。

（十）胎儿颈项透明层（图 13-10）

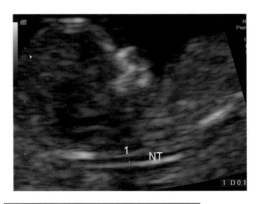

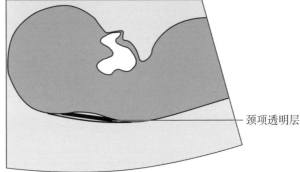

颈项透明层

图13-10 胎儿颈项透明层

注：1.所测量的距离代表NT厚度

【扫查方法】　与顶臀径测量为同一切面。需要将图像放大，使胎儿面积占屏幕的 2/3 左右。

【断面结构】　显示胎儿头部与胸部，正中矢状切面，显示鼻骨，清晰显示胎儿颈后部的透明层纵断面，透明层指颈项部皮下的无回声带。

【测量方法及正常值】　测量胎儿颈后透明层最宽处的厚度。注意：①顶臀长测量应为 45 ～ 84mm（11 周 0 天～ 13 周 6 天）；②胎儿应取正中矢状切面；③胎儿颈部应在中间位置；④胎儿图像需放大，占屏幕的 75%；⑤必须区别羊膜与胎儿皮肤；⑥将测量键放置在透明层双侧强回声线的内侧缘上；⑦测量三次，用最大的数值作为风险计算。于妊娠 11 周～ 13 周 6 天间、顶臀长 45 ～ 84mm 时测量 NT，测量 3 次后取测值最大的一次作为测量结果。妊娠 11 ～ 13 周 6 天颈项透明层厚度随妊娠周的增加而增加。据报道，在胎儿染色体正常与低危人群中，粗略判断 NT 的中位数为 1.5mm，95th %（百分位数）为 2.4mm；而胎儿染色体异常高危人群中，NT 的中位数为 1.5mm，95th %（百分位数）为 2.5mm。

【临床价值】　主要用于预测胎儿染色体异常风险率计算，与母血 PAPP-A 及游离 β -hCG 结合可筛出 90% 的染色体异常胎儿。另外，NT 增厚与早期心力衰竭、淋巴发育迟缓、胎儿胸腔压力增高等疾病亦有关。一般认为，NT ≥ 2.5 mm 时应考虑胎儿染色体异常风险率较高。但 NT 值随妊娠周增加呈非线性增长，因此临床不宜单纯应用某一数值作为 NT 的"正常值"，而应将 NT 与头臀径长度、孕妇年龄等因素综合考虑。

二、中晚期妊娠

中期妊娠是指妊娠满 12 周（即第 13 周）至孕 27.6 周，晚期妊娠是指妊娠 28 周至 40 周这段妊娠期的最后阶段，其中妊娠满 37 周又称为"足月妊娠"。近年来，英国胎儿医学基金会对超声早孕的定义稍作更改，凡妊娠 14 周之前均归入妊娠早期。

中期妊娠与晚期妊娠均是胎儿进一步生长、发育、长大的阶段，大部分结构在超声声像图上表现相似。

（一）超声判断胎位及胎方位

1. 胎位的判断

（1）纵产式头位

【扫查方法】　将探头在母体表面纵向及横向顺序扫查，得出胎儿纵轴与母体纵轴的关系。当胎儿纵轴与母体纵轴一致时，为纵产式（图13-11，图13-12）；当胎儿纵轴与母体纵轴相互垂直时，为横产式。

【断面结构】 胎儿纵轴与母体纵轴一致时，为纵产式。图13-11为纵产式头位，图左为母体头侧，图右为母体足侧，胎头朝向母体足侧。

【临床价值】 确定胎位，有助于胎儿形态结构的检查及产科处理。

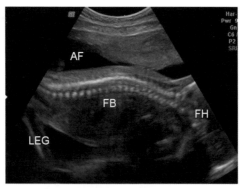

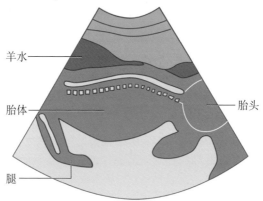

图13-11　纵产式头位

（2）纵产式臀位

【扫查方法】 将探头在母体表面纵向及横向顺序扫查，当胎儿纵轴与母体纵轴一致且胎头朝向母体头侧时为纵产式臀位（图 13-12）。

【断面结构】 胎儿纵轴与母体纵轴一致，图左为母体头侧，图右为母体足侧，胎头朝向母体头侧。

【临床价值】 确定胎位，有助于胎儿形态结构的检查及产科处理。

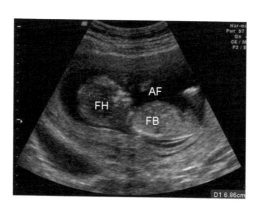

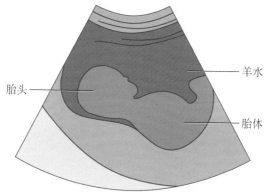

图13-12 纵产式臀位

2. 胎方位的判断

（1）枕先露（枕左前位，LOA）

【扫查方法】　探头于耻骨上探及胎头且胎儿为纵产式，此时为头位。头位时，若胎儿颅骨最先进入骨盆时称"头先露"，头先露以枕骨（OC）为指示点，枕骨位于母体骨盆左前方时胎方位为"枕左前位"。

【断面结构】　枕左前位（LOA）时，丘脑平面见脑中线向母体左上方向偏斜，胎头枕骨指向母体左前方（图13-13）。

【临床价值】　确定胎方位，有助于胎儿形态结构的检查及产科处理。

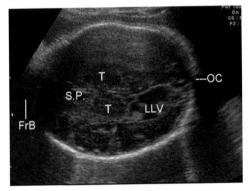

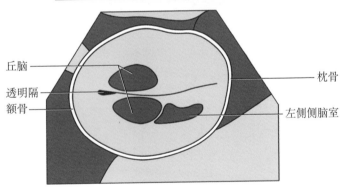

图13-13　枕先露（枕左前位，LOA）

（2）枕先露（枕右前位，ROA）

【扫查方法】　探头于耻骨上探及胎头且胎儿为纵产式，此时为头位。头先露时以枕骨（OC）为指示点，枕骨位于母体骨盆右前方时胎方位为"枕右前位"。

【断面结构】　枕右前位（ROA）时，丘脑平面见脑中线向母体右上方向偏斜，胎头枕骨指向母体右前方（图 13-14）。

【临床价值】　确定胎方位，有助于胎儿形态结构的检查及产科处理。

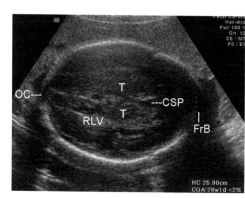

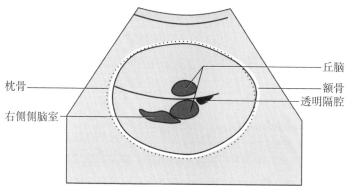

图13-14　枕先露（枕右前位,ROA）

（二）解剖结构观察及主要测量

通过特定的切面观察胎儿解剖结构并测量一些特定的胎儿径线，是评价胎儿生长发育的重要方法。一般可用于估计胎儿大小、胎龄、胎儿体重等，具有重要的临床价值。某些胎儿畸形或染色体异常的疾病也可能表现为径线异常。

1. 丘脑平面

（1）侧脑室后角宽度测量（臀位胎儿，丘脑平面）（图 13-15）

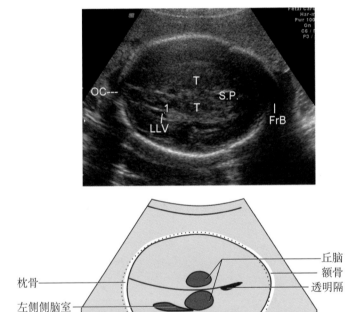

图13-15　侧脑室后角宽度测量（臀位胎儿，丘脑平面）

注：1.左侧侧脑室后角宽度（4.2mm）

【扫查方法】　先根据胎方位确定胎头位置，再寻找通过胎儿丘脑的枕额方向的横切面。

【断面结构】　应显示丘脑、大脑镰、透明隔等中线结构，双侧侧脑室，以及周围的脑白质和大脑皮质。同时要求显示完整的头颅光环，大脑镰居中。图像近场一侧的侧脑室因混响效应一般显示不清。

【测量方法及正常值】　显示侧脑室体部及后角，在最宽处从一侧室管膜内缘到对侧室管膜内缘（图中测量键所示）进行测量，测量时可以包括脉络膜。侧脑室后角宽度正常 < 10mm。

【临床价值】　通过测量侧脑室后角宽度可了解胎儿脑脊液循环状态，除外脑室扩张、脑积水等异常。

（2）双顶径与头围测量（臀位胎儿，丘脑平面）（图 13-16）

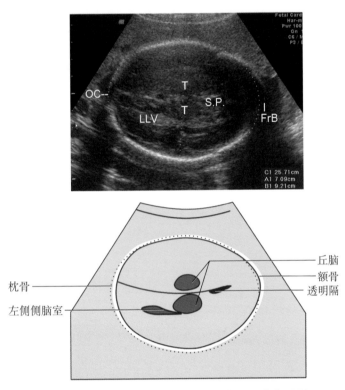

图13-16　双顶径与头围测量（臀位胎儿，丘脑平面）

【扫查方法】　先根据胎方位确定胎头位置，再寻找通过胎儿丘脑的枕额方向的横切面。

【断面结构】　显示丘脑、大脑镰、透明隔等中线结构、双侧侧脑室以及周围的脑白质和大脑皮质。同时要求显示完整的头颅强回声环，大脑镰居中。

【测量方法及正常值】　头围：沿颅骨环外缘测量其周径即头围（C1）；双顶径：从一侧顶骨的外缘到对侧顶骨的外缘，测量与中线垂直的最大径线即双顶径（A1）。双顶径、头围正常值随孕周增长而变化（表 13-2，表 13-3）。

【临床价值】　双顶径因受胎头变形的影响而误差较大，但在一些实验室 Down's 血清学筛查时仍然作为校正指标。头围因反映了整个胎头的轮廓大小，较双顶径更客观。

表 13-2　胎儿双顶径正常值

孕周	双顶径（mm）				
	$3^{tho}\%$	$10^{tho}\%$	$50^{tho}\%$	$90^{tho}\%$	$97^{tho}\%$
10	9.4	10.1	11.6	13.1	13.8
11	13.0	13.8	15.4	17.1	17.8
12	16.7	17.5	19.3	21.0	21.8
13	20.3	21.2	23.1	24.9	25.8
14	23.9	24.8	26.8	28.8	29.8
15	27.5	28.4	30.6	32.7	33.7
16	30.9	32.0	34.2	36.5	37.5
17	34.4	35.5	37.8	40.2	41.3
18	37.8	39.0	41.4	43.9	45.1
19	41.1	42.4	44.9	47.5	48.7
20	44.4	45.7	48.4	51.1	52.4
21	47.6	49.0	51.8	54.6	56.0
22	50.8	52.2	55.1	58.1	59.5
23	53.9	55.3	58.4	61.5	62.9
24	56.9	58.4	61.6	64.8	66.3
25	59.9	61.4	64.7	68.1	69.6
26	62.8	64.4	67.8	71.2	72.8
27	65.6	67.2	70.8	74.3	76.0
28	68.3	70.0	73.7	77.4	79.1
29	70.9	72.7	76.5	80.3	82.1
30	73.5	75.3	79.2	83.1	85.0
31	75.9	77.8	81.8	85.9	87.8
32	78.3	80.2	84.4	88.5	90.5
33	80.5	82.6	86.8	91.1	93.1
34	82.7	84.8	89.2	93.6	95.6
35	84.8	86.9	91.4	95.9	98.0
36	86.7	88.9	93.5	98.2	100.4
37	88.6	90.8	95.6	100.3	102.6
38	90.3	92.6	97.5	102.4	104.7
39	91.9	94.3	99.3	104.3	106.6
40	93.5	95.9	101.0	106.1	108.5

表 13-3　胎儿头围正常值

孕周	头围（mm）				
	3th%	10th%	50th%	90th%	97th%
10	38.6	40.3	43.9	47.5	49.2
11	50.2	52.1	56.1	60.2	62.0
12	62.1	64.2	68.6	73.1	75.1
13	74.3	76.5	81.4	86.2	88.5
14	86.6	89.0	94.3	99.5	101.9
15	99.0	101.6	107.2	112.9	115.5
16	111.4	114.2	120.3	126.3	129.1
17	123.8	126.8	133.3	139.7	142.7
18	136.2	139.4	146.2	153.0	156.2
19	148.4	151.8	159.0	166.3	169.7
20	160.5	164.1	171.7	179.3	182.9
21	172.4	176.1	184.2	192.2	196.0
22	184.0	188.0	196.4	204.9	208.8
23	195.4	199.5	208.4	217.2	221.4
24	206.4	210.8	220.0	229.3	233.6
25	217.1	221.7	231.3	240.9	245.5
26	227.5	232.2	242.2	252.3	257.0
27	237.4	242.3	252.7	263.1	268.0
28	246.8	251.9	262.7	273.6	278.7
29	255.8	261.1	272.3	283.6	288.8
30	264.2	269.7	281.4	293.0	298.5
31	272.2	277.8	289.9	301.9	307.6
32	279.5	285.4	297.8	310.3	316.1
33	286.3	292.3	305.2	318.1	324.1
34	292.5	298.7	312.0	325.2	331.4
35	298.0	304.4	318.1	331.7	338.1
36	302.9	309.5	323.5	337.6	344.2
37	307.0	313.8	328.3	342.7	349.5
38	310.5	317.5	332.3	347.2	354.2
39	313.2	320.4	335.7	350.9	358.1
40	315.2	322.6	338.2	353.9	361.3

2. 小脑平面　小脑平面颅脑横切面（图 13-17）

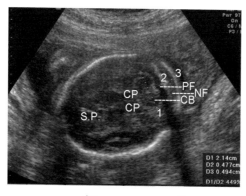

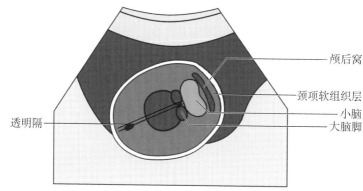

图13-17　小脑平面颅脑横切面

注：1.小脑横径；2.颅后窝池宽度；3.颈项软组织厚度

【扫查方法】　横切胎头，于头围平面向胎儿足侧下移探头，并稍向颅底方向倾斜，寻找通过小脑横断面及透明隔的横切面。

【断面结构】　显示颅后窝内的小脑横切面、颅后窝池、颈项软组织层以及前方的透明隔，同时显示完整的颅骨光环。

【测量方法及正常值】　测量方法：①小脑横径：从一侧小脑半球的外缘到对侧小脑半球的外缘；②颅后窝池宽度：从小脑蚓部的后缘到枕部颅骨板的内缘；③颈项软组织厚度：妊娠 18 周～ 23 周 6 天时在小脑平面测量，从枕骨外缘到皮肤外缘。正常值：①小脑横径：随妊娠周增长而变化（表 13-4）；②颅后窝池：正常＜ 10mm ；③颈项软组织厚度：正常＜ 6mm。

【临床价值】①小脑横径：是衡量小脑发育及胎儿发育的一项指标。②颅后窝池宽度：反映脑室系统（包括脑池）有否扩张。如扩张，注意小脑蚓部是否缺失，小脑两半球是否分离，以排除 Dandy-Walker 综合征。③颈项软组织厚度：是遗传学超声软指标，也可反映胎儿淋巴系统回流情况，并有助于判断胎儿水肿、早期心力衰竭等。

表 13-4　胎儿小脑横径正常值

孕周	小脑横径（mm）				
	$3^{th}\%$	$10^{th}\%$	$50^{th}\%$	$90^{th}\%$	$97^{th}\%$
16	14.1	14.6	15.5	16.4	16.8
17	15.1	15.5	16.6	17.6	18.1
18	16.1	16.6	17.7	18.8	19.4
19	17.2	17.7	19.0	20.2	20.7
20	18.3	18.9	20.3	21.6	22.2
21	19.5	20.2	21.6	23.0	23.7
22	20.8	21.5	23.1	24.6	25.3
23	22.2	22.9	24.6	26.2	26.9
24	23.6	24.4	26.1	27.8	28.6
25	25.1	25.9	27.7	29.6	30.4
26	26.6	27.5	29.4	31.3	32.2
27	28.3	29.2	31.2	33.2	34.2
28	29.9	30.9	33.0	35.1	36.1
29	31.7	32.7	34.9	37.1	38.2
30	33.5	34.6	36.9	39.2	40.3
31	35.4	36.5	38.9	41.3	42.5
32	37.3	38.5	41.0	43.5	44.7
33	39.4	40.6	43.2	45.8	47.0
34	41.5	42.7	45.4	48.1	49.4
35	43.6	44.9	47.7	50.5	51.8
36	45.8	47.2	50.1	53.0	54.3

3. 面部

（1）面部冠状切面

【扫查方法】由胎儿额部向前向下作冠状切面，在不同的水平可分别显示双

Atlas of Human Body Ultrasound Scanning

侧眼眶的冠状切面以及口唇的冠状切面。

【断面结构】 图 13-18 的左图显示双侧眼眶的冠状切面，眼眶周边为强回声的眼眶，框内为低回声的眼球，其内可见晶状体呈一小圆光环位于眼球内偏前方。图 13-18 的右图显示口唇的冠状切面，要求显示上唇（M）以及鼻尖（N，含 2 个鼻孔）。

【临床价值】 通过眼眶的冠状切面，判断有无眼眶及眼球的发育异常。另有学者在眼眶的冠状切面测量眶间距。通过观察口唇的冠状切面，了解鼻尖与口唇的形态，诊断唇裂、单鼻孔畸形等。

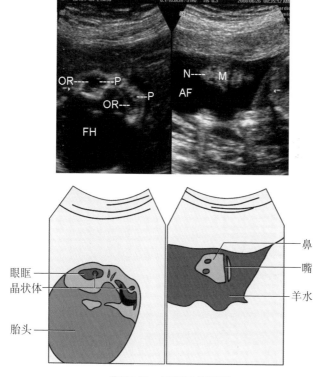

图13-18　面部冠状切面

注：图左显示双侧眼眶及瞳孔；图右显示鼻尖（双侧鼻孔）、口唇

（2）面部冠状切面，上腭弓横切面（图 13-19）

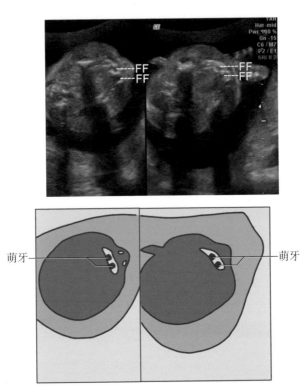

图13-19　面部冠状切面，上腭弓横切面

【扫查方法】　由胎儿额部向前向下做面部的冠状切面，旋转探头后做上腭弓的横切面。

【断面结构】　显示中央的 2 个萌牙及其两侧的弧形光环。

【临床价值】　有助于了解上腭弓的发育情况，诊断腭裂。

（3）面部正中矢状切面（鼻骨长度测量）（图 13-20）

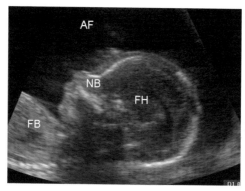

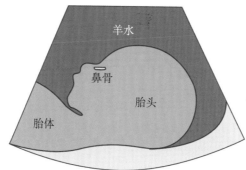

图13-20　面部正中矢状切面（鼻骨长度测量）

【扫查方法】　由胎儿额部向前向下做面部的冠状切面，旋转探头后做脸部矢状切面。

【断面结构】　旁正中矢状切面，显示鼻骨呈短棒状、强回声结构。

【测量方法及正常值】　鼻骨长度：测量鼻骨上缘至下缘的距离。鼻骨长度随孕周增长而变化，其正常值见表13-5。

【临床价值】　鼻骨长度为染色体异常软指标，并可除外一侧或双侧鼻骨缺失等异常。

表 13-5　胎儿鼻骨长度正常值

孕周	例数（n）	MoM	0.75 MoM	0.5 MoM	0.25 MoM
15	41	0.40	0.30	0.20	0.10
16	184	0.41	0.31	0.21	0.11
17	124	0.45	0.34	0.23	0.11
18	258	0.48	0.36	0.24	0.12
19	555	0.51	0.38	0.26	0.13
20	370	0.53	0.40	0.27	0.13
21	152	0.58	0.44	0.29	0.15
22	72	0.57	0.43	0.29	0.14
23	30	0.64	0.48	0.32	0.16

注：对黑种人、亚洲人和西班牙裔妇女，校正系数分别为1.06、0.98和1.01。MoM是一个比值，即孕妇体内标志物检测值除以相同孕周正常孕妇的中值数值

4. 颈部

（1）胎儿颈部纵切面（图 13-21）

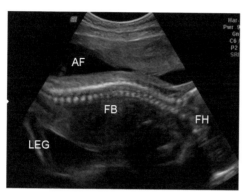

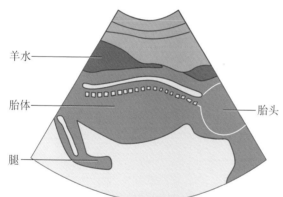

图13-21 胎儿颈部纵切面

【扫查方法】 显示颅脑结构后，探头向颅脑下方移动纵切胎儿颈部。

【断面结构】 显示部分颅脑、颈部皮肤及颈椎纵切面。

【临床价值】 在妊娠中晚期，正常情况下胎儿颈部皮肤表面光滑平整，颈部和子宫壁（或前壁胎盘）之间为无回声区（图 13-21），无回声区清晰。

（2）胎儿颈部纵切面（脐带压迹）（图 13-22）

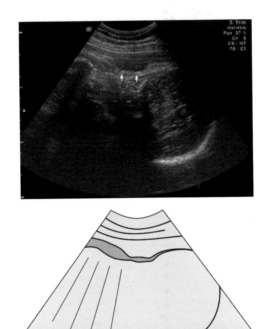

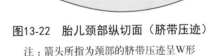

图13-22　胎儿颈部纵切面（脐带压迹）

注：箭头所指为颈部的脐带压迹呈W形

【扫查方法】　显示颅脑结构后，探头向颅脑下方移动纵切胎儿颈部。

【断面结构】　显示胎儿颅脑、颈椎纵切面，颈部皮肤及皮肤表面的压迹（图中呈 W 形）。

【临床价值】　颈部皮肤表面有压迹时，可能为脐带经过颈部，也可能为脐带缠绕颈部，需要做彩色多普勒超声以助进一步诊断。

（3）胎儿颈部纵切面（脐带彩色血流图）（图 13-23）

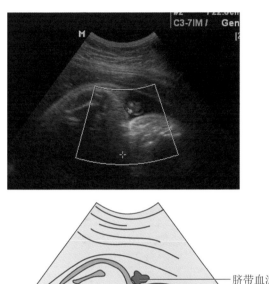

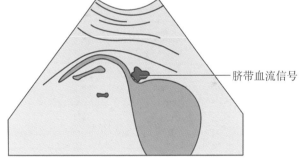

脐带血流信号

图13-23　胎儿颈部纵切面（脐带横切面的彩色血流信号）

【扫查方法】　显示颅脑结构后，探头向颅脑下方移动纵切胎儿颈部，并加以彩色多普勒超声显像。

【断面结构】　显示胎儿颅脑、颈椎纵切面、颈部皮肤、皮肤表面的压迹以及彩色血流图。

【临床价值】　当二维超声显示颈部有压迹时，彩超可以帮助证实压迫颈部的结构内部有无血流，以助判断是否为血管（脐血管）结构。

（4）胎儿颈部横切面（脐带彩色血流图）（图 13-24）

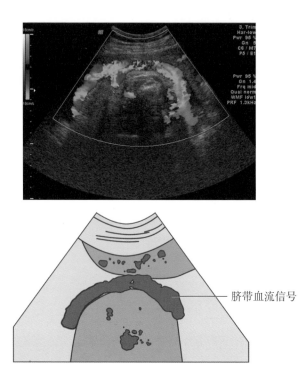

图13-24　胎儿颈部横切面（脐带的半环状彩色血流信号）

【扫查方法】　显示颅脑结构后，探头向颅脑下方移动横切胎儿颈部。

【断面结构】　显示胎儿颈椎横切面、颈部皮肤以及彩色血流图。

【临床价值】　彩超显示脐动静脉血流信号环绕颈部时，有助于诊断脐带绕颈，鉴别"脐带经过颈部"。后者没有环绕颈部。

5. 心脏

（1）胎儿四腔心切面（图 13-25）

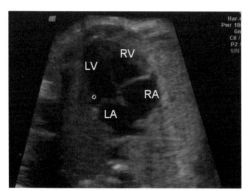

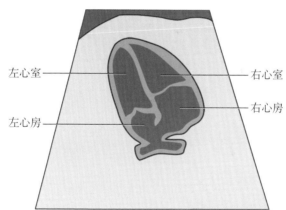

左心室　　　　　　　　　　　　　　　　右心室

左心房　　　　　　　　　　　　　　　　右心房

图13-25　胎儿四腔心切面

【扫查方法】　与胎儿长轴垂直做通过四腔心切面的胸部横切面。

【断面结构】　显示左右心房、原发性房间隔、卵圆孔瓣膜开向左房、2 根肺静脉开口回流入左房；左右心室、右心室乳头肌及腱索、室间隔；心内膜垫十字交叉，左右房室瓣膜。

【测量方法及正常值】　在心室舒张末期测量心室内径（横径与前后径），在心房舒张末期测量心房内径（横径与前后径）。多普勒超声或 M 型超声测量胎心率。心室、心房正常值随妊娠周增长而变化（表 13-6，表 13-7）。

【临床价值】　为胎儿心脏畸形筛查的基础切面，可发现 50% ～ 60% 的先天性心脏畸形，包括左心或右心发育不良、共同房室通道、三尖瓣下移、右位心等。胎心率的测量，有助于诊断心动过速、过缓及心律失常。

表 13-6　胎儿心室正常值　　　　　　（单位：cm）

孕周	左心室（LV）			右心室（RV）			左心室／右心室（LV/RV）		
	P2.5	LV	P97.5	P2.5	RV	P97.5	P2.5	LV/RV	P97.5
14	0.10	0.23	0.37	0.12	0.24	0.37	0.75	0.99	1.23
15	0.16	0.30	0.45	0.18	0.31	0.45	0.74	0.99	1.23
16	0.21	0.37	0.53	0.23	0.38	0.53	0.74	0.99	1.23
17	0.26	0.43	0.61	0.28	0.44	0.61	0.74	0.99	1.24
18	0.31	0.50	0.68	0.33	0.50	0.69	0.73	0.99	1.24
19	0.36	0.56	0.75	0.37	0.56	0.76	0.73	0.98	1.24
20	0.40	0.61	0.82	0.42	0.62	0.84	0.72	0.98	1.24
21	0.45	0.67	0.89	0.46	0.68	0.91	0.72	0.98	1.24
22	0.49	0.72	0.96	0.51	0.74	0.98	0.71	0.97	1.24
23	0.53	0.77	1.02	0.55	0.79	1.05	0.71	0.97	1.23
24	0.56	0.82	1.08	0.59	0.84	1.12	0.70	0.97	1.23
25	0.59	0.87	1.14	0.63	0.90	1.18	0.69	0.96	1.23
26	0.62	0.91	1.20	0.67	0.95	1.25	0.69	0.96	1.23
27	0.65	0.95	1.25	0.70	1.00	1.31	0.68	0.95	1.22
28	0.68	0.99	1.30	0.74	1.05	1.38	0.67	0.95	1.22
29	0.70	1.03	1.35	0.77	1.09	1.44	0.66	0.94	1.22
30	0.73	1.06	1.40	0.80	1.14	1.50	0.65	0.93	1.21
31	0.74	1.09	1.44	0.83	1.18	1.56	0.64	0.93	1.21
32	0.76	1.12	1.49	0.86	1.22	1.61	0.63	0.92	1.20
33	0.78	1.15	1.53	0.89	1.26	1.67	0.62	0.91	1.20
34	0.79	1.18	1.56	0.92	1.30	1.72	0.61	0.90	1.19
35	0.80	1.20	1.60	0.94	1.34	1.78	0.60	0.89	1.18
36	0.81	1.22	1.63	0.97	1.38	1.83	0.59	0.88	1.18
37	0.81	1.24	1.66	0.99	1.42	1.88	0.58	0.87	1.17
38	0.82	1.25	1.69	1.01	1.45	1.93	0.56	0.86	1.16
39	0.82	1.27	1.72	1.03	1.48	1.98	0.55	0.85	1.15
40	0.82	1.28	1.74	1.05	1.51	2.02	0.54	0.84	1.15

注：P2.5 表示 2.5 个百分点，P97.5 表示 97.5 个百分点。

表 13-7　胎儿心房正常值　　　　　（单位：cm）

孕周	左心房			右心房			LA/RA		
	P2.5	LA	P97.5	P2.5	RA	P97.5	P2.5	LA/RA	P97.5
14	0.20	0.32	0.44	0.22	0.35	0.49	0.67	0.94	1.21
15	0.25	0.38	0.51	0.27	0.42	0.57	0.67	0.94	1.21
16	0.30	0.44	0.59	0.33	0.48	0.64	0.67	0.94	1.20
17	0.35	0.50	0.66	0.38	0.55	0.72	0.67	0.94	1.20
18	0.40	0.56	0.73	0.43	0.61	0.79	0.67	0.94	1.20
19	0.45	0.62	0.80	0.47	0.67	0.87	0.67	0.94	1.20
20	0.49	0.68	0.87	0.52	0.73	0.94	0.67	0.94	1.20
21	0.54	0.73	0.93	0.57	0.79	1.01	0.67	0.94	1.20
22	0.58	0.79	1.00	0.61	0.85	1.08	0.67	0.94	1.20
23	0.62	0.84	1.06	0.66	0.90	1.15	0.67	0.94	1.20
24	0.66	0.89	1.13	0.70	0.96	1.21	0.67	0.94	1.20
25	0.70	0.94	1.19	0.74	1.01	1.28	0.67	0.93	1.20
26	0.74	0.99	1.25	0.78	1.06	1.34	0.67	0.93	1.20
27	0.77	1.04	1.30	0.82	1.11	1.41	0.67	0.93	1.20
28	0.81	1.08	1.36	0.86	1.16	1.47	0.67	0.93	1.20
29	0.84	1.13	1.42	0.89	1.21	1.53	0.67	0.93	1.20
30	0.87	1.17	1.47	0.93	1.26	1.59	0.67	0.93	1.20
31	0.90	1.21	1.52	0.96	1.31	1.65	0.67	0.93	1.20
32	0.93	1.25	1.58	1.00	1.35	1.71	0.67	0.93	1.20
33	0.96	1.29	1.63	1.03	1.40	1.77	0.67	0.93	1.19
34	0.99	1.33	1.67	1.06	1.44	1.82	0.67	0.93	1.19
35	1.01	1.37	1.72	1.09	1.48	1.88	0.67	0.93	1.19
36	1.04	1.40	1.77	1.12	1.52	1.93	0.67	0.93	1.19
37	1.06	1.43	1.81	1.14	1.56	1.98	0.67	0.93	1.19
38	1.08	1.47	1.85	1.17	1.60	2.03	0.67	0.93	1.19
39	1.10	1.50	1.90	1.19	1.64	2.08	0.67	0.93	1.19
40	1.12	1.53	1.94	1.22	1.67	2.13	0.67	0.93	1.19

Atlas of Human Body Ultrasound Scanning

（2）胎儿心脏四腔心观彩色血流图（图 13-26）

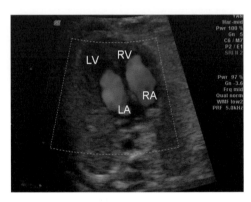

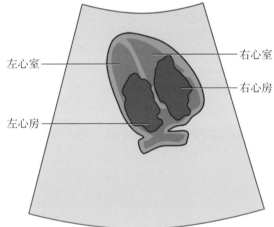

图13-26　胎儿心脏四腔心观彩色血流图（见彩图41）

注：红色血流代表血流从心房流向心室（朝向探头）

【扫查方法】　与胎儿长轴垂直作通过四腔心切面的胸部横切面。

【断面结构】　显示左右心房、原发性房间隔、卵圆孔瓣膜开向左心房、2 根肺静脉开口回流入左心房；左右心室、室间隔、双侧房室瓣血流在方向、亮度及粗细上对称、一致。

【临床价值】　为胎儿心脏畸形筛查的基础切面，可发现 50% ~ 60% 的先天性心脏畸形。彩色多普勒血流图的应用，有助于更直观地判断双侧房室瓣的血流情况、诊断心脏畸形。

（3）胎儿心脏，左心室流出道切面（图 13-27）

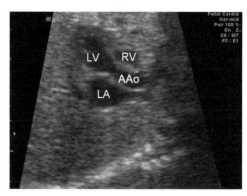

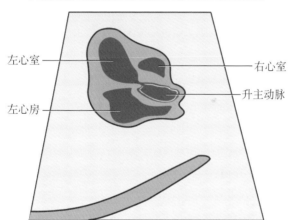

图13-27　胎儿心脏，左心室流出道切面

【扫查方法】　在四腔心基础上将探头向胎儿右上方或右肩方向旋转，获得左心长轴切面。

【断面结构】　主要显示左心室流出道、升主动脉、室间隔及室间隔右侧的右心室。

【测量方法及正常值】　心室舒张期（主动脉瓣关闭时）测量主动脉内径。主动脉正常值随妊娠周增长而变化（表 13-8）。

【临床价值】　了解左心室流出道及从室间隔到升主动脉壁整条回声的连续性，有助于发现近流出道的膜部或膜周室缺，并协助诊断法洛四联症及其他大血管畸形。

表 13-8　胎儿主动脉、肺动脉正常值　　　　　　　　　　　　　（单位：cm）

妊娠周	主动脉内径（Ao）			肺动脉内径（PA）			主肺动脉内径之比（Ao/PA）		
	P2.5	P50	P97.5	P2.5	PA	P97.5	P2.5	P50	P97.5
14	0.11	0.18	0.25	0.12	0.19	0.26	0.75	0.93	1.12
15	0.13	0.21	0.28	0.15	0.22	0.29	0.75	0.93	1.12
16	0.15	0.23	0.31	0.17	0.25	0.32	0.75	0.93	1.11
17	0.18	0.26	0.34	0.20	0.28	0.36	0.75	0.93	1.11
18	0.20	0.28	0.36	0.22	0.30	0.39	0.74	0.93	1.11
19	0.22	0.31	0.39	0.24	0.33	0.42	0.74	0.93	1.11
20	0.24	0.33	0.42	0.27	0.36	0.45	0.74	0.92	1.11
21	0.26	0.35	0.45	0.29	0.39	0.48	0.74	0.92	1.11
22	0.29	0.38	0.47	0.32	0.42	0.52	0.74	0.92	1.11
23	0.31	0.40	0.50	0.34	0.45	0.55	0.73	0.92	1.10
24	0.33	0.43	0.53	0.37	0.47	0.58	0.73	0.92	1.10
25	0.35	0.45	0.56	0.39	0.50	0.61	0.73	0.92	1.10
26	0.37	0.48	0.58	0.42	0.53	0.64	0.73	0.91	1.10
27	0.39	0.50	0.61	0.44	0.56	0.67	0.73	0.91	1.10
28	0.42	0.53	0.64	0.47	0.59	0.71	0.72	0.91	1.10
29	0.44	0.55	0.67	0.49	0.62	0.74	0.72	0.91	1.10

（续　表）

妊娠周	主动脉内径（Ao）			肺动脉内径（PA）			主肺动脉内径之比（Ao/PA）		
	P2.5	P50	P97.5	P2.5	PA	P97.5	P2.5	P50	P97.5
30	0.46	0.58	0.69	0.52	0.64	0.77	0.72	0.91	1.10
31	0.48	0.60	0.72	0.54	0.67	0.80	0.72	0.91	1.09
32	0.50	0.63	0.75	0.57	0.70	0.83	0.71	0.90	1.09
33	0.53	0.65	0.78	0.59	0.73	0.87	0.71	0.90	1.09
34	0.55	0.68	0.80	0.62	0.76	0.90	0.71	0.90	1.09
35	0.57	0.70	0.83	0.64	0.79	0.93	0.71	0.90	1.09
36	0.59	0.73	0.86	0.67	0.81	0.96	0.71	0.90	1.09
37	0.61	0.75	0.89	0.69	0.84	0.99	0.70	0.90	1.09
38	0.64	0.77	0.91	0.72	0.87	1.02	0.70	0.89	1.09
39	0.66	0.80	0.94	0.74	0.90	1.06	0.70	0.89	1.08
40	0.68	0.82	0.97	0.77	0.93	1.09	0.70	0.89	1.08

（4）右心室流出道与三血管平面图（图 13-28）

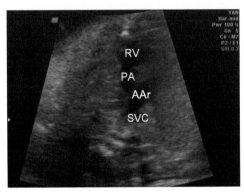

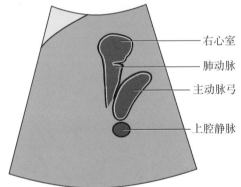

右心室
肺动脉
主动脉弓
上腔静脉

图13-28　右心室流出道与三血管平面图

【扫查方法】　在四腔心基础上将探头向胎儿左前方或左肩方向旋转，获得三血管切面。

【断面结构】　显示肺动脉主干（右心室流出道）、主动脉弓、上腔静脉（图中 AAr 下方的小无回声区）。肺动脉主干及主动脉弓正常时大约成 30°夹角，且主动脉略细于肺动脉。

【测量方法及正常值】　心室舒张期（肺动脉瓣关闭时）测量肺动脉内径。肺动脉正常值随妊娠周增长而变化（表 13-8）。

【临床价值】　观察主、肺动脉在三血管切面的走向、夹角及粗细比例，有助于诊断复杂心脏畸形。

（5）胎儿心脏，右心室流出道与三血管平面彩超图（图 13-29）

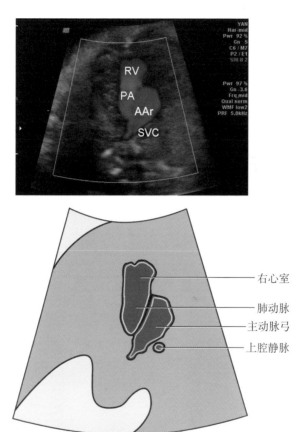

图13-29　胎儿心脏，右心室流出道与三血管平面彩超（见彩图42）

【扫查方法】　在四腔心基础上将探头向胎儿左前方或左肩方向旋转，获得三血管切面，加以彩色多普勒超声成像。

【断面结构】　显示肺动脉主干（右心室流出道）、主动脉弓、上腔静脉（图中 AAr 下方的小无回声区）。肺动脉主干及主动脉弓正常时大约成 30° 夹角，且主动脉略细于肺动脉。肺动脉主干及主动脉弓的血流均流向降主动脉，故颜色与方向一致（图中因背离探头呈蓝色）。

【临床价值】　观察肺动脉主干及主动脉弓的血流形态，有助于诊断复杂心脏畸形。

（6）胎儿心脏，心底短轴切面（图 13-30）

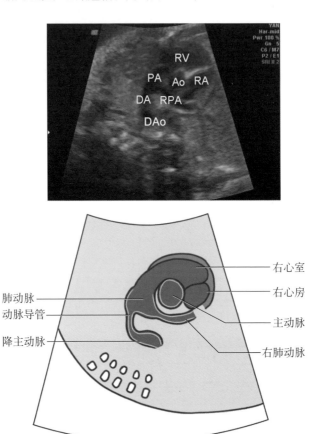

图13-30　胎儿心脏，心底短轴切面

【扫查方法】　在五腔心的基础上将探头向胎儿头侧稍移动或改变角度即可。

【断面结构】　显示肺动脉起源于右心室；升主动脉位于中央，周围一圈结构依次为：肺动脉主干、右心室、右心房、左心房。在该平面上通过摆动探头可以观察到肺主动脉、左右分支和动脉导管。

【临床价值】　协助诊断复杂心脏畸形。

（7）胎儿心脏，心底短轴切面及测量（图 13-31）

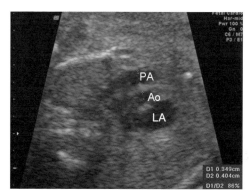

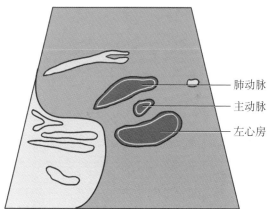

　　图13-31　胎儿心脏，心底短轴切面及测量

【扫查方法】　在五腔心的基础上将探头向胎儿头侧稍移动或改变角度即可。

【断面结构】　肺动脉、主动脉及左心房。为使测量尽可能地精确可靠，应尽量使主动脉、肺动脉的管壁垂直于声速。

【测量方法及正常值】　可同时测量主动脉与肺动脉的内径。主动脉、肺动脉正常值随孕周增长而变化，主动脉、肺动脉比值在孕周中变化较小（表 13-8）。

【临床价值】　协助诊断复杂心脏畸形。

6. 胎儿胸部横切面（图 13-32）

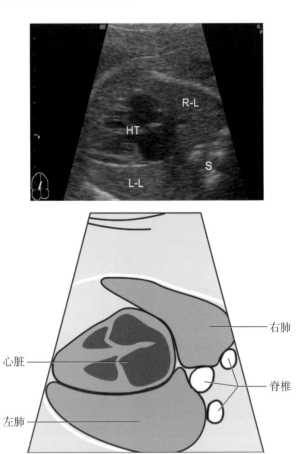

图13-32　胎儿胸部横切面

【扫查方法】　横切面同四腔心切面。

【断面结构】　显示胎肺及心脏横断面，呈近三角形的中高回声结构，位于心脏两侧。

【临床价值】　了解胎肺发育情况，诊断肺囊性腺瘤样病变、隔离肺、膈疝等胎儿畸形。

7. 腹部切面

（1）胎儿长轴切面（图 13-33）

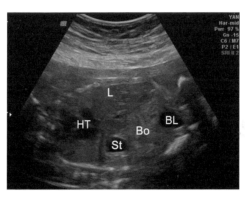

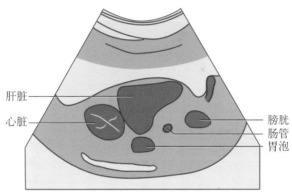

肝脏
心脏
膀胱
肠管
胃泡

图13-33　胎儿纵切面

【扫查方法】　通过移动探头获取通过胎儿躯干部与胎儿长轴一致的冠状切面。

【断面结构】　主要显示肝脏、胃泡、肠管、膀胱等腹腔脏器。胃泡随胎儿吞咽活动可有充盈或空虚的变化。膀胱也因排尿前或后有大小的变化。

【临床价值】　了解腹部脏器位置及发育情况。

（2）腹部横切面（腹围平面）（图 13-34）

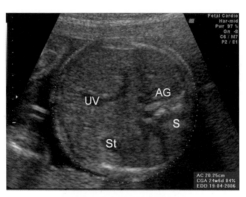

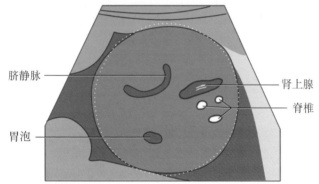

脐静脉

肾上腺

脊椎

胃泡

图13-34　腹部横切面（腹围平面）

【扫查方法】　探头在孕妇腹部沿胎儿纵轴方向由头侧向足侧移动，显示胎儿腹部脏器，然后旋转探头 90°做垂直于脊柱的胎儿腹部横切面扫查，显示胃泡和脐静脉。

【断面结构】　除显示腹壁和椎体横断面"品"字形结构，此平面还应显示胃泡、脐静脉、肾上腺。其中，脐静脉应显示在肝内右拐的一段，不应显示肾和胸腔脏器。

【测量方法及正常值】　在腹围平面沿腹壁外缘测量其周径即腹围。腹围正常值随孕周增长而变化（表 13-9）。

【临床价值】　腹围反映了胎儿生长发育情况，是常用胎儿超声指标，是估计胎儿体重及诊断胎儿宫内生长受限的常用指标之一。腹围平面也是诊断消化道梗阻（双泡征）的平面之一。

表 13-9　胎儿腹围正常值

妊娠周	腹围（mm）				
	3th%	10th%	50th%	90th%	97th%
10	29.1	30.9	34.8	38.7	40.5
11	38.7	40.8	45.3	49.9	52.0
12	48.7	51.1	56.2	61.4	63.8
13	59.0	61.7	67.4	73.2	75.9
14	69.4	72.4	78.8	85.2	88.2
15	80.1	83.4	90.4	97.4	100.6
16	90.9	94.4	102.1	109.7	113.2
17	101.8	105.6	113.8	122.1	125.9
18	112.7	116.8	125.7	134.5	138.7
19	123.6	128.0	137.5	147.0	151.4
20	134.5	139.2	149.3	159.4	164.2
21	145.4	150.4	161.1	171.8	176.8
22	156.1	161.4	172.8	184.1	189.4
23	166.8	172.4	184.3	196.3	201.9
24	177.3	183.2	195.7	208.3	214.2
25	187.6	193.8	207.0	220.2	226.4
26	197.7	204.2	218.0	231.8	238.3
27	207.6	214.4	228.8	243.3	250.0

（续　表）

妊娠周	腹围（mm）				
	3th%	10th%	50th%	90th%	97th%
28	217.3	224.3	239.4	254.4	261.5
29	226.6	234.0	249.7	265.3	272.7
30	235.7	243.4	259.7	276.0	283.6
31	244.5	252.4	269.3	286.2	294.2
32	252.9	261.1	278.6	296.2	304.4
33	260.9	269.5	287.6	305.8	314.3
34	268.6	277.4	296.2	315.0	323.8
35	275.9	285.0	304.4	323.8	332.9
36	282.8	292.1	312.2	332.2	341.6
37	289.2	298.9	319.5	340.1	349.8
38	295.1	305.1	326.4	347.6	357.6
39	300.6	310.9	332.8	354.6	364.9
40	305.6	316.2	338.7	361.2	371.7

（3）脐带入口处腹部横切面（图 13-35）

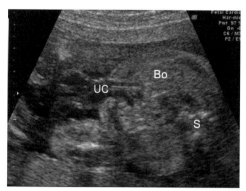

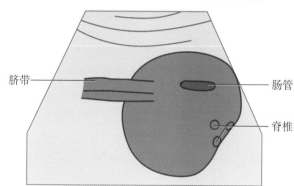

脐带　　　　　　　　　　　　　　　　肠管

脊椎

图13-35　脐带入口处腹部横切面

【扫查方法】　移动探头至下腹部，获取经过脐根部的下腹部横切面。

【断面结构】　显示脐血管插入腹壁处，脐孔处仅有脐血管的出入而没有其他内脏突出。

【临床价值】　通过此平面了解腹壁完整性，协助诊断脐膨出、脐疝、腹壁缺损内脏外翻等畸形。同时观察肠管的形态与回声。

（4）胎儿下腹部横切面（腹壁、脐根部、膀胱、脐血管）（图13-36）

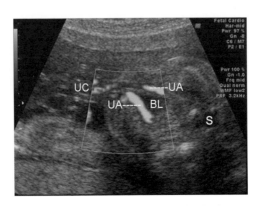

图13-36　胎儿下腹部横切面（见彩图43）

【扫查方法】　移动探头至下腹部，获取经过脐根部及膀胱的下腹部横切面。

【断面结构】　脐孔处仅有脐血管的出入而没有其他内脏突出。彩色多普勒能量图显示膀胱两侧各见一血管（脐动脉）由其背后绕至前方腹壁脐孔处。

【临床价值】　通过此平面了解腹壁完整性，并了解脐动脉的数目及膀胱的充盈度。

8. 胎儿肾脏

（1）胎儿肾纵切面（图 13-37）

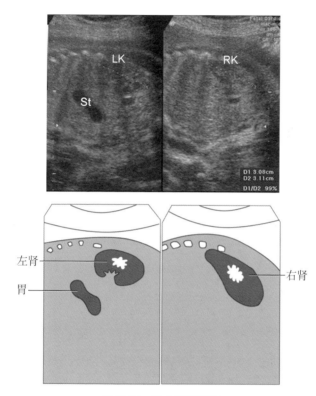

图13-37　胎儿肾纵切面

【扫查方法】　在胎儿脊柱矢状切面基础上将探头分别向脊柱的两侧移动，获取肾纵切面。

【断面结构】　肾呈长椭圆形，位于脊柱一侧，双肾上方可见肾上腺，左肾上腺前上方见胃泡。

【测量方法及正常值】　测量肾的最大上下径即长径（D1，D2），与之垂直测量其最大前后径。肾的长径与前后径正常值随妊娠周而变化（表 13-10）。

【临床价值】　了解肾的发育情况，诊断肾畸形、泌尿道梗阻等异常。

表 13-10　胎儿肾正常值（$X \pm SD$）

妊娠周	例数	长径（cm）		横径（cm）		前后径（cm）	
		左	右	左	右	左	右
28 ~	24	3.1±0.096	2.9±0.097	2.1±0.095	2.2±0.060	1.9±0.056	1.9±0.060
29 ~	25	3.0±0.120	3.0±0.211	2.2±0.098	2.3±0.043	1.9±0.009	1.9±0.036
30 ~	28	3.3±0.138	3.1±0.169	2.2±0.082	2.3±0.078	2.0±0.106	1.9±0.065
31 ~	22	3.4±0.170	3.3±0.137	2.3±0.134	2.3±0.150	1.9±0.101	2.0±0.123
32 ~	42	3.4±0.192	3.4±0.161	2.3±0.141	2.4±0.124	2.1±0.119	2.2±0.080
33 ~	33	3.5±0.264	3.4±0.173	2.4±0.171	2.5±0.128	2.2±0.108	2.2±0.105
34 ~	52	3.6±0.179	3.5±0.185	2.5±0.176	2.5±0.165	2.2±0.127	2.2±0.098
35 ~	30	3.8±0.280	3.7±0.241	2.6±0.168	2.6±0.137	2.2±0.123	2.2±0.091
36 ~	33	3.9±0.283	3.7±0.227	2.6±0.147	2.7±0.179	2.5±0.156	2.4±0.143
37 ~	48	3.9±0.240	3.8±0.240	2.7±0.176	2.7±0.160	2.5±0.153	2.5±0.125
38 ~	54	4.0±0.205	4.0±0.208	2.7±0.126	2.8±0.162	2.5±0.140	2.5±0.164
39 ~	82	4.1±0.142	4.0±0.165	2.7±0.174	2.8±0.174	2.5±0.114	2.5±0.160
40 ~	50	4.2±0.142	4.1±0.183	2.8±0.140	2.9±0.154	2.5±0.088	2.5±0.138
41 ~	14	4.3±0.199	4.2±0.200	2.8±0.153	2.8±0.133	2.5±0.095	2.5±0.109

（2）胎儿肾横切面（图 13-38）

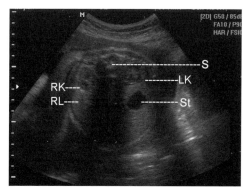

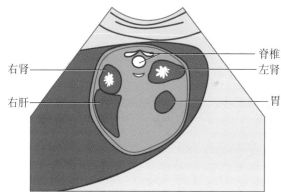

图13-38　胎儿肾横切面

【扫查方法】　在纵切基础上旋转探头 90°，获取肾横切面。

【断面结构】　横切时肾呈椭圆形，位于脊柱两侧。

【测量方法及正常值】　测量肾的最大横径及肾盂宽度（前后径）。肾的横径正常值随妊娠周而变化（表 13-10）。肾盂正常值：妊娠 28 周以前应＜ 5mm，妊娠 28 周以后应＜ 7mm。

【临床价值】　了解肾的发育情况，诊断肾畸形、泌尿道梗阻等异常。

（3）胎儿肾冠状切面（图 13-39）

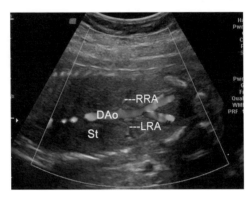

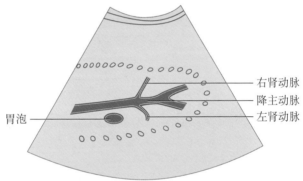

图13-39　胎儿肾冠状切面（见彩图44）

【扫查方法】　在纵切或横切基础上再次旋转探头获取下腹部冠状切面。

【断面结构】　显示双肾呈长椭圆形位于脊柱两侧，双侧肾动脉由降主动脉发出。

【临床价值】　了解肾的发育及血供情况，诊断肾畸形等异常。

9. 脊柱

（1）脊柱纵切面（图 13-40）

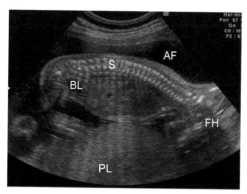

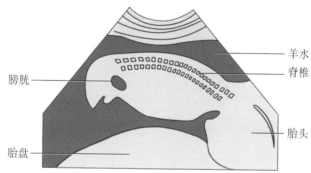

图13-40　脊柱纵切面

羊水
脊椎
膀胱
胎头
胎盘

【扫查方法】　与胎儿纵轴一致移动探头，获取脊柱的旁正中矢状切面（纵切面），观察脊椎骨（包括椎体、椎弓）的排列情况，同时需注意背部表面覆盖的皮肤延续性是否完整。

【断面结构】　可见椎体与一侧的椎弓规则排列成两条串珠状的强回声光带，中央长条状弱回声区为椎管，表面皮肤完整呈线状回声。

【临床价值】　协助诊断脊柱裂、脊膜膨出及其他脊柱畸形。

Atlas of Human Body Ultrasound Scanning

（2）脊柱横切面（图 13-41）

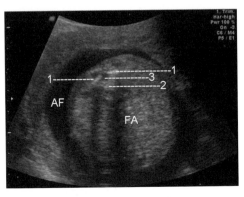

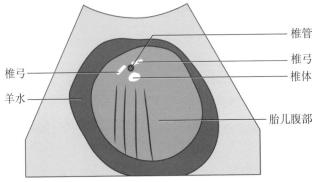

图13-41　脊柱横切面

注：1.椎弓；2.椎体；3.椎管

【扫查方法】　与胎儿纵轴垂直，自胎儿颈部至臀部（或相反方向）移动探头，逐个显示脊柱各椎骨的横切面，同时注意其表面覆盖的背部皮肤是否完整。

【断面结构】　各椎骨的椎体和双侧椎弓共 3 个骨化中心呈"品"字形结构，中央为椎管，表面皮肤完整。

【临床价值】　协助诊断脊柱裂、脊膜膨出及其他脊柱畸形。

（3）脊柱冠状切面（图 13-42）

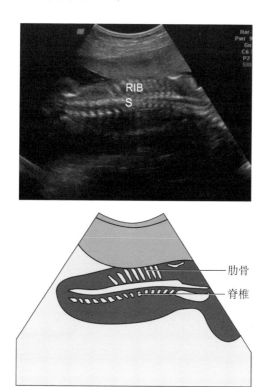

图13-42　脊柱冠状切面

【扫查方法】　与胎儿长轴切面及横切面均垂直，移动探头，获取脊柱的冠状切面，显示脊椎骨（包括椎体、椎弓）在冠状切面的排列情况，注意双侧椎弓的对称性。

【断面结构】　显示胸腰段脊椎双侧的椎弓呈左右平行排列的两条串珠状的强回声光带，中央为弱回声的椎管。同时显示胸部的肋骨回声。

【临床价值】　协助诊断脊柱裂、脊膜膨出及其他脊柱畸形。

10. 股骨、肱骨及其他四肢长骨

（1）股骨及肱骨长轴切面（长径测量）（图 13-43）

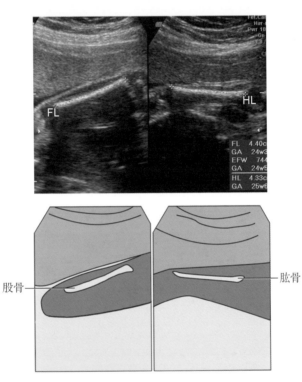

图13-43　股骨及肱骨长轴切面（长径测量）

【扫查方法】 ①股骨（图 13-43 的左图）：首先显示胎儿纵轴和脊柱，在骶尾部处以尾椎为支点旋转探头显示一侧髋骨，再以髋骨为支点旋转探头显示股骨；②肱骨（图 13-43 的右图）：首先显示胎儿纵轴和脊柱，在胸部脊椎处旋转探头显示一侧肩胛骨，再以肩胛骨为支点旋转探头显示肱骨；③对侧的股骨和肱骨显示同上法。

【断面结构】 股骨与肱骨的声像图近似，纵切面（即长轴切面）显示其全貌以及周围的软组织及皮肤，中央的股骨或肱骨显示为强回声的长条状或棒状结构，周围的软组织呈弱回声；横断面（横切面）显示中央强回声的光斑（长骨横断面）和周围弱回声的软组织。

【测量方法及正常值】 测量长骨时要求测量骨干的全长，但不包括两侧的骨骺。测量键置于骨干一侧断面的中点。表 13-11 所示为胎儿股骨正常参考值范围。

【临床价值】 胎儿长骨长度是反映胎儿生长发育的重要指标，也是遗传学超声的重要指标之一。

表 13-11 胎儿股骨正常值

股骨长（mm）

妊娠周	3th%	10th%	50th%	90th%	97th%
12	3.2	4.1	5.9	7.8	8.6
13	6.5	7.4	9.3	11.2	12.1
14	9.8	10.7	12.7	14.7	15.6
15	13.0	14.0	16.0	18.0	19.0
16	16.2	17.2	19.3	21.3	22.3
17	19.3	20.3	22.4	24.6	25.6
18	22.4	23.4	25.6	27.8	28.8
19	25.3	26.4	28.6	30.9	31.9
20	28.2	29.3	31.6	33.9	35.0
21	31.0	32.2	34.5	36.9	38.0
22	33.8	34.9	37.4	39.8	40.9
23	36.5	37.6	40.1	42.6	43.8
24	39.0	40.2	42.8	45.3	46.5
25	41.5	42.7	45.3	48.0	49.2
26	43.9	45.1	47.8	50.5	51.7
27	46.2	47.5	50.2	52.9	54.2

（续　表）

股骨长（mm）

妊娠周	3th%	10th%	50th%	90th%	97th%
28	48.4	49.7	52.5	55.3	56.6
29	50.5	51.8	54.6	57.5	58.8
30	52.4	53.8	56.7	59.6	61.0
31	54.3	55.7	58.6	61.6	63.0
32	56.0	57.4	60.5	63.5	64.9
33	57.6	59.1	62.2	65.3	66.7
34	59.1	60.6	63.7	66.9	68.4
35	60.5	62.0	65.2	68.4	69.9
36	61.7	63.2	66.5	69.8	71.3
37	62.8	64.4	67.7	71.0	72.6
38	63.8	65.4	68.7	72.1	73.7
39	64.6	66.2	69.6	73.1	74.7
40	65.2	66.9	70.4	73.9	75.5

(2) 双侧上肢尺桡骨冠状切面 (图 13-44)

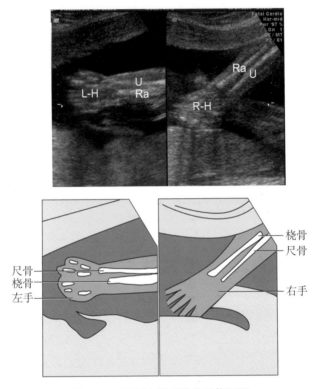

图13-44 双侧上肢尺桡骨冠状切面

【扫查方法】 显示肱骨后，根据肘关节的方向旋转探头，寻找前臂并显示前臂的冠状切面；下肢胫腓骨的显示方法同上；关键是在移动或旋转探头时要逐步进行，根据肘、膝等关节的方向顺序查找。

【断面结构】 前臂的尺桡骨显示为强回声的长条状或棒状结构，2 条长骨的排列接近平行。前臂的横断面以及小腿胫腓骨的横断面均有 2 个类圆形强回声。周围为软组织及皮肤。

【临床价值】 了解尺桡骨的生长发育情况。

（3）双侧足底冠状切面（图 13-45）

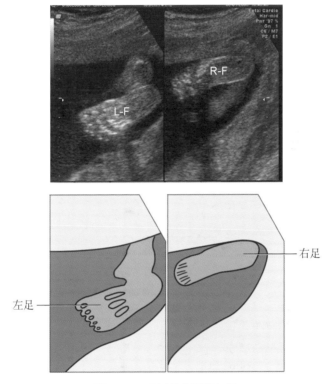

图13-45　双侧足底冠状切面

【扫查方法】　找到下肢胫腓骨长轴切面后，以踝（距小腿）关节为支点旋转和移动探头，可得到足底的冠状切面。

【断面结构】　足部的长骨均呈短棒状。手部的长骨也均呈短棒状。受胎位及手足的姿势影响不易观察，目前胎儿手足的检查未列入超声常规检查。

【临床价值】　反映胎儿生长发育的指标之一，协助诊断多趾、足内翻等畸形。

（三）胎盘

胎盘由羊膜、胎盘实质、绒毛膜板构成，其内部回声随妊娠周而改变。

1. 胎盘分级

（1）Ⅰ级胎盘纵切及冠状切面（图 13-46）

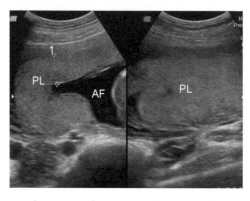

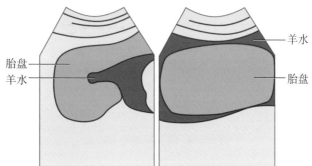

图13-46　Ⅰ级胎盘纵切及冠状切面

【扫查方法】　探头纵切或横切，于孕妇整个腹部扫查寻找胎盘附着部位。垂直于胎盘附着面做胎盘纵切，再与之垂直剖视胎盘、观察胎盘内部回声。

【断面结构】　胎盘绒毛膜面与羊膜面光滑，无强回声光点，胎盘实质内部光点均匀细密。

【测量方法】　胎盘厚度测量：测量由绒毛膜板至基底膜的距离，测量线与基底膜垂直。

【临床价值】　测量胎盘厚度及对胎盘内部回声的观察，有助于判断胎儿成熟度、排除胎盘异常肿块及鉴别某些胎儿异常。

（2）Ⅱ级胎盘纵切及冠状切面（图 13-47）

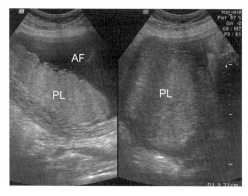

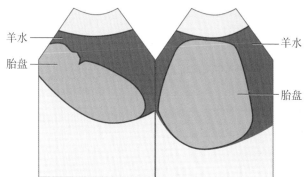

羊水　胎盘　羊水　胎盘

图13-47　Ⅱ级胎盘纵切及冠状切面

【扫查方法】　探头纵切或横切，于孕妇整个腹部扫查寻找胎盘附着部位。再与之垂直剖视胎盘，观察胎盘内部回声。

【断面结构】　胎盘绒毛膜面与肌层分界较清晰，胎盘内部回声尚均匀但略粗大，可见散在点状强回声，依稀可辨胎盘小叶。

【临床价值】　了解胎盘形态，判断胎儿成熟度，诊断胎盘肿块，鉴别某些胎儿异常。

（3）Ⅲ级胎盘纵切及冠状切面（图 13-48）

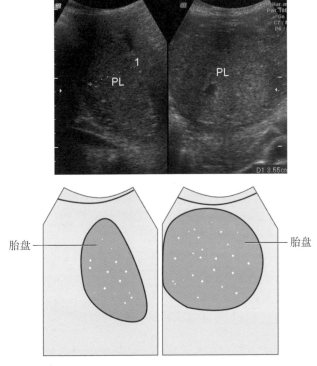

图13-48　Ⅲ级胎盘纵切及冠状切面

【扫查方法】　探头纵切或横切，于孕妇整个腹部扫查寻找胎盘附着部位。再与之垂直剖视胎盘，观察胎盘内部回声。

【断面结构】　胎盘绒毛膜面起伏不平，胎盘内回声极不均匀，小叶成强回声环，中央静脉管清晰。

【临床价值】　了解胎盘形态，协助判断胎儿成熟度，诊断胎盘肿块及鉴别某些胎儿异常。

2. 前置胎盘

（1）低置胎盘（图 13-49）

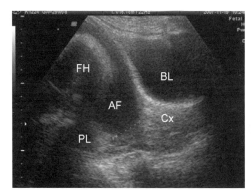

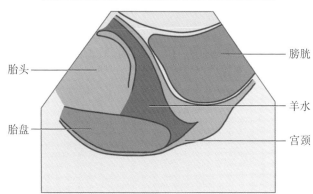

图13-49　低置胎盘

注：胎盘下缘距宫颈内口21mm

【扫查方法】　首先在显示胎盘后，找到胎盘的附着部位及其下缘；其次将探头纵切母体宫颈，显示宫颈纵切面，确定宫颈内口位置；再次观察胎盘下缘位置与宫颈内口之间的关系、测量其间距。

【断面结构】　显示充盈的膀胱，膀胱后方的子宫下段、宫颈，胎盘（图中位于后壁）及胎盘下缘。

【测量方法】　测量胎盘下缘至宫颈内口之间的距离。

【临床价值】　胎盘下缘距宫颈内口的距离＜ 70mm 时，如为妊娠 28 周以前需定期复查，因随着子宫下段的形成，胎盘下缘可能向上移；妊娠 28 周以后可诊断为低置胎盘。若胎盘下缘到达宫颈内口边缘而未超出宫颈内口，为边缘性前置胎盘。若到达宫颈内口一侧且超出宫颈内口但未达宫颈内口对侧，为部分性前置胎盘，此型超声诊断较困难，有时与边缘性前置胎盘不易鉴别。

（2）完全性（中央性）前置胎盘（图13-50）

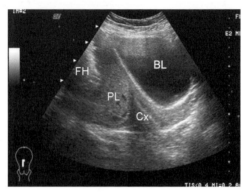

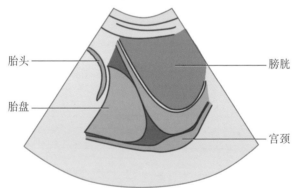

图13-50　完全性（中央性）前置胎盘

【扫查方法】　找到胎盘及其下缘，再将探头纵切母体宫颈纵轴，确定宫颈内口位置，并观察胎盘下缘位置与宫颈内口之间的关系。

【断面结构】　显示充盈的膀胱，膀胱后方的子宫下段、宫颈，胎盘（图中位于后壁）及胎盘下缘。胎盘下缘完全覆盖宫颈内口。

【临床价值】　胎盘下缘超出宫颈内口一侧且已通过宫颈内口到达对侧为完全性（中央性）前置胎盘（图13-50）。

（四）羊水

早期呈无回声，晚期妊娠时因胎儿皮肤细胞和胎脂的脱落而内部回声增多。

1. 羊水平段　最大羊水池深度（图 13-51）。

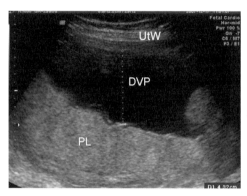

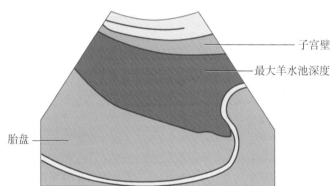

图13-51　羊水平段（最大羊水池深度）

【扫查方法】　在孕妇腹部大范围扫查寻找羊水无回声区，观察其分布及内部回声。

【断面结构】　宫腔内呈不规则无回声区，分布于胎儿周围。

【测量方法及正常值】　最大羊水池深度：寻找一个最大最深的羊水池切面，且宽度与深度最接近，垂直于水平面测量其最大深度。正常为 20 ~ 80mm。< 20mm 为羊水过少，> 80mm 为羊水过多。

【临床价值】　与胎儿消化系统、泌尿系统等胎儿畸形或发育异常有关。

2. 羊水指数　羊水指数测量（图13-52）。

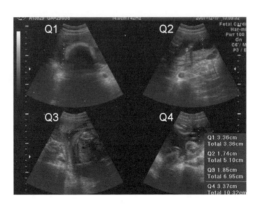

图13-52　羊水指数测量方法显示

注：Q1.第1象限羊水深度；Q2.第2象限羊水深度；Q3.第3象限羊水深度；Q4.第4象限羊水深度

【扫查方法】　以孕妇脐部为中点，划分四个象限，分别在每个象限寻找一个最大最深的羊水池切面并测量其最大羊水池深度（羊水深度单位mm）。

【断面结构】　羊水池呈不规则无回声区。

【测量方法及正常值】　将四个象限的羊水深度相加即得羊水指数。正常80～200mm。＜50mm为羊水过少，50～80mm为羊水偏少，200～250mm为羊水偏多，＞250mm为羊水过多。

【临床价值】　与胎儿消化系统、泌尿系统等胎儿畸形或发育异常有关。

（五）多普勒测量

1. 脐动脉多普勒测量

（1）脐带长轴切面（图 13-53）

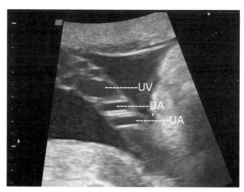

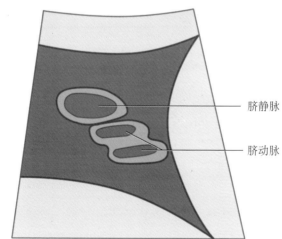

脐静脉

脐动脉

图13-53 脐带长轴切面

【扫查方法】 可以在羊水中寻找，也可以在胎盘端或胎儿脐部一侧寻找脐带，与脐带的长轴平行显示其纵切面。

【断面结构】 脐带呈绳索样，内部血管呈螺旋形，为 2 根较细的脐动脉和 1 根较粗的脐静脉。

【临床价值】 了解脐带发育情况，诊断单脐动脉、脐带囊肿等异常。

（2）脐带长轴切面彩色血流图（图 13-54）

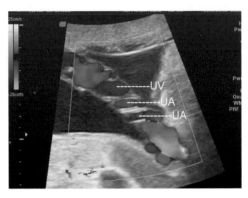

图13-54　脐带长轴切面彩色血流图（见彩图45）

【扫查方法】　显示脐带长轴切面后，加上彩色多普勒超声显像。

【断面结构】　脐带呈绳索样，内部血管呈螺旋形，为 2 根较细的脐动脉和 1 根较粗的脐静脉。彩色多普勒超声显示 2 根脐动脉的血流方向一致，但均与脐静脉的血流方向相反。

【临床价值】　了解脐带发育情况，诊断单脐动脉、脐带囊肿等异常。

（3）脐带短轴切面（图 13-55）

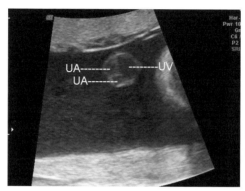

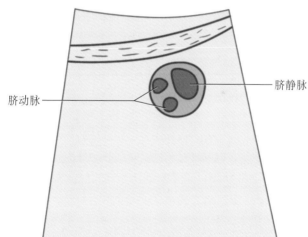

图13-55　脐带短轴切面

【扫查方法】　显示脐带长轴切面后，旋转和移动探头显示其横切面。

【断面结构】　显示 2 根脐动脉的横切面与 1 根脐静脉的横切面，三者组成两小一大的品字形结构。

【临床价值】　了解脐带发育情况，诊断单脐动脉、脐带囊肿等异常。

（4）脐动脉多普勒检测（图 13-56）

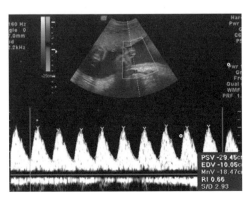

图13-56　脐动脉多普勒检测

注：图中向上的正向频谱为脐动脉多普勒波形，反向血流为脐静脉多普勒波形

【扫查方法】　找到脐带后，显示其纵切面或横切面。

【断面结构】　彩色多普勒超声显示两根动脉的血流与脐静脉的血流方向相反。脐动脉多普勒波形呈单峰形，早孕期及中孕早期可见舒张期血流缺失。

【测量方法及正常值】　将多普勒取样门置于脐动脉处，检测脐动脉多普勒波形。取样门可适当放宽，以同时显示脐动脉与脐静脉的频谱。移动探头使脐动脉的走向与超声声束之间的夹角不超过 45°，如以检测脐动脉的搏动指数和阻力指数为目的，对声束 - 血管夹角校正的要求不高。脐动脉搏动指数、阻力指数及收缩期峰值流速与舒张末期流速之比（S/D）随孕周增长而降低（表13-12）。

【临床价值】　了解胎儿脐动脉远端阻力。胎儿宫内缺氧时，脐动脉阻力增高。胎儿严重缺氧时，脐动脉舒张期血流缺失或反流。胎儿宫内生长严重受限时，脐动脉阻力增高。

表 13-12　脐动脉搏动指数、阻力指数、S/D 正常值

妊娠周	例数	搏动指数 (PI)			阻力指数 (RI)			收缩期 / 舒张期峰值流速比值 (S/D)		
		5th%	50th%	95th%	5th%	50th%	95th%	5th%	50th%	95th%
20	61	1.13	1.69	1.64	0.68	0.80	0.85	3.16	4.91	6.63
21	102	1.06	1.29	1.50	0.69	0.77	0.84	3.15	4.30	5.89
22	214	1.00	1.27	1.52	0.67	0.76	0.83	3.00	4.14	6.11
23	116	0.98	1.21	1.53	0.66	0.74	0.84	2.90	3.90	6.17
24	80	0.98	1.22	1.60	0.64	0.73	0.81	2.71	3.73	5.37
25	81	0.83	1.10	1.40	0.59	0.69	0.79	2.45	3.19	4.84
26	90	0.81	1.10	1.44	0.57	0.69	0.81	2.33	3.20	4.74
27	83	0.83	1.06	1.41	0.58	0.68	0.78	2.40	3.08	4.17
28	106	0.78	1.01	1.23	0.55	0.66	0.74	2.19	2.90	3.93
29	129	0.76	0.98	1.26	0.55	0.65	0.75	2.26	2.86	3.83
30	101	0.77	0.98	1.23	0.56	0.64	0.72	2.22	2.79	3.63
31	100	0.72	0.92	1.19	0.52	0.63	0.73	2.12	2.68	3.70
32	107	0.70	0.95	1.25	0.51	0.63	0.72	1.97	2.65	3.60
33	101	0.70	0.91	1.20	0.51	0.62	0.71	2.02	2.58	3.46
34	105	0.67	0.85	1.15	0.49	0.59	0.71	1.96	2.42	3.39
35	118	0.61	0.84	1.11	0.45	0.59	0.68	1.86	2.42	3.14

（续　表）

妊娠周	例数	搏动指数（PI）			阻力指数（RI）			收缩期／舒张期峰值流速比值（S/D）		
		$5^{th}\%$	$50^{th}\%$	$95^{th}\%$	$5^{th}\%$	$50^{th}\%$	$95^{th}\%$	$5^{th}\%$	$50^{th}\%$	$95^{th}\%$
36	103	0.63	0.83	1.12	0.47	0.58	0.69	1.89	2.40	3.12
37	104	0.64	0.81	1.09	0.45	0.58	0.69	1.96	2.33	3.12
38	101	0.56	0.81	1.13	0.43	0.57	0.68	1.77	2.33	3.14
39	105	0.56	0.82	1.05	0.43	0.57	0.68	1.78	2.34	3.07
40	111	0.57	0.80	1.05	0.44	0.56	0.65	1.78	2.28	2.88

2. 大脑中动脉多普勒测量（图 13-57）

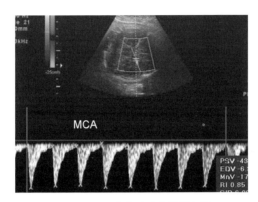

图13-57　大脑中动脉多普勒测量

【扫查方法】　于头围平面下移探头，显示大脑颅底结构，再开启彩色血流显示颅底动脉环。

【断面结构】　大脑中动脉在颅底动脉环的一侧斜向外向前走行。其多普勒波形呈单峰形。

【测量方法及正常值】　将多普勒取样门置于一侧大脑中动脉近颅底动脉环处，注意血管走行并校正取样线角度＜ 60°（最佳＜ 45°）。大脑中动脉的搏动指数、阻力指数及收缩期 / 舒张期峰值流速比值随孕周增长而逐渐降低，但收缩期峰值流速随妊娠而逐渐增高（表 13-13）。

【临床价值】　①可用于判断胎儿宫内缺氧。胎儿宫内缺氧时，大脑中动脉阻力降低。但胎儿宫内缺氧失代偿时，大脑中动脉阻力增高。②有助于监测胎儿生长发育情况。胎儿宫内生长严重受限时，脐动脉血流阻力增高，大脑中动脉峰值流速升高并与低氧血症及高二氧化碳血症相关。③预测胎儿贫血。当大脑中动脉峰值流速增高且＞ 1.35MoM（中位数的平均数）时，MCA-PSV诊断胎儿贫血的敏感性达 84% 以上，但存在 10% ～ 12% 的假阳性率。

表 13-13　大脑中动脉峰值流速正常值

妊娠周	大脑中动脉峰值流速（cm/s）的中位数（MoM）			
	1.00 MoM	1.29 MoM	1.50 MoM	1.55 MoM
18	23.2	29.9	34.8	36.0
20	25.5	32.8	38.2	39.5
22	27.9	36.0	41.9	43.3
24	30.7	39.5	46.0	47.5
26	33.6	43.3	50.4	52.1
28	36.9	47.6	55.4	57.2
30	40.5	52.2	60.7	62.8
32	44.4	57.3	66.6	68.9
34	48.7	62.9	73.1	75.6
36	53.5	69.0	80.2	82.9
38	58.7	75.7	88.0	91.0
40	64.4	83.0	96.6	99.8

3. 静脉导管多普勒检测

（1）胎儿纵切面静脉导管彩色血流图（图 13-58）

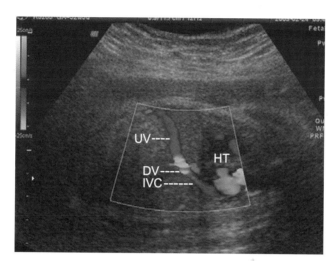

图13-58　胎儿纵切面静脉导管彩色血流图（见彩图46）

【扫查方法】　横切或纵切扫查胎儿腹部均可，一般采用纵切。纵切胎儿腹部，开启彩色血流，在肝内脐静脉及下腔静脉之间寻找静脉导管。

【断面结构】　脐静脉入肝后向上向后走行，在与下腔静脉交接处有一段细窄的管状结构即为静脉导管。因管径细而血流流速高，彩色血流色彩特别明亮。

【临床价值】　在先天性心脏畸形和染色体异常的胎儿静脉导管内，出现多普勒波形异常的表现。

Atlas of Human Body Ultrasound Scanning

（2）静脉导管多普勒波形（图 13-59）

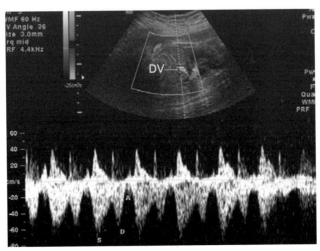

图13-59　静脉导管多普勒波形（见彩图47）

【扫查方法】　找到静脉导管后，将多普勒取样门置于其上。

【断面结构】　多普勒波形表现为三相波，S峰代表心室收缩期，D峰代表心室舒张早期，A波谷发生在心室舒张晚期（心房收缩期）。

【测量方法】　将多普勒取样门置于静脉导管处，注意血管走行并校正取样线角度＜60°（最佳＜45°）。

【临床价值】　正常时A波与S、D波在基线的同一方向，均为回心血流。

（3）静脉导管多普勒检测（图 13-60）

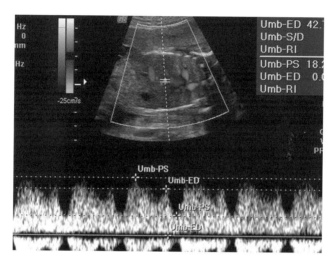

图13-60 静脉导管多普勒检测（见彩图48）

【扫查方法】 横切或纵切胎儿腹部均可，找到静脉导管后，将多普勒取样门置于其上。

【断面结构】 多普勒波形表现为三相波，S 峰代表心室收缩期，D 峰代表心室舒张早期，A 波谷发生在心室舒张晚期（心房收缩期）。

【测量方法及正常值】 将多普勒取样门置于静脉导管处，注意血管走行并校正取样线角度 < 60°（最佳 < 45°）。妊娠 16 ~ 41 周，正常胎儿静脉导管血流流速随着孕龄增加而增加，阻力指数随着孕龄增加而减低，S/D 值在妊娠期间保持不变。但各家报道正常值有差异，缺乏大样本量研究。

【临床价值】 正常时 A 波与 S、D 波在基线的同一方向，均为回心血流。在先天性心脏畸形和染色体异常的胎儿静脉导管内，出现 A 波缺失或反向。但10 ~ 14 周正常胎儿的静脉导管血流频谱中存在着一定比例的 A 波生理性缺失或反向。

（周毓青 严英榴 张 梅 张曼辉 史秀云）

第 14 章

皮肤软组织

皮肤由表皮、真皮、皮下脂肪组织三部分及毛发、指（趾）甲、汗腺、皮脂腺四种皮肤附属器组成。表皮由下而上为基层、棘层、粒层、透明层和角质层。表皮由胶原细胞构成。基层系表皮最底层，只有一列基底细胞。棘层是基底细胞不断增殖形成，一般排列5层（第4～8层）。粒层由棘层胶原细胞向上发展时，失去胞核，并在其胞质中发生成块的嗜碱性物质——透明角质颗粒形成。角质层由粒细胞转变而来，细胞已经凋亡，称为角层细胞。真皮和表皮之间有一层波状界面，由基底膜带所形成。真皮位于表皮和皮下脂肪之间，它含有胶原纤维、弹性纤维、网状纤维和无定型基质组成。真皮内尚有毛囊、汗腺、皮脂腺、神经、血管及淋巴管。真皮一般分为两部分，即上部的乳头层及下部的网状层。乳头层组织疏松，胶原纤维较细，向各个方向及乳头分布，并有浅层血管网和淋巴管网，还含有神经末梢。网状层组织致密，胶原纤维较粗而密，绕以弹性纤维，与皮肤平行排列。皮下脂肪位于真皮之下，主要由脂肪细胞组成。

皮肤软组织超声探查须用高频线阵探头，探头频率应在7～30MHz。目前最常用的频率是7～12MHz。20MHz以上的高频探头可以更清晰地显示表皮及真皮结构。国外已经有100MHz的探头。

一、皮肤及软组织

皮肤及软组织声像图见图14-1。

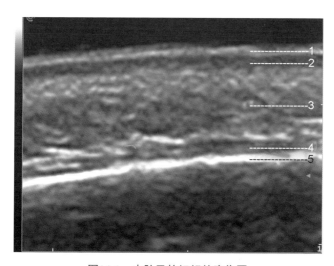

图14-1　皮肤及软组织的声像图

注：1.表皮；2.真皮；3.皮下组织；4.肌层；5.骨组织

【扫查方法】　对于位于表皮、真皮或皮下组织的比较小的病变，可以在探头和皮肤之间放置一水囊，由于水囊的透声性比较好，可以使图像尤其是表皮层更清晰地显示，也可以涂很厚一层耦合剂。对于位于皮下组织的较大的病变可以直接探查。皮肤加压和不加压探查图像会有一定的差异，如要做对比探查探头所用力应相同。

【断面结构】　从表皮到皮下软组织可以显示四层结构。

第一层，表皮形成的反射界面，为略强回声层。

第二层，真皮层，又分深浅两层，浅层为中等偏低均匀回声带，真皮深层为略强回声带。

第三层，皮下脂肪组织，呈低回声带，内有散在的横向分布的与皮肤平行的稍强回声纹理线。全身各部位的皮下脂肪薄厚不同。不同个体有很大的差异。

第四层，为肌层，中等回声带内间以多条和皮肤平行的线状略强回声。线状回声的方向可以反映出肌束纹理的方向。全身各部位的肌层薄厚不一，回声强度也略有差异，肌束纹理方向也不同。

【测量方法及正常值】　局部图像放大后测表皮厚度。婴幼儿表皮略薄。女性更年期后表皮变薄。目前，皮肤各层正常超声测值还不成熟，有待进一步研究。身体不同部位的表皮、真皮层及皮下组织厚度不一。婴幼儿真皮略薄。女性更年期后真皮层变薄。

【临床价值】 高频超声可以诊断皮肤及皮下组织弥漫性病变、局限性病变（包括囊性及实性占位性病变）。

二、青年女性前额部皮肤及软组织

青年女性前额部皮肤及软组织切面见图 14-2。

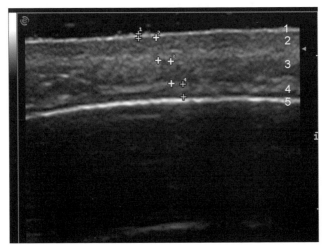

图14-2　青年女性前额部皮肤及软组织切面

注：1.表皮；2.真皮；3.皮下脂肪；4.额肌；5.额骨板

【扫查方法】 探头横置于前额部，探头和皮肤之间涂一层较厚的耦合剂。

【断面结构】 包括表皮、真皮（面部皮肤的真皮层和皮下脂肪层分界不够清晰）、皮下脂肪、额肌、额骨板。

【临床价值】 除前述应用外，可以配合皮肤美容手术的术后随诊观察。

三、老年女性前额部皮肤及软组织

老年女性前额部皮肤及软组织切面见图 14-3。

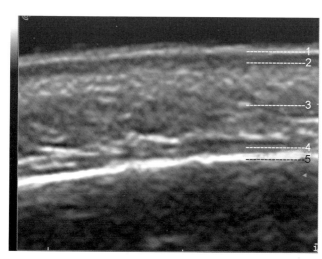

图14-3　老年女性前额部皮肤及软组织切面

注：1.表皮；2.真皮；3.皮下脂肪；4.额肌；5.额骨板

【断面结构】　包括表皮、真皮、皮下脂肪、额肌、额骨板。

【临床价值】　除前述应用外，可以配合皮肤美容手术的术后随诊观察。老年女性真皮浅层变薄。

四、青年女性面部皮肤及软组织

青年女性面部皮肤及软组织切面见图 14-4。

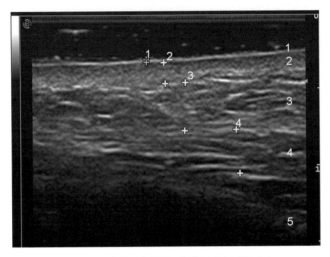

图14-4　青年女性面部皮肤及软组织切面

注：1.表皮；2.真皮；3.皮下脂肪；4.肌层；5.颞骨

【扫查方法】　探头横置于面部，探头和皮肤之间涂一层较厚的耦合剂。

【断面结构】　包括表皮、真皮、皮下脂肪、肌层（颞肌）、颞骨。

【临床价值】　除前述应用外，可以配合皮肤美容手术的术后随诊观察。

五、老年女性面部皮肤及软组织

老年女性面部皮肤及软组织切面见图 14-5。

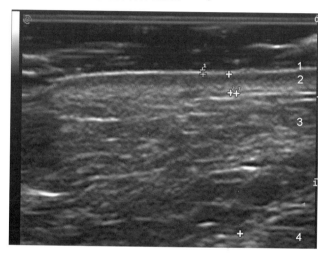

图14-5　老年女性面部皮肤及软组织声像图

注：1.表皮；2.真皮；3.皮下脂肪；4.肌层

【扫查方法】　探头横置于面部，探头和皮肤之间涂一层较厚的耦合剂。

【断面结构】　包括表皮、真皮、皮下脂肪、肌层（颧肌）。

【临床价值】　除前述应用外，可以配合皮肤美容手术的术后随诊观察。老年人真皮浅层变薄，回声减低。

六、上唇部皮肤及软组织

上唇部皮肤及软组织切面见图 14-6。

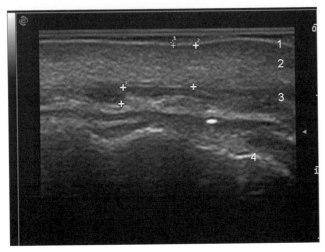

图14-6　上唇部皮肤及软组织的声像图

注：1.表皮；2.真皮；3.皮下脂肪；4.肌层

【扫查方法】　探头横置于上唇部，探头和皮肤之间涂一层较厚的耦合剂。

【断面结构】　包括表皮、真皮（唇部的真皮层是全身真皮层最厚的部位）、皮下脂肪层（较薄）。

【临床价值】　除前述应用外，可以配合皮肤美容手术的术后随诊观察。

七、颌下皮肤及软组织

颌下皮肤及软组织切面见图 14-7。

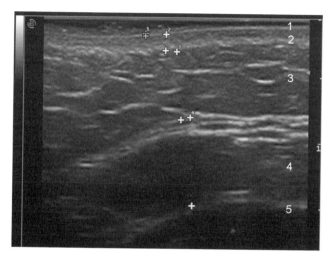

图14-7　颌下皮肤及软组织的声像图

注：1.表皮；2.真皮；3.皮下脂肪；4.二腹肌；5.下颌骨

【扫查方法】　探头横置于颌下，探头和皮肤之间涂一层较厚的耦合剂。

【断面结构】　包括表皮、真皮、皮下脂肪层、二腹肌、下颌骨。

【临床价值】　皮下脂肪层因年龄及个体胖瘦而有差异。除前述应用外，可以配合皮肤美容手术的术后随诊观察。

八、青年女性颈部皮肤及软组织

青年女性颈部皮肤及软组织切面见图 14-8。

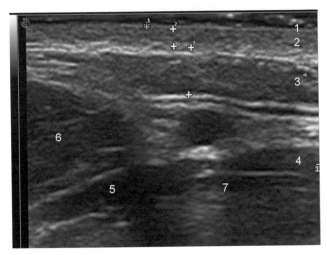

图14-8　青年女性颈部皮肤及软组织的横切面

注：1.表皮；2.真皮；3.皮下脂肪；4.胸骨舌骨肌；5.肩胛舌骨肌；6.胸锁乳突肌；7.胸骨甲状肌

【探查方法】　探头横置于颈部。

【断面结构】　包括表皮、真皮、皮下脂肪、胸骨舌骨肌、肩胛舌骨肌、胸锁乳突肌、胸骨甲状肌。

【临床价值】　颈部皮肤表皮较薄。皮下脂肪层因年龄及个体胖瘦而有差异。除前述应用外，可以配合皮肤美容手术的术后随诊观察。

九、前胸部皮肤及软组织

前胸部皮肤及软组织见图 14-9。

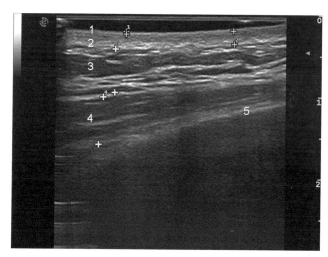

图14-9　前胸部皮肤及软组织的声像图

注：1.表皮；2.真皮；3.皮下脂肪；4.肌层；5.胸骨

【扫查方法】　探头横置于前胸部，探头和皮肤之间涂一层较厚的耦合剂。

【断面结构】　包括表皮、真皮、皮下脂肪、肌层、胸骨。

【临床价值】　除前述应用外，可以配合皮肤美容手术的术后随诊观察。

十、前腹部正中皮肤及软组织

前腹部正中皮肤及软组织切面见图 14-10。

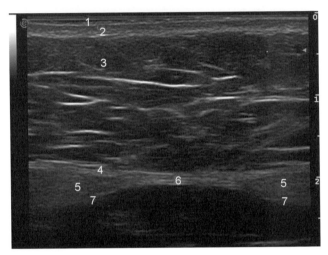

图14-10　前腹部正中皮肤及软组织的声像图

注：1.表皮；2.真皮；3.皮下脂肪；4.筋膜；5.腹直肌；6.白线；7.腹直肌鞘后层和壁层腹膜

【扫查方法】　探头横置于上腹部中线处，探头和皮肤之间涂一层较厚的耦合剂。

【断面结构】　包括表皮、真皮、皮下脂肪、筋膜、腹直肌、白线、腹直肌鞘后层和壁层腹膜。

【临床价值】　观察胸壁占位性病变、外伤、术后并发症等。

十一、右下腹阑尾切口皮肤及软组织

右下腹阑尾切口皮肤及软组织切面见图 14-11。

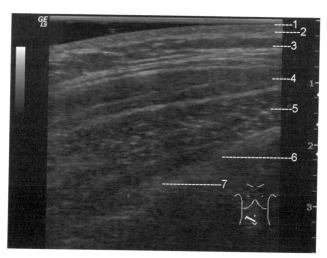

图14-11　右下腹阑尾切口皮肤及软组织声像图

注：1.表皮；2.真皮；3.皮下脂肪；4.筋膜；5.腹外斜肌；6.腹内斜肌及腹横肌；7.腹膜外脂肪和腹膜

【扫查方法】　探头横置于右下腹部脐和髂前上棘连线中外 1/3 处，探头和皮肤之间涂一层较厚的耦合剂。

【断面结构】　包括表皮、真皮、皮下脂肪、筋膜、腹外斜肌、腹内斜肌及腹横肌、腹膜外脂肪和腹膜。

【临床价值】　观察腹壁各层结构，诊断阑尾切口部位术后并发症等。

（张　梅）

Atlas of Human Body Ultrasound Scanning

第 **15** 章

肌肉骨骼及神经系统

· APON	aponeurosis	腱膜
· AM	adductor magnus muscle	大收肌
· AS	scalenus anterior muscle	前斜角肌
· BI	long head of biceps brachii	肱二头肌长头肌腱
· BN	brachial plexus nerves	臂丛神经
· BR	brachialis muscle	肱肌
· C	cartilage	软骨
· CAP	capitate	头状骨
· CCA	common carotid artery	颈总动脉
· CET	common extensor tendon	伸肌总腱
· CFT	common flexor tendon	屈肌总腱
· CP	coronoid process	冠状突
· EPI	epimysium	肌外膜
· F	femur	股骨
· FA	femoral artery	股动脉
· FDL	flexor digitorum longus tendon	趾长屈肌腱
· FDT	flexor digitorum tendon	指屈肌腱
· FH	femoral head	股骨头
· FN	femoral neck	股骨颈
· Fn	femoral nerve	股神经
· FT	flexor tendon	屈肌腱
· FV	femoral vein	股静脉
· G	glenoid cavity	关节盂

- GL　　glenoid labrum　　　　　　　　盂唇
- Gme　　gluteus medius muscle　　　　　臀中肌
- Gme T　gluteus medius tendon　　　　　臀中肌腱
- Gmi　　gluteus minimus muscle　　　　臀小肌
- Gmi T　gluteus minimus tendon　　　　臀小肌腱
- Gt　　greater tubercle　　　　　　　大结节
- GT　　greater trochanter　　　　　　大转子
- H　　humerus　　　　　　　　　　肱骨
- HH　　humeral head　　　　　　　　肱骨头
- IJV　　internal jugular vein　　　　　颈内静脉
- Ilium　　ilium　　　　　　　　　　　髂骨
- INF　　infraspinatus muscle　　　　　冈下肌
- LHB　　long head of biceps femoris　　股二头肌长头肌
- LE　　lateral epicondyle　　　　　　外上髁
- LU　　lunate bone　　　　　　　　月骨
- MCL　　medial collateral ligament　　内侧副韧带
- ME　　medial epicondyle　　　　　　内上髁
- MET　　metacarpal head　　　　　　　掌骨头
- MHG　　medial head of gastrocnemius　腓肠肌内侧头
- MN　　median nerve　　　　　　　　正中神经
- MM　　medial meniscus　　　　　　　内侧半月板
- MS　　scalenus medius muscle　　　　中斜角肌
- OE　　ossification center　　　　　　骨化中心
- P　　patella　　　　　　　　　　髌骨
- PoA　　popliteal artery　　　　　　　腘动脉
- PERI　　perimysium　　　　　　　　肌束膜
- Pis　　pisiform bone　　　　　　　　豌豆骨
- PP　　proximal phalanx　　　　　　近节指骨
- PT　　patellar tendon　　　　　　　髌腱
- PTA　　posterior tibial artery　　　　胫后动脉

Atlas of Human Body Ultrasound Scanning

· PoV	popliteal vein	腘静脉
· QT	quadriceps tendon	股四头肌腱
· Ra	radius	桡骨
· RH	radial head	桡骨头
· Sca	scaphoid	舟状骨
· SN	sciatic nerve	坐骨神经
· SUP	supraspinatus tendon	冈上肌腱
· T	tibia	胫骨
· TAL	talus	距骨
· TP	tibialis posterior tendon	胫骨后肌腱
· TN	tibial nerve	胫神经
· TR	trochlea	滑车
· UA	ulnar artery	尺动脉
· U		尺骨
· UN	ulnar nerve	尺神经
· VP	volar plate	掌板

　　运动系统包括骨、关节、肌及其辅助结构。全身的骨借关节相连，关节也称骨连结，分纤维连结、软骨连接和滑膜关节三种形式。滑膜关节是最常见的连接方式，基本结构包括骨关节面、关节腔和关节囊。构成关节的两个关节面彼此形态一般相适合，表面覆盖薄层关节软骨。关节软骨为透明软骨，其形状与骨关节面一致。关节囊附着在关节面的周缘及附近的骨面。外层为纤维囊，厚而坚韧，由致密结缔组织构成，某些地方增厚形成韧带；内层为滑膜，薄而松软。某些关节在关节凹面周缘可附着纤维软骨形成的软骨环，形成关节唇，以增大和加深关节窝。在一些关节面之间还夹有纤维软骨板，即关节盘。

　　韧带由致密的结缔组织构成，分布在关节周围，加强骨与骨间的连接并限制关节运动。按照韧带与关节囊间的关系可分为囊韧带、囊内韧带和囊外韧带。人体内骨骼韧带多达数百个，大部分韧带以起止点命名，如喙肩韧带；有些根据形态命名，如踝（距小腿）关节内侧三角韧带；有些根据与关节间的位置关系命名，如膝关节侧副韧带。

　　肌一般跨过一个或数个关节，两端分别附着于一块或几块骨。每块肌肉至少由一个肌腹、两个肌腱组成，肌腹通过肌腱和纤维骨性连接附着于骨骼上。肌肉也可能有多个肌腹，肌腹之间由纤维间隔分开，如腹直肌；或有多个肌腱而仅有一个肌腹，如肱二头肌、肱三头肌和股四头肌。肌腱在肌腹的两端，由结缔组织包绕胶原纤维构成。构成肌腱的胶原纤维大都平行排列，走行方向与所承受的牵引力一致。许多胶原纤维组成粗大的纤维束，有的彼此拧绕，增强牢固性。在肌腱的每一纤维束周围，由少量疏松的结缔组织包裹，即腱内膜。较多的纤维束再被同样疏松的结缔组织腱束膜包绕。包绕整个肌腱外的致密结缔组织构成腱外膜。为了减缓肌腱运动时与骨面的摩擦，肌腱周围一般有辅助结构包绕，如滑囊、腱周组织以及腱鞘。腱鞘最为普遍，为包绕在肌腱周围的鞘管，主要位于活动度较大的腕、指和踝附近。腱鞘帮助肌腱固定于某一位置并减少摩擦。腱鞘分外面的纤维层和内面的滑膜层。纤维层由深筋膜增厚形成，与骨共同构成骨性纤维性管道。滑膜层由滑膜构成双层套管，内含少量滑液，内层贴附肌腱表面，为脏层；外层贴于纤维层内面，为壁层。脏层、壁层之间有少量滑液保证肌腱的滑动。

　　某些肌腱内尚包含小的骨块，称作籽骨，全身最大的籽骨是髌骨，手掌和足底的肌腱中也常含有小的籽骨。籽骨能使肌腱灵活地滑动于骨面，减少摩擦，还可改变肌的拉力方向。

　　周围神经由神经纤维构成。每条神经纤维包被神经内膜；多条神经纤维交织聚集形成神经束，包被神经束膜；神经束继续聚集由神经外膜包裹后形成神经干，形成周围神经，分布走行于身体各处。

运动系统的各部分位置表浅，非常适合超声检查。根据患者的体型及具体检查部位选择相应的探头。一般而言，频率范围 5 ~ 12MHz 的宽频线阵探头可满足人体大部分部位肌肉骨骼系统的超声检查；手腕、脚趾等小关节，可选用 15MHz 甚至更高频率的靴型探头；脊柱、髋关节则可选择 7MHz 线阵探头或 3.5 ~ 5MHz 的凸阵探头。检查时可将探头直接置于患处扫查，也可在扫查表浅或表面凹凸不平的部位时，在探头与患处之间垫付导声垫或涂覆较厚的耦合剂。

肌肉骨骼系统的超声检查重在熟悉正常解剖结构，声像图中的结构识别常以骨的隆起为声像图标志。扫查过程中，常先进行短轴切面的观察，并强调连续、往返扫查。结合所扫查的关节进行被动、主动运动状态下的动态观察及双侧对比扫查则可提供更多的诊断信息。

一、肌肉及肌腱

（一）腓肠肌内侧头长轴和短轴切面（图 15-1，图 15-2）

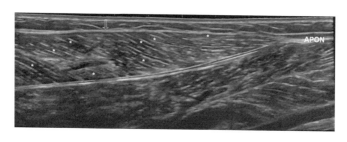

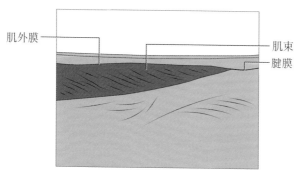

图15-1 腓肠肌内侧头长轴切面全景声像图

注：↓肌外膜；*低回声肌束

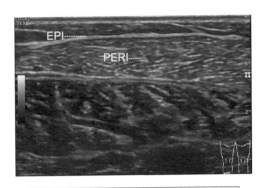

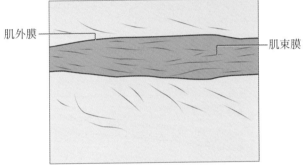

图15-2　腓肠肌内侧头肌腹中部短轴切面声像图

【扫查方法】肌肉扫查根据不同的位置选取不同的体位。选择体位的原则是患者放松，充分暴露所检查区域。采用探头直接接触法在长轴和短轴两个切面显示所观察肌肉并做连续动态观察。

【断面结构】肌肉的声像图整体形态与肌肉本身的构成相符，如羽状、半羽状或带状等。肌肉外周包绕肌外膜强回声，内部显示带状（长轴）或不规则形（短轴）低回声为肌束，肌束间长短不一的线状强回声为肌束膜和肌束间纤维脂肪隔。

【测量方法】单纯单次肌肉的厚度测量并无明确临床意义，肌肉的厚度取决于患者的年龄、性别、运动状态等。肌肉同一部位自身前后对比，有助于判断肌肉萎缩。

【临床价值】肌肉的超声扫查可以帮助判断有无撕裂及程度如何，通过双侧对比扫查可以判断肌肉萎缩、肌肉内占位性病变等。

（二）冈上肌腱长轴和短轴切面（图 15-3，图 15-4）

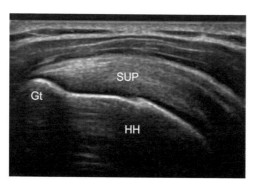

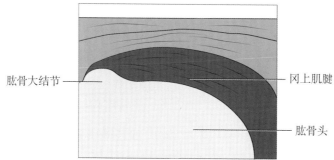

肱骨大结节————————冈上肌腱

————肱骨头

图15-3　冈上肌腱长轴切面声像图

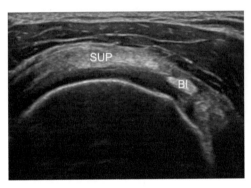

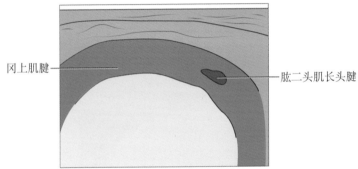

冈上肌腱 ———— ———— 肱二头肌长头腱

图15-4　冈上肌腱短轴切面声像图

【扫查方法】冈上肌腱扫查时，肩关节应处于内旋、外展、后伸体位，一般将检查侧手掌置于同侧髂嵴处，即"叉腰"体位。探头平行于肱骨干，近端置于肱骨大结节，呈与身体交叉的斜矢状切面扫查，可以获得冈上肌腱的长轴切面。随即探头旋转90°，可以获得肌腱的短轴切面声像图。

【断面结构】冈上肌腱长轴切面呈"鸟嘴样"附着于肱骨大结节，短轴切面呈层状，其前缘边界为肱二头肌长头腱。冈上肌腱与浅方的三角肌之间为潜在滑囊。

【测量方法】冈上肌腱厚度一般不超过 5mm，自大结节与肱骨头交界处垂直于肌腱纤维方向测量。

【临床价值】冈上肌腱的扫查可以帮助明确有无肩袖损伤、撕裂，有无钙化性肌腱炎，是否合并三角肌下滑囊炎等。

Atlas of Human Body Ultrasound Scanning

（三）肱二头肌长头肌腱长轴切面（图 15-5）

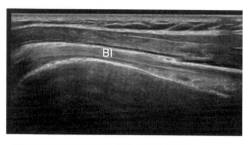

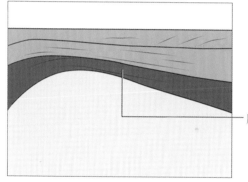

图15-5　肱二头肌长头肌腱长轴切面声像图

【扫查方法】肱二头肌长头肌腱扫查时，肩关节处于中立，轻度外旋位，同侧肘关节屈曲，掌心向上置于同侧膝上。

【断面结构】肱二头肌长头腱则为条索样强回声，肌腱内部呈层状平行排列。肌腱近端附于盂上结节，无法显示，远端延续为肌腹。

【测量方法】肱二头肌长头肌腱的厚度尚无参考值，正常腱鞘内可有少量积液，多分布在肌腱内侧，一般不超过 2mm。双侧对比分析往往更有价值。

【临床价值】肱二头肌长头肌腱的腱鞘与肩关节腔相延续，因此其腱鞘内的积液可以反映肩关节病变。肱二头肌长头肌腱可以发生肌腱病及撕裂，超声检查可明确诊断。

（四）肘关节伸肌总腱长轴切面（图15-6）

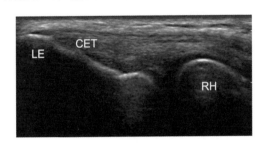

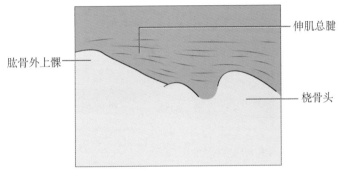

伸肌总腱

肱骨外上髁

桡骨头

图15-6　肘关节伸肌总腱长轴切面

【扫查方法】探头近端置于肱骨外上髁之上，探头远端沿桡骨长轴方向，即可显示肘关节外侧的伸肌总腱长轴切面声像图。伸肌总腱扫查时，关节处于90°屈曲时更容易显示。

【断面结构】伸肌总腱末端呈弧形附着于骨表面，肌腱的切面呈强回声，长轴切面显示由层状排列的强回声构成，短轴切面为略呈点状的强回声。

【测量方法】伸肌总腱并无正常测值。超声扫查时应重点观察肌腱走行及形态，必要时双侧对比分析。

【临床价值】伸肌总腱好发肌腱末端病，临床非常常见，亦称网球肘。超声检查能够敏感的判断有无肌腱末端病及其程度，并可引导介入治疗。

（五）肘关节屈肌总腱长轴切面（图 15-7）

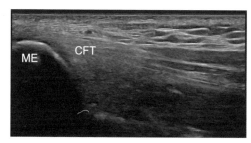

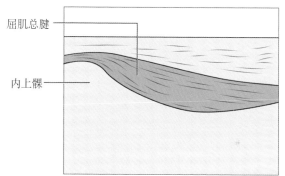

屈肌总腱

内上髁

图15-7　肘关节屈肌总腱长轴切面

【扫查方法】探头近端置于肱骨内上髁之上，探头远端沿尺骨长轴方向，即可显示肘关节内侧的屈肌总腱。屈肌总腱扫查时，肘关节处于外翻位置时更容易显示。

【断面结构】屈肌总腱末端呈弧形附着于骨表面，肌腱的切面呈强回声，长轴切面显示由层状排列的强回声构成，短轴切面为略呈点状的强回声。

【测量方法】屈肌总腱并无正常测值。超声扫查时应重点观察肌腱走行及形态，必要时双侧对比分析。

【临床价值】屈肌总腱可发生肌腱末端病，较伸肌总腱末端病少见，临床亦称高尔夫球肘。超声检查能够敏感地判断有无肌腱末端病及其程度，并可引导介入治疗。

（六）第三指屈肌腱长轴切面（图15-8）

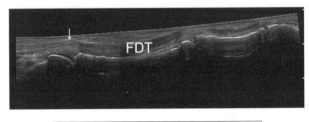

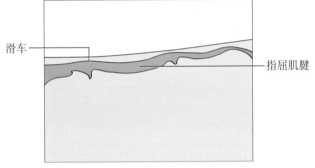

图15-8　第三指屈肌腱长轴切面全景声像图

注：↓屈肌腱A1滑车

【扫查方法】探头沿手指掌侧纵切面扫查，可以在掌、指骨前方显示指屈肌腱长轴切面。

【断面结构】指屈肌腱分为深、浅两束。长轴切面扫查往往无法分辨，短轴连续扫查可以区分二者，并能够显示指浅屈肌腱远端分为两束结构。屈肌腱周围有环形纤维带包绕固定于关节水平及指骨干位置，称作滑车结构。一般A1滑车最易显示，呈薄带状低回声环绕在肌腱周围。

【测量方法】屈肌腱厚度各有差异，腱鞘内的正常滑液不能被显示。一旦肌腱周围出现无回声，即可考虑腱鞘炎的存在。

【临床价值】指屈肌腱因为存在腱鞘滑膜，可以受多种原因刺激发生炎症改变。A1滑车处亦好发狭窄性腱鞘炎，均能被高频超声清晰显示和评估。

（七）大转子区域短轴切面（图 15-9）

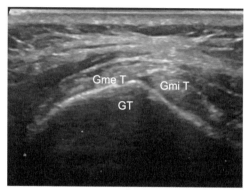

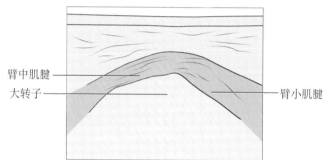

图15-9　大转子区域短轴切面声像图

【扫查方法】触诊股骨大转子位置，探头垂直于大腿长轴横切面扫查，显示大转子表面骨质强回声呈"屋脊"样轮廓外形，"屋脊前坡"附着的为臀小肌腱，"屋脊后坡"附着的为臀中肌腱。此切面显示上述二肌腱的短轴切面，探头分别沿各自肌腱短轴切面旋转 90°，即可观察肌腱的长轴切面。

【断面结构】臀中肌腱与臀小肌腱的外形非常相似，臀中肌腱附于大转子外侧及后方，较臀小肌腱宽。长轴切面二者均呈笔尖样形态。

【测量方法】臀中肌腱、臀小肌腱双侧对称，除形态外，还要注意对比双侧的回声差异。

【临床价值】大转子区域存在数个滑囊，可因滑囊炎引起局部不适和疼痛。位于臀肌腱表面的髂胫束及部分臀大肌可与臀肌腱间出现运动不协调，引起大转子区域弹响。超声检查可以明确有无滑囊炎，并可动态评估髂胫束弹响。

（八）股四头肌腱长轴和短轴切面（图 15-10，图 15-11）

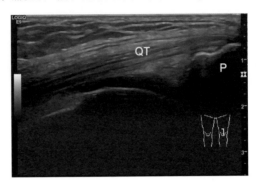

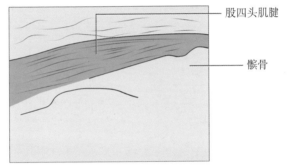

图15-10　股四头肌腱长轴切面声像图

Atlas of Human Body Ultrasound Scanning

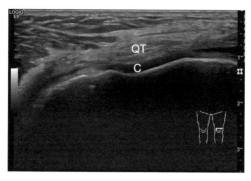

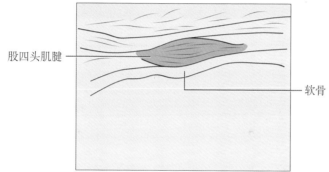

图15-11 股四头肌腱短轴切面声像图

【扫查方法】膝关节股四头肌腱走行相对平直。膝关节屈曲30°～45°，使肌腱适当紧张，探头沿股骨长轴方向，置于髌骨近端扫查即可获得肌腱的长轴切面。探头旋转90°，即可获得肌腱的短轴切面。

【断面结构】股四头肌腱呈现典型的肌腱回声特点。长轴切面显示由层状排列的强回声构成，短轴切面为略呈点状的强回声。动态连续扫查，可以显示肌腱由不同肌肉延续的部分组成。

【测量方法】如要评估肌腱的厚度，注意双侧应在同一水平进行测量比较。

【临床价值】股四头肌腱髌骨附着处容易出现劳损性的肌腱末端病，也常见于痛风尿酸结晶沉积导致的炎症。超声能够准确评估肌腱受累及其情况。

（九）髌腱长轴和短轴切面（图 15-12，图 15-13）

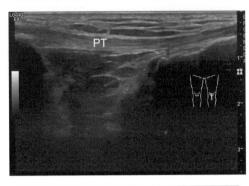

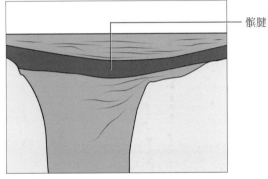

髌腱

图15-12　髌腱长轴切面声像图

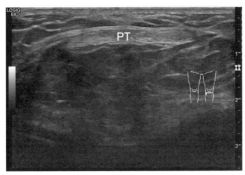

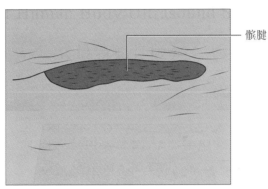

髌腱

图15-13　髌腱短轴切面声像图

【扫查方法】膝关节适当屈曲使肌腱紧张拉直，探头近端置于髌骨尖，远端指向胫骨结节扫查可获得肌腱的长轴切面。探头旋转 90°，即可获得肌腱的短轴切面。

【断面结构】髌腱呈现典型的肌腱回声特点。长轴切面显示由层状排列的带状强回声构成，短轴切面内部略呈点状。

【测量方法】尚无髌腱正常厚度参考值。如要评估肌腱的厚度，注意双侧应在同一水平进行测量比较。

【临床价值】髌腱两端的骨附着处容易出现劳损性的肌腱末端病，近端更为常见，临床亦称作跳跃膝。也常见于痛风尿酸结晶沉积导致的炎症。肌腱撕裂较为少见。超声能够准确评估肌腱受累及其情况。

二、韧　带

（一）肘关节内侧尺侧副韧带长轴切面（图 15-14）

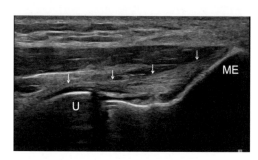

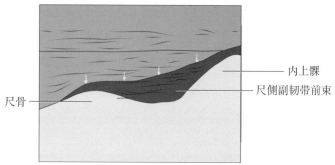

图15-14　肘关节内侧尺侧副韧带长轴切面声像图

注：↓ 尺侧副韧带前束

【扫查方法】前臂旋后，肘关节处于外翻位置，此时肘关节内侧的尺侧副韧带牵拉紧张。探头近端置于肱骨内上髁处，远端沿尺骨长轴方向扫查，可以获得尺侧副韧带前束长轴切面声像图。

【断面结构】尺侧副韧带的声像图表现类似肌腱，为强回声结构。近端起自肱骨内上髁，远端置于尺骨冠状突。韧带略呈三角形，覆盖在关节浅方。

【测量方法】尺侧副韧带超声检查一般无须测量，怀疑撕裂时可双侧对比扫查。负荷外翻动态观察，可以评估有无尺侧副韧带撕裂。

【临床价值】尺侧副韧带超声检查结合关节的适当活动，可以敏感地判断韧带有无撕裂及其程度。

（二）膝关节内侧副韧带长轴切面（图 15-15）

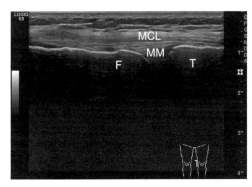

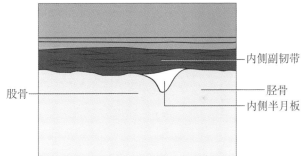

图15-15　膝关节内侧副韧带长轴切面声像图

【扫查方法】下肢呈适当外展、外旋位，膝关节适度屈曲。探头在膝关节内侧区域，近端置于股骨内侧髁，远端置于胫骨内侧，并随时调整探头使声束与韧带保持垂直，可获得内侧副韧带长轴切面。

【断面结构】内侧副韧带的声像图表现类似肌腱，为强回声带状结构。长轴切面显示为层状强回声，在关节间隙处紧邻内侧半月板。

【测量方法】膝关节内侧副韧带并无正常测值，超声检查时应注意双侧对比扫查。

【临床价值】膝关节内侧副韧带超声检查结合关节外翻试验，可以敏感地判断韧带有无撕裂及其程度。

（三）踝关节外侧距腓前韧带长轴切面（图 15-16）

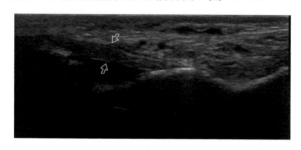

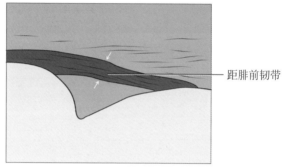

距腓前韧带

图15-16　踝关节外侧距腓前韧带长轴切面声像图

注：↓距腓前韧带

【扫查方法】检查侧足平放于检查床，踝关节轻度内旋。探头一端置于外踝表面，另一端指向第一脚趾方向扫查，可获得踝关节距腓前韧带长轴切面声像图。

【断面结构】距腓前韧带的声像图表现类似肌腱，为强回声结构。长轴切面显示为带状。由于各向异性的作用，韧带的腓骨端回声往往较低，韧带深方可见少量无回声正常关节液。

【测量方法】距腓前韧带无正常厚度参考值，超声检查时双侧对比观察非常重要。

【临床价值】距腓前韧带的超声检查结合踝关节的前抽屉试验，可以敏感地判断韧带有无撕裂及其程度。

三、外周神经

（一）右侧颈部横切面扫查显示斜角肌间隙臂丛神经短轴切面（图
15-17）

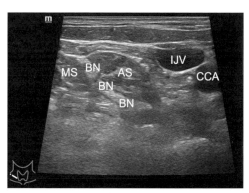

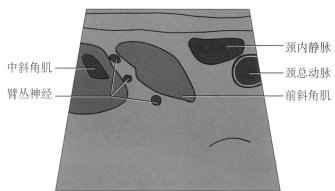

图15-17　右侧颈部横切面扫查显示斜角肌间隙臂丛神经短轴切面声像图

【扫查方法】患者平卧，头向对侧略偏转。探头自甲状腺横切面位置向侧颈部平行移动，直至显示前、中斜角肌短轴切面。在前、中斜角肌间隙即可显示数个臂丛神经短轴切面声像图。

【断面结构】斜角肌间隙内的臂丛神经短轴切面呈类圆形的低回声，边界清晰，自上而下依次排列。

【测量方法】神经的测量多用于判断神经的肿胀，在最大短轴切面进行神经面积描计测量。双侧对比扫查更有利于病变的判断。

【临床价值】臂丛神经超声检查常用于判断神经创伤，判定颈部软组织肿物的来源及引导疼痛阻滞治疗和区域麻醉。

（二）腕管入口处短轴切面（图15-18）

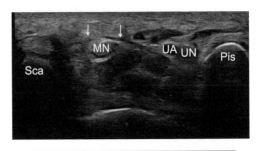

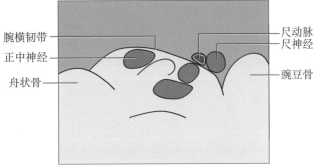

图15-18　腕管入口处短轴切面声像图

注：↓腕横韧带

【扫查方法】手掌平置于检查床，掌心向上。探头自前臂向远端连续横切面扫查，直至显示桡侧的舟状骨及尺侧的豌豆骨，即为腕管入口处横切面声像图。

【断面结构】腕管由浅层的腕横韧带及深方的腕管围绕而成。正中神经位于腕管内，偏于桡侧恰位于腕横韧带下方。正中神经短轴切面为筛孔状结构。其中低回声束对应于神经束，强回声分隔对应于神经束膜。

【测量方法】腕管处正中神经的测量多用于判断神经的肿胀，在最大短轴切面进行神经面积描计测量。一般认为神经截面积超过 $12mm^2$，可考虑神经受压肿胀。双侧对比扫查更利于判断神经卡压与否。

【临床价值】腕管处超声扫查可以协助判断有无腕管综合征及其可能的原因。也可进行超声引导下的松解治疗。

（三）右侧大腿根部内侧股神经短轴切面（图 15-19）

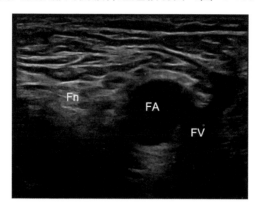

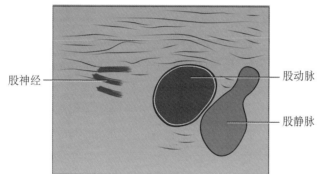

图15-19　右侧大腿根部内侧股神经短轴切面声像图

【扫查方法】患者平卧，下肢自然伸直并适当外旋。探头置于大腿根部，首先获得股动脉横切面声像图，随后略向外侧移动，即可获得股神经短轴切面声像图。

【断面结构】股神经短轴切面为筛孔状结构，由于周围脂肪和纤维结缔组织的干扰，股神经的显示往往并不满意。动态连续扫查多有助于神经的识别。

【测量方法】股神经并无正常测量参考值，双侧对比扫查更有利于病变的判断。

【临床价值】股神经超声检查可以用于判断神经外伤、神经肿瘤。也可用于引导区域麻醉。

（四）大腿后方中部扫查显示坐骨神经短轴、长轴切面（图 15-20，图 15-21）

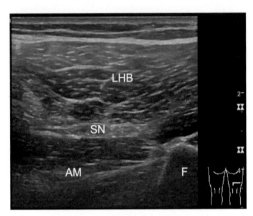

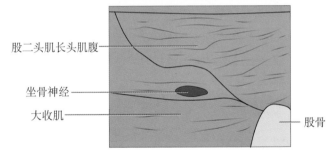

股二头肌长头肌腹

坐骨神经

大收肌

股骨

图15-20　大腿后方中部横切面扫查显示坐骨神经短轴切面声像图

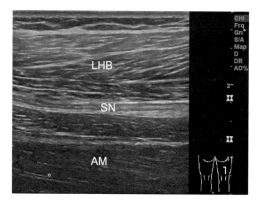

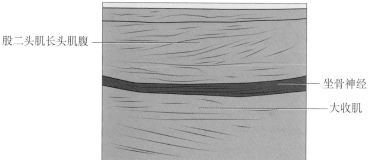

股二头肌长头肌腹

坐骨神经

大收肌

图15-21　大腿后方中部纵切面扫查显示坐骨神经长轴切面声像图

【扫查方法】患者俯卧位，下肢自然伸直。探头于大腿中段，中间部分横切面扫查，于大腿后肌群与内收肌群之间即可获得坐骨神经短轴切面声像图。探头旋转 90°，可以进行神经的长轴切面扫查。

【断面结构】在周围肌肉回声的衬托下，坐骨神经的短轴切面为筛孔状结构，其中低回声束对应于神经束，强回声分隔对应于神经束膜。长轴切面显示为多条平行分布的束状低回声，彼此间由线状强回声分隔。

【测量方法】坐骨神经并无正常测量参考值，双侧对比扫查更有利于病变的判断。

【临床价值】坐骨神经的超声检查可以用于判断神经卡压、神经外伤、神经肿瘤等。也可用于引导疼痛阻滞治疗。

（五）左侧腘窝横切面扫查显示胫神经短轴切面（图 15-22）

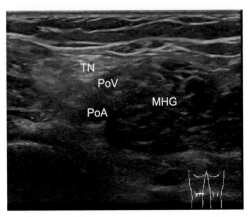

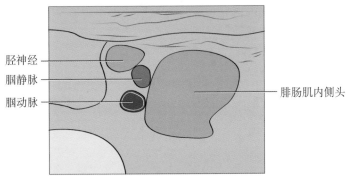

图15-22　左侧腘窝横切面扫查显示胫神经短轴切面声像图

【扫查方法】患者俯卧于检查床，下肢自然伸直。探头于腘窝区横切面扫查，首先寻找和显示腘动脉的短轴切面，然后略提探头，避免局部加压。此时，腘动脉浅方被压闭的腘静脉充盈，管腔得以显示。在腘静脉的浅方即可发现胫神经短轴切面声像图。

【断面结构】胫神经短轴切面为典型的筛孔状结构，其中低回声束对应于神经束，强回声分隔对应于神经束膜。探头局部连续横切面扫查，可以显示胫神经与腓总神经自坐骨神经分出。

【测量方法】腘窝处胫神经无正常测值，双侧对比扫查更有利于病变的判断。

【临床价值】胫神经超声检查可以用于判断神经卡压、神经外伤、神经肿瘤等。也可用于引导疼痛阻滞治疗。

（六）踝关节内侧踝管短轴切面（图 15-23）

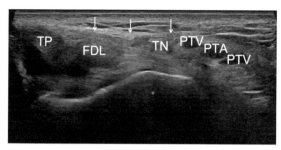

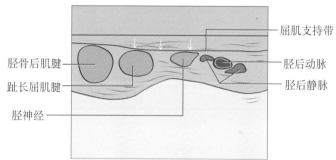

图15-23　踝关节内侧踝管短轴切面声像图

注：↓屈肌支持带

【扫查方法】足底平置于检查床，踝关节适度外旋。探头一端置于内踝，另一端指向跟骨，可获得踝管短轴切面声像图。

【断面结构】踝管由屈肌支持带及深方的胫骨、距骨和跟骨组成。自前向后，依次为胫骨后肌腱、趾长屈肌腱、胫神经血管束和姆长屈肌腱。

【测量方法】踝管处胫神经测量并无单一正常参考值，双侧对比扫查更有利于病变的判断。

【临床价值】踝管超声检查可以用于判断有无胫神经卡压及其可能的原因、神经外伤、神经肿瘤等。也可用于引导疼痛阻滞治疗。

四、骨、软骨及关节

（一）肱骨长轴、短轴切面（图15-24，图15-25）

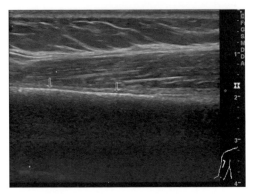

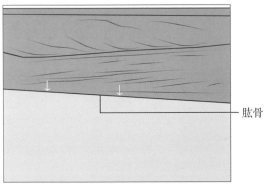

肱骨

图15-24　肱骨长轴切面声像图

注：↓骨皮质，呈平滑线状强回声，后方伴声影

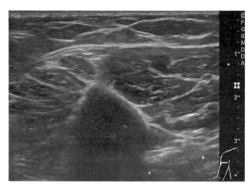

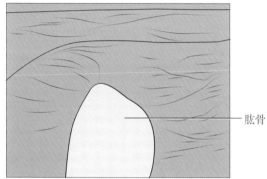

肱骨

图15-25　肱骨短轴切面声像图

注：↓骨皮质，略呈弧形强回声，后方伴声影

【扫查方法】骨皮质的超声扫查采用探头直接接触法。肱骨扫查时，探头直接置于肱骨干部位，利用表浅的软组织做声窗观察骨皮质表面形态、连续性及回声变化。

【断面结构】正常骨骼仅能显示其皮质强回声，超声特征与骨本身的形态相关。肱骨长轴切面呈线状强回声，短轴切面略呈弧形。骨皮质表面的骨膜无法分辨。

【测量方法】骨皮质扫查时，并不需要进行超声测量。

【临床价值】受骨质干扰，超声无法显示骨髓腔内的结构。但是超声能够敏感地发现骨折造成的骨质不连续，这在应力骨折和肋软骨骨折的诊断中十分有帮助。当骨病变引起皮质改变时，也能被超声显示。

（二）第三掌指关节掌侧长轴切面（图 15-26）

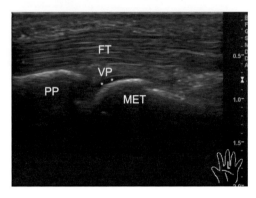

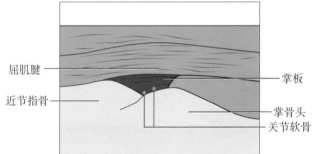

图15-26　第三掌指关节掌侧长轴切面声像图

注：* 掌骨头处关节软骨

【扫查方法】手掌平放于检查床，掌心向上。探头沿手指长轴直接置于关节浅方扫查。

【断面结构】掌指关节由近节指骨基底和掌骨头构成，关节面骨端由关节软骨覆盖。掌指关节掌侧由掌板加强，掌板呈三角形强回声结构。指屈肌腱由关节表面经过。

【测量方法】正常关节软骨为均匀一致的低回声结构，各关节软骨厚度并无特定参考值。

【临床价值】掌指关节及手部小关节的超声扫查能够敏感地发现关节滑膜炎症、软骨及骨质侵蚀情况，对于系统性滑膜炎症病变，如类风湿的诊断和病情随访非常有用。

（三）左肩关节后方横切面扫查显示盂唇纤维软骨（图 15-27）

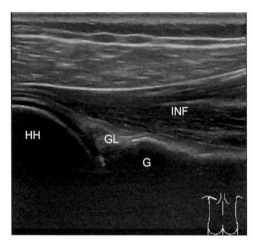

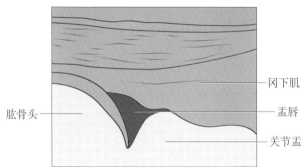

图15-27　左肩关节后方横切面扫查显示盂唇纤维软骨

【扫查方法】患者坐在检查床上，背对检查者。检查侧的手自胸部交叉搭至对侧肩部。探头置于肩关节背侧，横切面扫查。

【断面结构】肩关节后方横切面扫查可以显示关节后盂唇的短轴切面。盂唇由纤维软骨构成，短轴切面呈三角形强回声，附着于肩胛骨关节盂表面。弧形的肱骨头表面可见低回声关节软骨附着，肩关节背侧浅方为冈下肌经过。

【测量方法】肩关节后盂唇无须超声测量，超声扫查时应重点观察盂唇形态及回声。

【临床价值】超声能够诊断肩关节后盂唇撕裂及关节旁囊肿，对于盂唇撕裂MRI 为首选检查方法。

（四）8 月龄小儿股骨远端长轴切面（图 15-28）

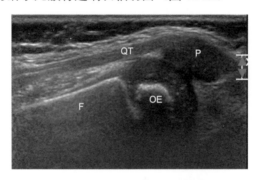

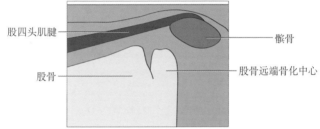

股四头肌腱———————股骨

髌骨———————股骨远端骨化中心

图15-28　8月龄小儿股骨远端长轴切面声像图

【扫查方法】膝关节适当屈曲，探头沿股骨长轴切面扫查，探头远端置于髌骨表面。

【断面结构】股骨远端的干骺端内可见骨化中心，周围包绕未骨化的低回声软骨。8 月龄小儿髌骨尚未出现骨化中心，表现为均匀的低回声结构，其近端可见股四头肌腱附着。

【测量方法】骨化中心的大小及形态与幼儿年龄有关，无须测量。

【临床价值】小儿骨及关节扫查时，应识别骨化中心及其周围的软骨，不要误判为关节积液。通过判断骨化中心与长骨的连续关系及双侧对比，可以诊断骨骺骨折。

Atlas of Human Body Ultrasound Scanning

（五）1 月龄小儿髋关节 Graf 法冠状切面及髋关节角度测量（图 15-29，图 15-30）

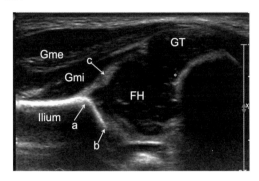

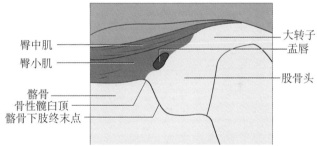

图15-29　1月龄小儿髋关节Graf法冠状切面声像图

注：↑a骨性髋臼顶；↑b髂骨下肢终末点；↑c盂唇

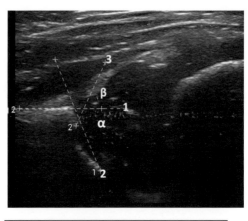

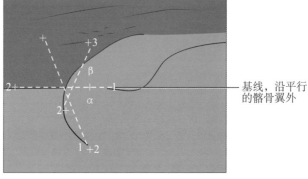

基线，沿平行
的髂骨翼外

图15-30　Graf法测量髋关节角度，评估髋关节发育

注：1.基线，沿平行的髂骨翼外缘；2.骨顶线，髂骨下支终末点与骨性髋臼顶的切线；3.软骨顶线，骨缘点（骨性髋臼顶凹面向凸面移行处，有时为骨性强回声回声失落处，如本例）和关节盂唇中心点连线。基线与骨顶线夹角为 α 角，代表骨性髋臼发育的程度。基线与软骨顶线夹角为 β 角。基线、骨顶线及软骨顶线三者很少相交于同一点，可出现于骨性髋臼缘清晰锐利的Graf Ⅰ型髋关节

Atlas of Human Body Ultrasound Scanning

【扫查方法】小儿取侧卧位，检查时应保持环境温暖，小儿安静。探头置于股骨大转子表面，与脊柱长轴保持一致，适当调整探头前后位置，可以获得髋关节正中冠状切面。

【断面结构】标准小儿髋关节正中冠状切面图像应该显示平直的髂骨强回声，髂骨下支及其终末点，三角形强回声盂唇。低回声股骨头位于关节窝内。髂骨与股骨头的关系恰似"汤勺正中托住一个鸡蛋"。

【测量方法】小儿髋关节发育的超声检查，Graf 法强调标准切面的形态学评估与测量，α 角＞60°为发育良好的 I 型髋关节。

【临床价值】Graf 法评估小儿髋关节发育情况，其操作具有规范、便捷、易于重复的特点。

（六）肩关节后方横切面（图15-31）

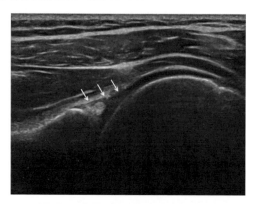

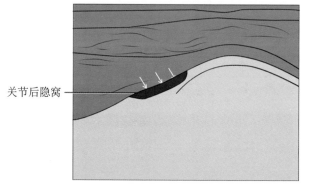

关节后隐窝

图15-31　肩关节后方横切面声像图

注：↓关节后隐窝区域

【扫查方法】肩关节后隐窝的超声检查方法与关节后盂唇扫查方法一样。探头置于关节后面，横切面扫查。

【断面结构】弧形的股骨头表面可见低回声软骨，肩胛骨关节盂表面可见三角形的强回声盂唇。上述结构表面由关节囊包被，关节隐窝恰在关节囊肩胛骨关节盂附着处。

【测量方法】正常肩关节后隐窝处不显示关节液体，一旦出现关节积液时，可表现为局部异常无回声聚集。关节内收、外旋动态扫查及双侧对比扫查有助于判断积液量。

【临床价值】肩关节后隐窝的超声扫查能够判断关节有无积液，关节滑膜有无增厚，有时还可评判是否存在关节游离体。对于各种原因导致的关节损伤，可帮助判断病变程度。

（七）肘关节前方长轴切面（图 15-32）

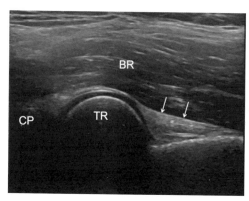

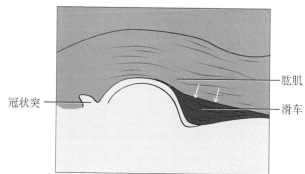

图15-32　肘关节前方长轴切面声像图

注：↓关节隐窝及隐窝处脂肪垫

【扫查方法】患者上肢平放于检查床，掌心向上。探头沿肱骨长轴方向，置于肘关节前方纵切面扫查，可以显示关节前隐窝区域。肱尺关节面头侧的肱骨冠状窝位置较深，是寻找关节积液的常用位置。

【断面结构】肱骨远端尺侧长轴切面声像图可见弧形肱骨滑车骨皮质强回声，其表面可见均匀的低回声关节软骨覆盖。在滑车近端的冠状窝处为关节隐窝，正常情况下为关节囊及其深方的脂肪垫填充。

【测量方法】正常情况下肘关节隐窝处不能显示关节积液，或者仅见微量无回声液体。无回声进一步增加，深度超过 2mm 时，可诊断为关节积液。

【临床价值】肘关节隐窝的超声扫查能够判断关节有无积液，关节滑膜有无增厚，还可评判是否存在关节游离体。对于各种原因导致的关节损伤可帮助判断病变程度。

（八）腕关节背侧长轴切面（图15-33）

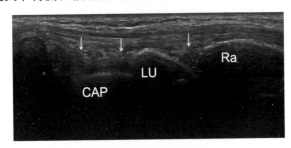

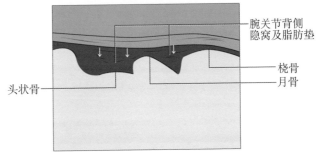

图15-33　腕关节背侧长轴切面声像图

注：↓腕关节背侧隐窝及脂肪垫

【扫查方法】患者前臂平放于检查床，掌心向下，腕关节处于中立位。探头沿桡骨长轴向远端扫查，即可显示桡腕关节及腕骨间关节背侧隐窝。

【断面结构】桡腕关节及腕骨间关节背侧隐窝位于深方的骨皮质和关节囊及关节囊脂肪之间。正常不能显示隐窝结构，仅可见腕骨表面关节软骨。

【测量方法】腕关节及腕骨间关节背侧隐窝正常情况下无积液。

【临床价值】腕关节及腕骨间关节背侧隐窝的超声扫查能够判断关节有无积液，关节滑膜有无增厚，腕骨有无骨侵蚀改变。对于各种原因导致的关节损伤，可帮助判断病变程度。

（九）髋关节前方斜矢状切面（图 15-34）

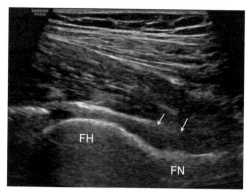

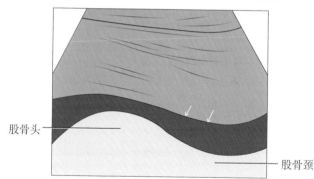

图15-34　髋关节前方，斜矢状切面声像图

注：关节前隐窝，位于股骨头、颈交界处前方，↓为关节囊

【扫查方法】患者平卧于检查床，下肢自然伸直，略外旋。探头置于髋关节前方，沿股骨颈长轴方向扫查。

【断面结构】声像图显示弧形的股骨头表面骨皮质强回声向远端延续为股骨颈，坚韧增厚的髋关节囊自髋臼延伸附着于股骨颈，形成髋关节前隐窝。

【测量方法】正常髋关节前隐窝处为坚韧的关节囊，受各向异性的干扰，往往呈中低回声，厚度一般＜ 5mm。如果局部明显增厚，出现无回声区，或者双侧比较，差值超过 2mm，则较厚的一侧存在关节积液和（或）滑膜增生。

【临床价值】髋关节前隐窝的超声扫查能够判断关节有无积液，关节滑膜有无增厚。还可引导关节积液的抽吸与药物注射治疗。

（十）膝关节前上方长轴切面显示髌上囊（图 15-35）

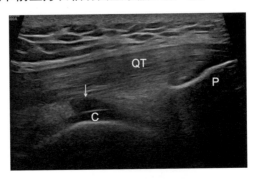

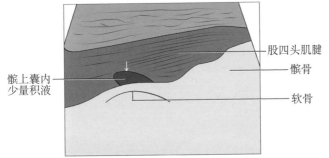

股四头肌腱

髌骨

软骨

髌上囊内
少量积液

图15-35　膝关节前上方长轴切面显示髌上囊

注：↓髌上囊内少量积液

【扫查方法】膝关节屈曲 30°～45°，探头沿股骨长轴方向放置，一端置于髌骨表面，即可显示股四头肌腱深方的髌上囊。

【断面结构】膝关节髌上囊位于股四头肌深方，股骨浅方，髌骨头侧。其内分别有股骨前脂肪垫和髌上脂肪垫，表现为均匀的强回声结构，在脂肪垫之间可见少量的髌上囊内正常关节液。液体深方可见低回声的股骨髁间软骨。

【测量方法】正常髌上囊内液性无回声在最大切面深度＜5mm。尽管如此，正常关节内液体由于受体位、关节活动的影响，并无真正意义的正常值。双侧对比扫查有助于判断是否异常。

【临床价值】髌上囊是观察膝关节腔积液的窗口，超声扫查能够判断关节有无积液，关节滑膜有无增厚。还可进行超声引导下的液体抽吸和药物注射治疗。

（十一）踝关节前方长轴切面显示踝关节隐窝（图 15-36）

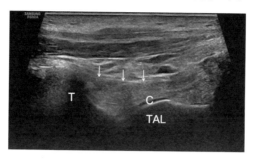

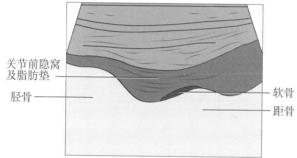

关节前隐窝
及脂肪垫

胫骨

软骨

距骨

图15-36　踝关节前方长轴切面显示踝关节前隐窝

注：↓关节前隐窝及脂肪垫

【扫查方法】患者坐于检查床上，足底自然平放。探头沿胫骨长轴方向，置于踝关节前方。

【断面结构】踝关节前隐窝位于胫骨和距骨之间。正常情况下隐窝内为脂肪垫强回声填充，深方可见距骨表面的低回声关节软骨。

【测量方法】正常踝关节前隐窝内可见少量无回声关节液体，深度在 4mm 之内。

【临床价值】踝关节前隐窝的超声扫查能够判断关节有无积液，关节滑膜有无增厚，有时还可评判是否存在关节游离体。

（崔立刚）

全书主要参考文献

[1] 姜玉新，李建初.周围血管和浅表器官超声鉴别诊断图谱.南昌：江西科学技术出版社，2007.

[2] 曹久峰，董宝玮，陈敏华，等.血流速度测定在乳腺肿瘤诊断中的应用价值.中国超声医学杂志，1995，11（5）：370-372.

[3] 赵玉华，江泉，李莉，等.乳腺超声检查的新视角-哺乳期超声普查的价值.中国超声医学杂志，2001，17（3）：174-178.

[4] 汤兵辉，王广珊，秦仕生，等.乳汁潴留性乳腺囊肿的超声表现.中国中西医结合影像学杂志，2006，4（1）：35-37.

[5] 张朝佑.人体解剖学.2版.北京：人民卫生出版社，1998.

[6] Sandra L，Hagen-Ansent. Textbook of diagnostic ultrasonogaphy. 2nd ed. The C. V. Mosby Company，1983.

[7] 曹海根，王金锐.实用腹部超声诊断学.北京：人民卫生出版社，2006.

[8] 钱蕴秋.临床超声诊断学.北京：人民军医出版社，1991.

[9] 袁光华，张武，简文豪，等.超声诊断基础与临床检查规范.北京：科学技术文献出版社，2005.

[10] 张梅，钱蕴秋，王金华.脉冲多普勒对原发性肝癌肝动脉及门静脉血流的定量测定.中国超声医学杂志，1992，8（5）：329-331.

[11] 张梅，王秀敏，吴爱民.脉冲多普勒超声对29例肝癌合并门脉瘤栓患者肝动脉血流测定.中国超声医学杂志，1997，13（11）：45-46.

[12] 张梅. Hepatic artery and portal venous blood flowing：nonsurgical Doppler US measurment in healthy subjects\\cirrhosis and liver tumors. Ultrasound in Medicine and Biology，1994，20：s138.

[13] 张梅.Color Doppler flow imaging follow up of heapatic arterial embolization. Ultrasound Med Biol，1994，20：s223.

[14] 唐杰，温朝阳.腹部和外周血管彩色多普勒诊断学.3版.北京：人民卫生出版社，2007.

[15] Barry B. Goldberg，John P. McGahan. 超声测量图谱.张缙熙，译.北京：人民军医出版社，2008.

[16] Verburg BO, Ateegers EA, De Ridder M, et al.New charts for ultrasound dating of pregnancy and assessment of fetal growth: longitudinal data from a population-based cohort study. Ultrasound Obstet Gynecol, 2008, 31 (4): 388-396.

[17] Odibo AO, Sehdev HM, Stamilio DM, et al. Defining nasal bone hypoplasia in second-trimester Down syndrome screening: does the use of multiples of the median improve screening efficacy? Am J Obstet Gynecol, 2007, 197 (4): 361, 1-4.

[18] Shapiro I, Degani S, Leibovitz Z, et al. Fetal cardiac measurements derived by transvaginal and transabdominal cross-sectional echocardiography from 14 weeks of gestation to term. Ultrasound Obstet Gynecol, 1998, 12 (6): 404-418.

[19] 董微, 张建迎, 韩玉环. 胎儿肾脏与孕龄相关性研究. 天津医药, 2003, 31 (12): 777-779.

[20] 徐加英, 韩绯, 张亦青, 等. 胎儿脐动脉及大脑中动脉阻力参数正常值. 中华围产医学杂志, 2007, 10 (3): 166-169.

[21] Mari G, Deter RL, Carpenter RL, et al. Noninvasive diagnosis by Doppler ultrasonography of fetal anemia due to maternal red-cell alloimmunization. N Eng J Med, 2000, 342 (1): 9-14.

[22] Hecher K, Campbell R, Snijders R, et al. Reference ranges for fetal venous and atrioventricular blood flow parameters. Ultrasound Obstet Gynecol, 1994, 4 (5): 381-390.

[23] 艾红, T. Todros. 正常胎儿静脉导管的多普勒血流波形. 中国超声医学杂志, 1996, 12 (4): 12-16.

[24] 裴秋艳, 姜玉新, 齐振红, 等. 正常孕 10 ~ 19 周胎儿静脉导管彩色血流频谱的初步探讨. 中华超声影像学杂志, 2005, 12 (14): 914-917.

[25] 艾红, 鱼博浪, 尹益民, 等. 中晚孕期正常胎儿静脉导管血流参考范围. 中国医学影像技术, 2007, 23 (9): 1366-1368.

彩　　图

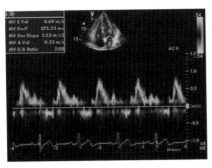

彩图1（图6-39B）

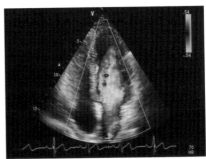

彩图2（图6-40A）

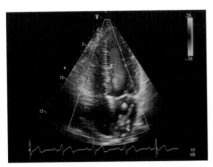

彩图3（图6-40B）

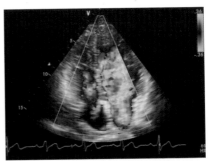

彩图4（图6-42A）

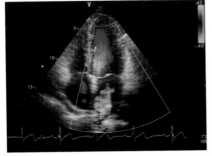

彩图5（图6-42B）

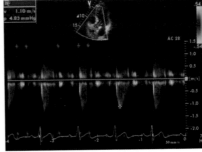

彩图6（图6-43C）

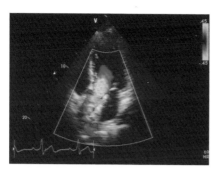

彩图7（图6-44A）

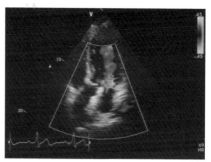

彩图8（图6-44B）

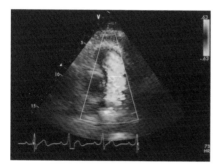

彩图9（图6-46A）

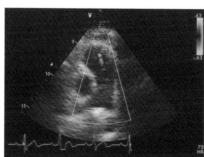

彩图10（图6-46B）

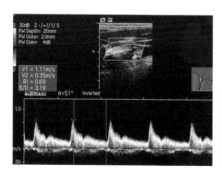

彩图11（图7-6）

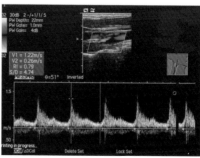

彩图12（图7-7）

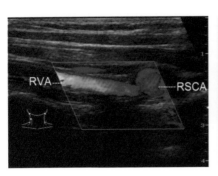

彩图13（图7-11）

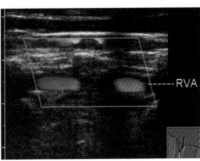

彩图14（图7-13）

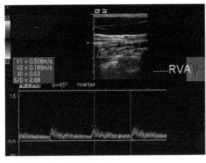

彩图15（图7-14）

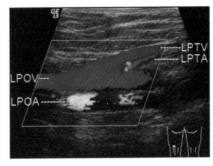

彩图16（图7-26B）

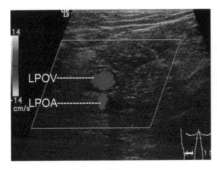

彩图17（图7-27B）

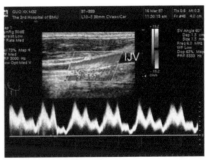

彩图18（图7-35）

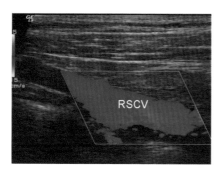

彩图19（图7-36）

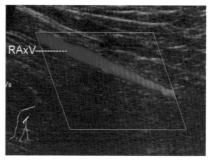

彩图20（图7-37）

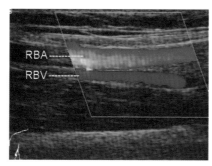

彩图21（图7-38）

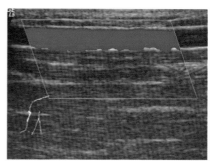

彩图22（图7-39）

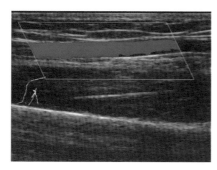

彩图23（图7-40）

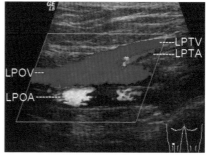

彩图24（图7-47B）

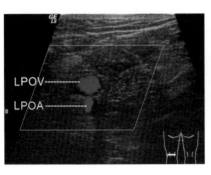

彩图25（图7-48B）

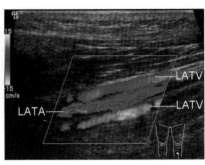

彩图26（图7-49B）

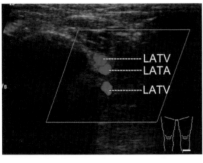

彩图27（图7-50B）

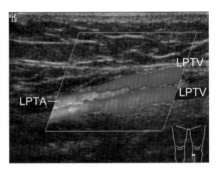

彩图28（图7-51A）

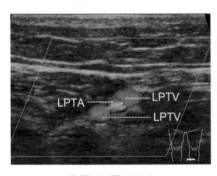

彩图29（图7-52B）

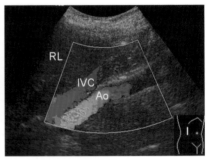

彩图30（图9-4）

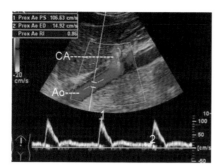

彩图31（图9-5）

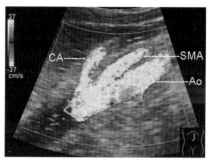

彩图32（图9-6）

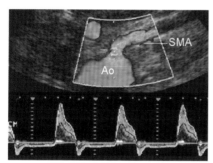

彩图33（图9-16）

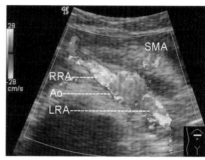

彩图34（图9-17）

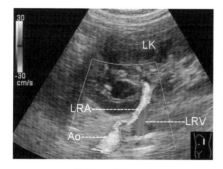

彩图35（图9-18）

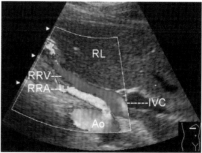

彩图36（图9-19）

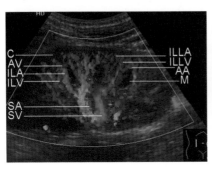

彩图37（图9-20）

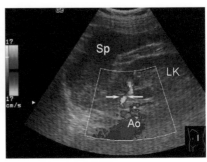

彩图38（图9-23）

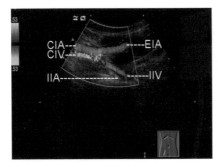

彩图39（图9-25B）

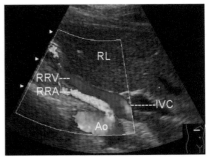

彩图40（图9-32）

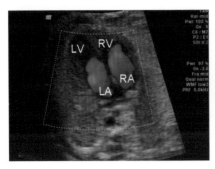

彩图41（图13-26）

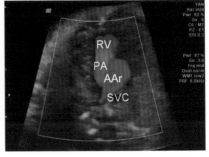

彩图42（图13-29）

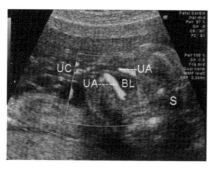

彩图43（图13-36）

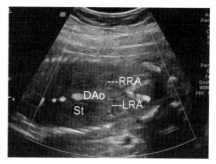

彩图44（图13-39）

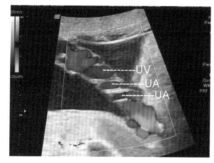

彩图45（图13-54）

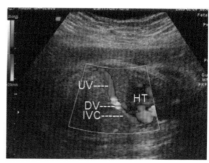

彩图46（图13-58）

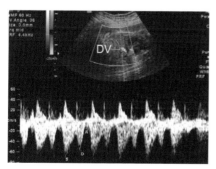

彩图47（图13-59）

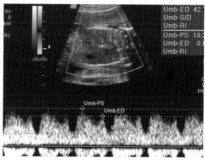

彩图48（图13-60）